新・精神保健福祉士シリーズ 7

ソーシャルワーク演習（精神専門）

——臨床ソーシャルワーク事例集——

福祉臨床シリーズ編集委員会編

責任編集＝ 坂野憲司・福冨　律

弘文堂

はじめに

　精神保健福祉分野のソーシャルワーク（精神保健ソーシャルワーク）
は、総合的・包括的な性質をもっています。その理由は、人間の「生活
（人生）」が衣食住だけではなく、人間関係や家族・地域とのかかわり、
政治・経済、教育、文化の影響など、多面的な要素から成り立っているか
らです。さらに、近年、「生活」の客観的要素だけではなく、個人の生き
方や信念、希望、自己効力感など、主観的な要素の重要性が見直されつつ
あります。このように精神保健ソーシャルワークの活動は、個人の内面か
ら地域社会、政治のレベルまでの広範な範囲にまで及びます。その全体関
連性をみる視点が、「総合的・包括的」性質ということになります。

　しかし、臨床の場では、広範な諸要因の絡み合い（相互関連性）が、個
人によって異なっているという事実に直面します。ですから、精神保健ソ
ーシャルワークは極めて個別化された活動でもあります。臨床現場の仕事
は、決まった答えがありません。担当するケースごとに発見があります。
そして、人間や社会について利用者から教えられることが多く、人生の意
味について深く考える機会を与えてくれる仕事です。

　本書は、新しい精神保健福祉士の養成カリキュラムに準拠し、精神保健
ソーシャルワークの実際の事例を体系的に採り上げました。事例は、所属
も経験も年齢もまちまちの、利用者、ソーシャルワーカー、ボランティア
の方に執筆していただきました。そして、精神保健福祉現場の多面性と複
雑さ、制約のために、利用者も支援者も迷い、悩みながら何とか活路を見
出すプロセスを描き出すことを意図しました。理由としては、それこそが
双方のエンパワメントやリカバリーにつながると確信するからです。

　序章は、本書の事例を活用するためにいくつかの視点を紹介していま
す。第1章は、利用者の方々3人に体験を語っていただきました。利用者
の方がどのような生活（人生）の課題を乗り越えてきたのかを知ることに
よって、彼らのリカバリーを理解する手がかりを提供してくれることと思
います。第2章は、精神科病院から退院し、地域生活への移行を支援した
事例、ケアマネジメント、地域定着支援にかかわる事例を、第3章は、利
用者の家族への支援、アウトリーチやデイケアの事例を紹介しました。第
4章は、危機介入、就労支援、依存症、貧困・ホームレス、自殺、司法、
災害など、現代の精神保健福祉課題にかかわる支援事例を、第5章は、虐
待や不登校、発達障害、ひきこもり、産業メンタルヘルス、地域包括支援
センターの事例など、主に生活推移に伴い発生する精神保健課題への支援

事例を紹介しました。第6章は、地域の社会資源の活用、調整・開発にかかわる行政、ピアサポート、コミュニティワーク、ボランティア活動の事例を紹介しました。第7章は、ソーシャルワーカー養成と成長とにかかわる教育的、支持的なスーパービジョンの事例です。学生と現任者とが、それぞれスーパービジョンをどう体験し、何を得られたのかを紹介しました。

　本書を活用していただく読者には、以下を実感していただきたいと願っています。第1に、精神保健ソーシャルワークの実践に、正解はないということです。臨床現場の事例は、機関の機能や政策のほか、利用者と支援者双方に独自の事情が存在します。だれにでも適用できるような方法や技術は存在しません。既存の理論に基づきながらも、個別に創意工夫が必要です。支援や援助の方法には、時代背景や社会情勢の変化によって一種の流行のようなものが存在しますが、鵜呑みにしないことです。本書がモデル事例を採用しなかった理由がそこにあります。それらが決して万能ではないことを、ソーシャルワークの歴史が証明しています。

　第2に、精神保健ソーシャルワーク実践は、正解がないからこそ、迷い、悩みながら利用者と一緒に個別に組み立てていかなければならないことです。そして、このプロセスが利用者と支援者の成長（エンパワメント）につながります。そして、利用者のリカバリーの道程への伴走につながる可能性があります。このような仕事は、ベテランによく期待される「鮮やかなケースさばき（処理）」とは全く次元が異なります。

　本書は、ベテランのソーシャルワーカーの事例だけではなく、利用者の方々やボランティア、就職して数年程度のソーシャルワーカーの事例も採用しました。また、所属する機関もさまざまです。それぞれの事例において、ソーシャルワーカーがどのような視点から、何をしようとしていたのかを検討してください。そして、利用者の方々の目線からソーシャルワークとは何であり、何が必要なのか、問い直していただけると幸いです。

　なお、本書では精神保健福祉士をソーシャルワーカー、PSW、MHSWなどとも表記しています。ソーシャルワーカーの専門性と国家資格については、執筆者それぞれ理念に基づいた実践があります。編者としては、本書全体の整合性を図りながらも各執筆者の意向を尊重しました。読者には、各執筆者の表記に込められた理念を想像しながら、意図を読みとってほしいと願っています。

2022年11月

責任編集　坂野憲司

福冨　律

目次

ソーシャルワーク演習（精神専門）(90 時間)〈2021 年度からのシラバスと本書との対応表〉

シラバスの内容　ねらい
①精神疾患や精神障害、精神保健の課題のある人の状況や困難、また希望を的確に聞き取り、とりまく状況や環境を含めて理解してソーシャルワークを展開するための精神保健福祉士の専門性（知識、技術、価値）の基礎を獲得する。
②精神疾患や精神障害、精神保健の課題のある人のための諸制度、サービスについて、その概念と利用要件や手続きを知り、援助に活用できるようになる。
③精神疾患や精神障害、精神保健の課題のある人のための関係機関や職種の役割を理解し、本人を中心とした援助を展開するチームが連携する際のコーディネート役を担えるようになる。
④精神疾患や精神障害、精神保健の課題のある人を取巻く環境や社会を見渡し、こうした人々への差別や偏見を除去し共生社会を実現するための活動を精神保健福祉士の役割として認識し、政策や制度、関係行政や地域住民にはたらきかける方法をイメージできるようになる。
⑤精神保健福祉士として考え、行動するための基盤を獲得し、職業アイデンティティを構築する意義を理解できる。

教育に含むべき事項	本書との対応
以下の内容についてはソーシャルワーク実習（専門）を行う前に学習を開始し、十分な学習をしておくこと。以下の①から④に掲げる事項を組み合わせた精神保健福祉援助の事例（集団に対する事例を含む。）を活用し、精神保健福祉士としての実際の思考と援助の過程における行為を想定し、精神保健福祉の課題を捉え、その解決に向けた総合的かつ包括的な援助について実践的に習得すること。すべての事例において、精神保健福祉士に共通する原理として「社会的復権と権利擁護」「自己決定」「当事者主体」「社会正義」「ごく当たり前の生活」を実践的に考察することができるように指導すること。	
①領域	
• 医療機関（入院病棟、外来、訪問、デイ・ケア、精神科以外の診療科を含む病院、診療所）	第2章、第3章
• 障害福祉サービス事業所（相談支援、就労支援、生活訓練、地域移行支援、地域定着支援、自立生活援助、地域生活支援等）	第4章、第6章
• 行政機関・社会福祉協議会（精神保健福祉センター、保健所、市町村、ハローワーク等）	第6章2
• 高齢者福祉施設（地域包括支援センター、介護療養型施設、生活施設等）	第5章7
• 教育機関（学校、教育委員会）	第5章3
• 司法（刑務所、矯正施設、保護観察所等）	第4章7
• 産業・労働（一般企業、EAP 機関等）	第5章6
• 児童（児童相談所、児童養護施設等）	第5章2
• 合議体（退院支援委員会、精神医療審査会、障害支援区分認定審査会、自立支援協議会、契約締結審査会、医療観察法審判期日等）	各事例
• その他（独立開業等）	第5章コラム
②課題	
• 社会的排除、社会的孤立	第1章3
• 受診・受療、課題発見	第4章1、第5章4
• 退院支援、地域移行支援	第2章2、3
• 地域生活支援	第2章4、第4章2
• 自殺対策	第4章6
• ひきこもり支援	第5章5
• 児童虐待への対応	第5章2
• アルコール依存、薬物依存、ギャンブル依存等の予防や回復	第4章4
• 家族支援	第3章2、3
• 就労（雇用）支援	第4章3
• 職場ストレス、リワーク支援	第5章6
• 貧困、低所得、ホームレス支援	第4章5
• 災害被災者、犯罪被害者支援、触法精神障害者支援	第4章7、コラム
• その他	

教育に含むべき事項	本書との対応
③法制度・サービス	
• 精神保健及び精神障害者福祉に関する法律	第2章2、3
• 障害者基本法、障害者総合支援法	第1章1
• 障害者差別解消法、障害者虐待防止法	第6章2
• 医療観察法	第4章7
• 生活保護制度、障害年金制度、各種手当	第4章5
• 障害者雇用促進法、労働安全衛生法	第4章3、第5章6
• 介護保険法、老人福祉法、高齢者虐待防止法	第5章7
• 児童福祉法、児童虐待防止法	第5章2
• アルコール健康障害対策基本法	第4章4
• 刑の一部執行猶予制度、覚せい剤取締法等	第4章4
• 自殺防止対策基本法	第4章6
• 当事者活動（自助グループ、ピアサポート）	第6章2
• その他（居住支援制度、生活困窮者自立支援制度、成年後見制度等）	第6章4
④援助技術	
• ソーシャルワークの過程を通した援助（ケースの発見、インテーク、アセスメント、プランニング、支援の実施、モニタリング、支援の終結と事後評価、アフターケア）	序章3、第5章4
• 個別面接	第3章4、5
• グループワークの展開	第3章5
• ケア会議や関係者会議のコーディネートとマネジメント	第2章3、第6章2
• リハビリテーションプログラムの実施（行動療法、作業療法、回復支援プログラム）	序章4、第2章2
• アウトリーチ、コミュニティソーシャルワークの展開	第3章4
• 社会福祉調査の実施、計画策定、評価、資源創出、政策提言	第6章2、4
• 普及啓発活動、人材育成（住民への啓発、ボランティア養成、実習生指導）	第6章5
• 記録（個別支援記録、公文書作成、業務（日誌・月報等）の記録、スーパービジョンのためのレポート作成等）	第7章2、3
• その他	

注）この対応表は、厚生労働省が発表したシラバスの内容が、本書のどの章・節で扱われているかを示しています。

全体にかかわる項目については、「本書との対応」欄には挙げていません。

「教育に含むべき事項」で挙げられていない重要項目については、独自の視点で盛り込んであります。目次や索引でご確認ください。

序章 ソーシャルワークにおける事例の理解

ソーシャルワークの実践を深化させるためには、常に事例を吟味し、検討し続けなければならない。本章は、事例を検討する際に、どのような視点から、どのような事柄に焦点を当てたらよいのかを学んでいただくことを目標にしている。

1

事例と事例性の概念について検討し、ソーシャルワークにおいて「事例」が何を意味しているかについて説明する。さらに、事例の構造と、時間的空間的広がりについて解説する。

2

ソーシャルワークにおいて、事例を検討していくために必要な項目を整理する。そして、実際の事例において検討課題となりやすい項目を列挙する。

1. 精神保健ソーシャルワークにおける「事例」

A. 「事例」（case）とは何か

［1］ 事例の発生

　精神保健福祉士は、精神の疾患をもつ人、あるいは情緒的な問題をもつ人を主な対象としてサービスを提供してきた。しかし、精神疾患・情緒的問題をもつ人々のすべてが、精神保健福祉士の「利用者」あるいは「クライエント」となるわけではない。精神の疾患や情緒的な問題と関連して、何らかの生活上の問題が生じ、当事者や周囲の人々が生活（人生）の困難に直面したときに「事例」が発生したといえるのである。

　加藤正明は、これを、精神疾患か否かの純粋な医学的判断である「**疾病性**」と区別して、「**事例性**」と呼んだ[1]。したがって、精神保健福祉士の対象とする「事例」は、生活上の困難に直面し、支援を必要としている人を指している。

［2］ 精神保健福祉士にとっての「事例」

　ソーシャルワークは、伝統的に「人間と社会環境とそれらの相互作用」[2]の3点を焦点としてきた。そのため、ソーシャルワークにおける「事例」とは、「問題を抱えた人」に力点を置く場合と、家族や学校・職場、地域社会などの「問題のある環境」に力点を置く場合とがある。そして、いずれの場合にも、利用者は、人間と環境との相互作用における何らかの問題が発生したために、「問題」の「当事者」となり、ソーシャルワーカーの支援や援助を必要としている。

　精神保健の新しい潮流である、ストレングスの視点では、人や環境の「問題」に焦点を当てるのではなく、「強味」に焦点を当てることにより、相互作用のあり方を変革していく方向性が強調されている。

［3］ 支援のプロセスを重視

　ソーシャルワーク事例においては、利用者とその社会環境との相互作用のあり方を変革することが課題となっている。ソーシャルワークでは、この相互作用の働きを**社会的機能**と呼んでいる。たとえば、社会福祉サービスを活用できないこと、職場や学校の人間関係の問題、家族関係の問題、

疾病性
illness

事例性
caseness
事例性は、いつ、どこで、どうして、どのように、誰によって問題とされたかという諸要因が関係している。事例性は、当事者本人の主観（苦痛・不安など）、周囲の人々の判断、さらには社会的規範に合致しているか否かによって決定される。

社会的機能
social functioning

必要な医療を受けようとしないことなどが、利用者と社会環境との相互作用における問題である。

　ソーシャルワークの第一義的な関心は、人間と社会環境の両方が**エンパワメント**され向上し、人々の社会的機能が促進することである。人と環境の適合が、両者の向上につながるという信念が、ソーシャルワークの独自の哲学である。そして、利用者が、主体的に問題解決のプロセスの主人公であることを体験することこそが、利用者やその社会環境をエンパワメントし、向上させることにつながると確信しているのである。

エンパワメント
empowerment

B. 事例の理解

[1] 人間への理解

　ソーシャルワークは、第一義的に**個人の発展や成長**に関心を向けてきた。したがって、単なる問題の一方的な処理や解決ではなく、問題状況にある利用者への個別的な理解が伴う仕事である。

　個別的な理解のためには、必要に応じて、生育歴、パーソナリティ、感情や態度のパターン、家族や外部の環境との相互作用のパターンなどの情報が必要である。そして、利用者の生きてきたストーリーを当事者と一緒に把握し、利用者の問題解決過程の支援に生かすのである。

個人の成長や発展
個人の福祉の向上と同義。リッチモンド（Richmond, M.）は、人びとのパーソナリティの発展をケースワークの目標とした。

[2] 社会環境の理解

　問題状況を構成するもう1つの主役は、利用者の社会環境である。人間は、好むと好まざるとにかかわらず社会的な生物なので、問題状況は、利用者とその社会環境との合作である。

　社会環境とは、利用者の家族、学校や職場、地域社会、社会福祉サービスシステムなどを含んでいる。それらは、**インフォーマル**あるいは**フォーマル**な**社会システム**を成しており、利用者のニーズを充足し、ストレスを緩和する働きをもつとともに、過重なストレスを与えている場合もある。

インフォーマル
informal

フォーマル
formal

社会システム
social system

[3] 事例の全体関連性の理解

　人間生態学的ソーシャルワークにおいては、「人間の主体的な環境形成の営み」[(3)] に着目している。これは、同じ社会環境的諸条件のもとにおかれた個人でも、環境とのストレスが大きい個人と小さい個人とが存在することを説明するための概念である。

　要するに、人間は、所与の環境から与えられた諸資源を利用し、独自の相互作用システムを形成していくという考え方であるが、個人によっては

いくつもの阻害要因が働き、相互作用システムがうまく機能しないことがある。この相互作用システムを全体的に理解することが、事例の全体関連性の理解である。さらに、個人の人生の中で相互作用における悪循環が働いている場合には、個人の歴史とそれに伴う感情を理解する必要がある。なぜならば、ほとんどの場合、利用者の過去の重要な他者との感情的なしこりが、この悪循環の要因となっているからである。

C. 事例への介入の理解

[1] 事例が抱える問題の性質

　事例の全体関連性が理解できると、その事例が抱える問題が主として個人の内的な諸要因に起因するのか、それとも主として環境的な諸要因に起因するのかを**アセスメント**できる。これを問題の性質という。

　大概の問題は、両者の相乗効果によって複雑化している。精神保健福祉士が、個人の内面に介入するか、環境的性質のほうに介入するかについては、利用者の意思、所属機関の方針、支援チーム内での精神保健福祉士の役割分担などとの兼ね合いで決定される。利用者を含めた関係者による**ケースカンファレンス**は、問題解決のための戦略と役割分担を決定するための会議である。しかし、専門家主導の戦略決定は、利用者の主体性を阻害し、やる気を失わせると考えられるようになった。問題解決の戦略は、利用者と専門家との関係の中で育まれることを認識しなければならない。

[2] 事例の経過と広がり

　事例には、時間的経過と空間的広がりとが含まれている。周知のように、初期の段階では単純な行き違いのような問題が、本人の**対処能力**と周囲の人たちの対処のしかたや誤解によって、複雑で広い範囲の人たちを巻き込む複雑な問題に発展するということが多い。

　人びとが体験する人生の問題と同じように、精神保健福祉の事例には、いくつもの問題が積み重なっている。**パールマン**は、このような問題を①基本的問題、②要因としての問題（causal problem）、③促進させている問題（precipitating problem）、④緊急の問題（pressing problem）とに分類している[4]。

[3] 事例に対する精神保健福祉士の介入

　事例が抱える問題の集積と展開は、個別に、込み入ったストーリーをなしている。精神保健福祉士には、その個別のストーリーを利用者と一緒に

読み解く能力が必要とされている。

　たとえば、精神障害者家族の**高い感情表出**（HEE）を例にとってみよう。①基本的問題を子どもの精神疾患とすると、②要因としての問題は、子どもの苦痛や不安に対処できない親子関係の問題といえる。③促進させている問題は、情報の不足や周囲の無理解であり、④緊急の問題は、当事者に対する批判的言動や巻き込まれによる再発の危険性といえる。

　精神保健福祉士は、これらのストーリーにおけるすべての問題を利用者に代わって解決する権限や能力をもっているわけではない。利用者の改善の意思を尊重し、所属機関の機能との兼ね合いで利用者が対処すべき問題をよく話し合って選択し、それらのストーリーの一部を、利用者が改善することを支援するのである。

2. 事例を検討する際の共通項目

　事例検討には、教育機関において学生の教育のために行われるもの、臨床現場における実践として行われる**ケースカンファレンス**、現任者研修として行われる**スーパービジョン**などの形態がある。

　それぞれ、管理的・教育的・支持的な力点の違いがあるが、ここでは、事例を検討する際に必要な共通項目を概説したい。

A. 事例報告の意図を理解する

[1] 事例の報告者が何を伝えたいのかを探る

　本書の事例は、①当事者の方、ボランティアの方の体験、②各分野の精神保健福祉士の事例報告、③精神保健福祉士の教育、被教育体験からなっている。それらの事例には、必ず報告者の意思が込められている。それは、明記されていない場合もある。

　読者が、報告者の意識的・無意識的な意思を理解するためには、読者が事例を読み込んだ際に感じる感情を手がかりにする。たとえば、人間は、怒りに対しては怒りで反応し、感動に対しては感動で反応する。あるいは、自己顕示に対しては、不快を感じる場合が多い。報告者が明記している意思と、読者が感ずるものの間にギャップがある場合は、その理由を考察することに意義がある。

［2］情報の量に着目する

　精神保健福祉士の事例報告の場合、報告者の意思と関連して、事例のどの側面についての情報量が、どの程度収集されているかに着目する。それによって、報告者の事例に対する理解の仕方や偏りを推測することができる。

　つまり、報告者が事例のどの側面にかかわろうとしているのか、バランスよく全体を把握しているのか、あるいは何を見落としているかがわかる。しかし、事例についての情報量は、所属機関の方針や当事者との契約、援助関係のあり方、利用者のパーソナリティによっても左右される。

［3］精神保健福祉士の所属機関の方針

　次に、報告者が精神保健福祉士の場合、所属する機関の方針と、そこでの精神保健福祉士の役割を検討しなければならない。所属機関によっては、精神保健福祉士の裁量の範囲が小さく、仕事の手順があらかじめ決められている場合もある。

　報告者の意思と、所属する機関の方針とが異なっている場合、事例の支援や援助のプロセスにはさまざまな障害が生じてくる。そのようなギャップを理解し、どのように埋めていくかも重要な検討課題である。

B. 事例を検討する際の指標

［1］当事者の主体的問題解決

　問題解決の主役は、精神保健福祉士ではなく利用者である。利用者が問題状況を改善していこうとする気力を取り戻し、一緒に計画を練り、自らの問題を解決しようと試みる。そのプロセスの伴走者が、精神保健福祉士である。したがって、精神保健福祉士には、利用者の**対処能力**を高め、環境に働きかけていくことを支えるための一連の技術が必要とされる。

　問題解決を、精神保健福祉士が肩代わりしてしまうことは、逆に当事者の力を奪ってしまうことになる。利用者の問題解決のプロセスに参加している度合いが、事例を検討する場合の指標となる。

［2］利用者との援助関係

　精神保健福祉士の働きかけや支援は、利用者との「**援助関係**」というチャンネルを通して行われる。この援助関係をどのように構築し、役立てるかがソーシャルワーク技術の核心である。

　ソーシャルワークの初心者は、表面上の働きかけや支援の方法に目を奪

われやすい。しかし、人間を変化させ成長させるのは、援助関係とその展開の力である。精神保健福祉士と利用者との援助関係のあり方（関係性）は、事例を検討する際の重要な指標である。

[3] 精神保健福祉士の自己覚知

精神保健福祉士と利用者との、「援助関係」のあり方は、多様である。たとえば、保護が必要な人と、自己主張が課題となっている人、指導や訓練を必要としている人とでは、援助関係のあり方は異なる。また、同じ利用者とでも、時期によって必要とされる援助関係のあり方は変化する。援助関係は、形成されてからも、どんどん展開し変化していくのである。

しかし、ソーシャルワークの初心者が、はじめから柔軟に援助関係を展開させられるわけではない。精神保健福祉士が、利用者に対し率直に、柔軟に対応できるようになるためには、「**自己覚知**」と呼ばれる技術が必要になる。自己覚知は、自分自身を吟味し、状況をより正確に把握する技術であるが、通常、**スーパービジョン**体験を通して身につけるものである。

自己覚知
self-awareness

C. 事例における検討課題

以下に、事例検討において比較的頻繁に登場する検討課題を列挙しておきたい。ただし、利用者をどの社会資源に当てはめるかという検討は、事務的・機械的なものなので除く。

[1] 共感的理解と援助関係の構築

共感的理解とは、利用者の体験と同一化することによって得られた情報から、利用者とその状況を理解することを意味し、主として事例検討を通して習得し深める技術である。単に「**共感**」ともいう。共感は、利用者と同じ目線に立つことを意味し、援助関係の構築の要であるとともに、ソーシャルワーカーの専門性の要でもある。

共感
empathy

[2] 転移と逆転移

転移とは、援助関係の中で出現する利用者の過去の人間関係のパターンの再現であり、精神保健福祉士は頻繁にその関係パターンに巻き込まれている。**逆転移**とは、向けられた転移に対する反応としての意味と、精神保健福祉士自身の人間関係パターンに相手を巻き込むという意味とがある。転移や逆転移の吟味が、援助や支援を阻害するか、展開させるのかの鍵を握っている事例が多い。

転移
transference

逆転移
counter-transference

［3］組織やシステムと支援や援助の矛盾

　精神保健福祉士が行う支援や援助が、家族や所属機関、地域社会の諸機関との軋轢を生むことがある。その理由としては、①社会的サービスや客観的で合理的な支援と、利用者の主観的ニーズの間に存在する宿命的なギャップ、②精神保健福祉士の過剰な熱意、アセスメントの甘さや調整不足などが関連している。

［4］精神保健福祉士の熱意と防衛的態度

　精神保健福祉士の過剰な熱意は、無自覚であれば、利用者の意思より先行しやすく、一方的な援助になりやすい。尾崎新は、援助者の熱意を臨床現場で感じる「無力感」に対する防衛的態度であると述べている[5]。

［5］ストレングスの視点

ストレングス
strengths

　ストレングスとは、精神保健福祉の専門職が、当事者の病理的側面や問題点ばかりに目を向けてきたことへの反省から、利用者の健康な側面や強さに目を向けようという視点である。しかし、それは、深い人間理解が伴わなければ、口先だけの励ましと同じになりやすい。

　また、ストレングスモデルの支援は、利用者とその環境の持つ能力とやる気（aspiration）を最大限に引き出し、利用者のリカバリー（人生の再構築）につなげていこうとする志向性を持っている。

注）
(1) 加藤正明「疫学的精神医学—事例になるということ」『社会と精神病理』弘文堂，1976，p.134.
(2) ホリス，F. 著／本出祐之・黒川昭登・森野郁子訳『ケースワーク—心理社会療法』岩崎学術出版，1966，p.8.
(3) 岡田真『ヒューマン・エコロジー—人間環境の一般理論』春秋社，1972，p.140.
(4) パールマン，H. H. 著／松本武子訳『ソーシャル・ケースワーク—問題解決の過程』全国社会福祉協議会，1966，p.38.
(5) 尾崎新『対人援助の技法—「曖昧さ」から「柔軟さ・自在さ」へ』誠信書房，1997，p.49.

■理解を深めるための参考文献

●尾崎新『ケースワークの臨床技法―「援助関係」と「逆転移」の活用』誠信書房, 1994.

日本における数少ない援助関係論の1つである。精神科ソーシャルワークの臨床現場で実際に起きる現象を理解し、活用するためにとても参考になる著書である。

●福山和女編『ソーシャルワークのスーパービジョン―人の理解の探究』ミネルヴァ書房, 2005.

日本において、スーパービジョン体制の確立を強く提唱している。特に、スーパービジョンのプロセスを臨場感豊かに再現している実践編は圧巻である。

日本におけるスーパービジョンの機会

日本福祉教育専門学校　精神保健福祉研究科　スーパーバイザー　坂野憲司

　日本では、ソーシャルワークにおける、スーパーバイザー（以下、バイザー）の数は絶望的に少ない。精神保健福祉士協会では、そのような状況に対処するために、スーパービジョンの研修を実施し、スーパーバイザーの認定を始めているが、スーパービジョンの機会は、期待するほど増えていない。筆者が学生時代であった半世紀ほど前から、スーパービジョン体制の確立が急務である、と言われ続けてきたのに、現在でも当時と似たような状況が続いているのはどうしてなのだろうか。

　その理由として、種々の要因が考えられるが、ここでは、バイザー側の事情と、スーパーバイジー（以下、バイジー）側の事情とに分けて考えてみたい。

　バイザー側の事情としては、その仕事が職業として成り立たないことが挙げられる。日本のバイザーは、ほとんどが専業ではなく、業務外の時間を使い、スーパービジョンを実施している。報酬も多くはないので、ボランティアのような活動になりがちである。ソーシャルワークの先進国では、「スーパーバイザー」という職種が存在し、管理職待遇で働いているらしい。これは大きなちがいである。

　日本に、スーパービジョンを定着させ、充実させるためには、スーパーバイザーが職業として成立し、それで食べていけるような、臨床現場の教育システムを構築する必要がある。そうすれば、現場のワーカーは、自分の仕事のスキルアップとして、管理職に進むのか、それともスーパーバイザーに進むのかの選択肢を得られることにもなる。

　次に、バイジー側の事情を考えると、第1に、スーパービジョンが業務の中に位置づけられていないことが挙げられる。業務外の時間と自己資金を使って、定期的にスーパービジョンを受け続けることは、よほどの目的意識と向上心をもっていなければ、続かないものである。スーパービジョンは、短期的な研修や事例検討と異なり、終わりの見えない過程であり、自分自身を顧みることを要求される（自己覚知）厳しい活動でもある。

　第2に、日常的な業務をこなすうえで、スーパービジョンの必要性をあまり感じていないのではないかと推測できる。日本のソーシャルワーク業務は、サービス管理責任者の仕事にしても、計画相談の業務にしても、ソーシャルワーク業務というよりは、制度的な規定によって業務内容が固定化されがちである。だから、マニュアルと先輩の助言さえあれば、それなりにこなせる。わざわざ時間と労力を使ってスーパービジョンを受ける気にはならないのかもしれない。

　以上、バイザー側にも、バイジー側にも、個人の力を超えた事情が存在していて、スーパービジョンシステムが日本に定着していかないのだろうと思われる。今後、おそらく、利用者の方から、「ワーカーさん、もっと研鑽を積んでくれ」と要求してくるときが来るのではなかろうか。

第1章 当事者の人生とリカバリー

精神保健福祉士として当事者として出会う。そして語りに耳を傾けるところから、援助関係が始まる。苦しみや悲しみ、喜び、希望という人間としての感情を共有しようとすることが支援の出発点である。そんな支援の原点に示唆をもたらす事例を提示する。

（事例1）
障害を受け入れることと生活の再建

（事例2）
障害を乗り越え生きること

（事例3）
ひきこもりから社会参加への道のり

1. 専門家の支援と別次元のリカバリー

● 拡大する生活支援システムと課題

　1980年代後半のアメリカのセルフヘルプ運動に端を発するリカバリーという視点が日本の精神保健福祉分野でも語られるようになった。単に症状の緩和や就労の達成といった医学モデルにおける治癒や社会的機能の回復にとどまらず、「主体的な人生」を生きることを取り戻すことの支援が求められつつある。しかし、精神障害者をサポートする生活支援システムが拡大し続ける潮流の中で、当事者の方々が、「主体的な人生」を生きていこうとする試みを私たちソーシャルワーカーと社会は、どれほどサポートできているだろうか。福祉サービスの制度・手続きが発展し、対象者が精神障害者として「類型化」される中で、ソーシャルワークの価値とされる「個別化」という原点がおざなりにされている側面は見逃せない。

障害者差別解消法
正式名称は「障害を理由とする差別の解消の推進に関する法律」。

　折しも、共生社会を訴える「**障害者基本法**」の改正と合理的配慮を具現化する「**障害者差別解消法**」の制定は、障害者の個別性に目を向けるべきであるというメッセージがようやく社会の側から発信された追い風である。ソーシャルワーカーには、個別性を重視する相談という原点に立ち、彼らが奪われてきた、主体性を取り戻すきっかけを提供することが求められている。

● 自己の語りとリカバリー

　自分の人生・個別的なエピソードについての「語りを聴いてくれる人」を得ることは、個人史への認識を変える力をもつ。自分の人生を誰かに語ることにより、自分を知り、相手とのコミュニケーションを通じて、自分が変わる。かけがえのない人生を語ることにより自分を取り戻し、語る際の感情を共有する体験が「関係」を促進する。「リカバリー」「主体性を取り戻すこと」は、「人生の語り」が第一歩となるのではないだろうか。

　この章の以下の3事例は「人生の語り」である。自分がどのように彼らの「語り」を受け止めるかを考えながら、読み進めてもらいたい。

2. 当事者の生活のしづらさ

障害を受け入れることと生活の再建　事例1

A. 病気を抱えながらの人生

[1] 幻聴との戦い

　私は、**統合失調症**と診断されて約30年になります。私の統合失調症の基本的な症状には、**幻聴**や**幻覚**があります。遠くのほうで鈴の音や鐘の音が聞こえてきたり、誰かが遠くのほうで自分の悪口をヒソヒソと話していたりするような幻聴が聞こえてくるのです。幻覚は自分の背後に誰かいて、「おまえは誰だ」と問いかけてくるようなものです。

　これらの症状は、薬を飲み続けている今でも、疲れてボーッとしているときなどに出てきますが、何とか折り合いをつけて、あまり振り回されないようにしています。

幻覚
このとき「お前は誰だ」と言うのも自分だし、「お前は誰だ」という言葉を聞くのも自分です。一人の自分の中にもう一人の自分がいるという不可解な感じがするのです。

[2] 迫害感と自己否定

　幻聴と関連しているかもしれませんが、「だんだん自分がだめになっていくような感じ」が常にあります。そして、人が自分のことを「だめなやつだ」と思っているように感じて一人で悩んでしまうことがあります。

　そのようなときは、すぐに誰かに相談するようにしています。以前は、相手に「どうしてバカにするのだ」と怒鳴り込んでいったこともありますが、今ではだんだん自分の考えすぎだと思うようになっています。

[3] 仕事と人間関係

　30代まで、何とか病気から逃れようと必死に仕事をしました。病気のことは隠していました。しかし、無理をしすぎたせいか、統合失調症に加えて**てんかん**発作が出たため、常勤の仕事は1〜3年しか続きませんでした。非常勤の仕事は数年続きました。人間関係では、人に悪く思われないように、気を使っていました。だから、職場では「いつもニコニコしている癒し系の人」と思われていましたが、私には、「癒し系」と言われることが「いや死刑」と言われるように感じることもありました。人間関係では、常にトラブル（私の考えすぎかもしれませんが）があり、悩んで誰か

に相談していました。

［4］病気との折り合い

　40代になってからは精神的にも体力的にも限界になり、仕事ではなく、デイケアに通い始めました。そのころから、「こんな自分でいいのだ」「これでいいのだ」と思えるようになったと思います。自分の症状にも、前より振り回されなくなってきました。50代には、**地域活動支援センター**（作業所）を利用しながら、放送大学で勉強を続けて 2013（平成 25）年 3 月に卒業しました。

　自分の人生を振り返ると、いかに病気との折り合いをつけるかの戦いであったように思います。以下に、自分の人生を振り返ってみたいと思います。

B. 私の人生

［1］発病と P 病院での治療（20 ～ 30 代）

　最初の病気の兆候は、20 代前半、大学 2 年生ごろでした。人の視線が気になって電車に乗れない、視線恐怖という症状だったかなと思います。そこで、本屋さんに行って精神医学コーナーの本でよさそうな精神科医を探しました。E という先生が新宿でクリニックを開業しているということを知り、自分から受診しました。そこではソファベッドに横になり、頭に思い浮かんだことを 1 つずつ担当の先生に話していくという「イメージ療法」を受けました。1 回約 30 分、2 ～ 3 年かけて 150 回ほど受けましたが、あまり効果がありませんでした。

　そのころ、父の知人である大学医学部の先生が、東京郊外にある P 病院という精神神経科の病院を紹介してくださいました。P 病院は全面開放制の入院設備もあり、私はここで 20 代前半から 30 代半ばまで入退院を繰り返して過ごしました。大学は 3 ～ 4 年休学していたのですが、結局 7 年目で中退してしまいました。

　1980（昭和 55）年から、P 病院の精神科ソーシャルワーカー S さんの**ケースワーク面接**を、週 1 回のペースで受けるようになりました。S さんの所属が変わるたびに私もそこへ転院する形で面接が続き、2023（令和 5）年現在で 42 年目となります。S さんは私より 2 ～ 3 歳年上で、年が近いのと、ハイキングが好きだったり、オートバイが好きだったりして、私とも性格が似ているところが多々あるように思えます。

　P 病院での私の主治医は精神科医の N 先生でした。N 先生から「病名は、統合失調症とてんかんです」と診断されたとき、それらの病名を受け入れ

ることができず、とまどってしまいました。症状は、「遠くで鐘の音が聞こえる」などの幻聴と、人が自分のことを悪く言っているように感じ、苦しくなることでした。N先生からは、「ちょっと残酷なようだけど、薬だけはこれからずっと、死ぬまで飲まなくちゃだめですよ」と言われたときは唖然としてしまいました。「自分の人生は終わった」と思いました。

病気を克服するには働くしかないと思い、Sさんの紹介で、K製作所という工場の**外勤作業**を1年3ヵ月ほど続けました。その後P病院を紹介してくれた医師やN先生の勧めで、看護師の資格を目指すことになりました。N先生からは、「看護師の資格を取って精神科の病院で仕事をしていったほうが、食いっぱぐれがなくていい」と言われました。しかし、看護学校を3校ほど受けたのですが、1次試験に合格できた学校もありますが、結局すべて落ちてしまいました。しかし滑り止めに受けた職業訓練校のオフセット印刷科というところに合格したので、1年間のコースに通うことにしました。私は人の血を見るとほんの数分で気を失うような人なので、かえって印刷の勉強のほうでよかったように思います。

私はその間もずっとP病院に通院していましたが、1980年代後半にN先生が残念なことに亡くなられました。まだ60歳代で心臓の病気でした。その後、P病院は後継者がいなくなり、経営不振に陥って閉鎖されました。

[2] A神経内科クリニックへの通院（30〜40代）

P病院が閉鎖になり、精神保健福祉士（以下、SW）のSさんの勤務先が、A神経内科クリニックに変わっていたので、私も外来通院先をA神経内科クリニックに変えました。しばらくして、A神経内科クリニックで**デイケア**を始めることを知り、主治医の勧めもあって参加したら、けっこう楽しかったので、私は7年間このデイケアに通所しました。

[3] 仕事への挑戦

私は、いろいろな仕事をしてきました。職業訓練校オフセット印刷科1年コースを卒業して、大手の印刷会社に勤めました。しかし、約1年間勤めたころにてんかん発作を起こしてしまい、会社をクビになりました。

その後に勤めたのは梱包会社です。常勤職員として約3年勤めましたが、そこでもてんかん発作を起こしてしまい、クビになってしまいました。P病院や自宅でも3〜5回ずつ発作を起こしていたので、通算すると、てんかん発作で倒れた回数は15〜20回ぐらいではないかと思います。その後、非常勤の郵便配達の仕事を約5年、警備会社の常勤の仕事に約3年間就いた後に、A神経内科クリニックのデイケアに通ったように記憶しています。

外勤作業
職業リハビリテーションの一環として、入院中の利用者が院外の企業に通勤する制度。

自立支援医療
心身の障害を除去・軽減
するための医療につい
て、医療費の自己負担額
を軽減する公費負担医療
制度。

**地域活動支援センターⅢ
型**
障害者総合支援法5条
26項で規定された施
設。地域生活支援事業に
位置づけられる。

[4] S医院への通院と作業所B企画への通所（40～50代）

　A神経内科クリニックから、S医院に**自立支援医療**を切り替えたのが2004（平成16）年10月でした。その年、SWのSさんをはじめとして、有志の関係者や家族会、ボランティアの人たちが作業所を作るために、準備会を発足させました。私も準備会の段階から参加させていただいて、作業所である「B企画」（現、**地域活動支援センターⅢ型**）ができました。B企画に通所するため、デイケアを卒業し、Sさんの勤務先になっていたS医院に通院先を変えました。

[5] 夢の実現に向けて

　また、私は20代に病気のため大学を中退してしまったため、2006（平成18）年10月より作業所に通所するのと同じ時期に、放送大学に入学しました。私は2013（平成25）年3月に放送大学を卒業し、2013年4月に日本福祉教育専門学校一般コースの通信教育課程に入学して3年目に卒業しました。

　私の夢は60歳ぐらいまでに、大学と専門学校を卒業して精神保健福祉士の国家資格をとり、60代をボランティアあるいは非常勤で「こころの病」で苦しんでいる方のケアの仕事をすることでした。これが、50代の私が考えた人生設計でした。

C. 人生の転機

[1] 発病の20代のころを振り返って

　私は20代で統合失調症とてんかんと診断されました。診断された当初も、自分はどうして学校の勉強（工学部）をこなせないのだろうかと考え込んでいました。病気のためとは思えず、「そもそも理科系の学科に入学してしまったからじゃないか」と思ったこともありました。そして何度か法学部とか文学部などへの転部試験などを受けたこともありますが、いずれも不合格になってしまいました。今になって思うと、私が20代のころは、「こころの病」のため、勉強不可能の状態になってしまったのでした。

　当初私は、勉強不能の状態を「自分がダメな人間だから」と思っていたと思います。仕事をクビになったときも、周囲から「努力が足りない」と言われているように感じました。しかし、私は、精一杯努力していたのです。逆説的に考えると、私は、自分の病気を自分で認めることができないために、「自分がダメな人間だ」と思ってしまったのかもしれません。

［2］病気との戦いを振り返り

　ソーシャルワーカーのＳさんとの付き合いは、40年以上になりますが、もし42年前からＳさんとのケースワーク面接を続けていなければ、私は民間の精神科病院に入退院を繰り返していたかもしれません。

　梱包会社をクビになった30代前半、私が登山で道に迷い、命からがら降りてきたとき、SWのＳさんに無事を伝えたくて病院に電話したところ、取り次いでもらえないことがありました。そのとき、Ｓさんに対して強い怒りを感じました。Ｓさんが、自分のことを「無視している。バカにしている」と感じたのです。その後のケースワーク面接で、Ｓさんの反応が見たくて、3回無言でいたことがありました。4回目に、Ｓさんに感じていた怒りをぶちまけました。

　Ｓさんも嫌だったとは思いますが、私の怒りをＳさんは理解してくれたようです。その事件を通して、Ｓさんと、何でも話せる関係になれたと感じます。そして、私が人間関係で「悪く思われている」という思い込みを、以前より客観的に見られるようになったと思います。そして、思い込みについて繰り返し話し合っていくうちに、「こころの病」についても、だんだんと受け入れることができるようになってきたと思います。

　ただし、最近でも、Ｓさんに対しては、怒りを覚えることがあります。それを伝えると、Ｓさんはご自分で「あの時と同じで、私の共感不足です」と話していました。

［3］病気を受け入れることと将来設計

　私の人生の前半は自分自身の病気と向きあって無我夢中でしたが、よい先生やよい友人ともめぐり会い、いくつかの会社に勤めることもできて、合間を見て勉強することもできました。私は私なりに自信をもって生きてきた人生ですから、自分で責任をもってこれからも過ごしていこうと思います。私が思うには、どのような病気にかかったとしても、それぞれの人には、それぞれの生き方があるのだと思います。ですから病気や障害をもっている方も健康な方も、それぞれの人が納得のいく生き方をできればいいのだと私は思います。

　私は、統合失調症とてんかんという精神的な病気になり、今までの自分の人生がてんでんばらばらでつながっていなかったというよりも、ジグザグのような紆余曲折を繰り返してきたような気もするのですが、最近は今まで歩いてきた道がほとんどまっすぐにつながっているように感じることがあり、自分でも不思議に思います。私にとって精神的な病気になって、その病気を体験して、その体験が教えてくれたこともたくさんあったと思

いています。私に現在必要なことは、そのように今まで私がいろいろなことを体験してきたことを、これからの世代の人たちに伝えていく、フィードバックという作業だと思います。自分でもあまり頑張りすぎると不具合が生じると思うので、自分のペースを保っていこうと思います。

　私は、何回か、精神保健福祉士の国家試験にチャレンジしましたが、合格できませんでした。これからはあまり国家試験のことにはこだわらず、仲間同士で話し合うピアカウンセリングと、絵手紙の技能を身につけて、それを社会に広めていく努力をしていこうと思います。

　私は実習体験を通して、気づいたことがあります。1つは「傾聴」の大切さです。私は、「沈黙」が怖くて、自分がべらべらしゃべってしまいがちなので、「傾聴」の意味と技術を身につけていくことが課題です。

　もう1つは、自分が人に嫌われているのではないかという「勘ぐり」に振り回されてしまうことが多く、これからの自分には振り回されない生き方が大切であると実感しました。

　現在は、母が亡くなり一人暮らしです。自分としては母が亡くなった分、少し寂しくなりましたが、少し自由になれた気もします。

　最近65歳を過ぎて私が思うことは、自分の人生もう少しいい加減に生きることを実践していきたいということです。

　読者のみなさんが私のこの原稿を読んでくださり、共感してくださる方が少しでもいらっしゃったなら、それだけで私はうれしいです。

▎理解を深めるための参考文献

● 市川拓司『いま、会いにゆきます』小学館，2003.
　この本は映画化されて、DVDにもなっていますが、私はこの作品で人間の愛情というものを痛切に感じました。
● 石川信義『心病める人たち―開かれた精神医療へ』岩波新書，岩波書店，1990.
　この本は、私が精神的な病気になって、友だちから紹介してもらった本で、精神病を理解するにはちょうどいい本です。
● 桑原知子『もう一人の私』創元社，1994.
　私にとって「もう一人の私」とは、「私」自身なのであるということが納得できた本です。
● 遠藤周作『落第坊主の履歴書』日本経済新聞社，1989.
　遠藤周作さんはこの本で、さまざまな愚行があったとのことですが、私にしてみればそのような遠藤周作さんには人間味がたくさんあっていいと思います。

3. 当事者の体験談から学ぶ

障害を乗り越え生きること　　事例 2

A. 事例─私と病気

［1］生い立ちと発病

　私は茨城県の出身で、明治生まれの教師の家庭に同胞 6 人のうちの 5 番目として 1948（昭和 23）年に生まれました。子どもの頃は大人しくて手のかからない男の子だったと母は言っていました。その頃はどこの家も生活が苦しかったのですが、あるとき、父親から「勉強に必要な物は何でも買ってやるが、それ以外の物は駄目だよ」と言われました。

　さらに、精神的な締めつけがあってラジオで流行歌を聴いたり、歌ったりしては駄目だったりして、私は女の人を好きになるという自然な思いも後ろめたいものと考えてしまいました。

　今にして思えば病の前兆は、性に目覚めた高校 1 年生の夏休みの頃からだったようです。相談する相手もなく私は自分が異常じゃないかと思ってしまいました。その頃から不眠が始まりました。高校を卒業した 18 歳の 6 月頃、父親に「私は村人につけられている、見張られている」と言うと、それは病気だから病院に行こうと言われました。病院に行くことを頑なに拒んでいたのですが、父は夏目漱石が留学先のイギリスで精神病になった例を挙げました。誰でも精神病になる可能性があると父は言いたかったのだろうと思いました。そして、言葉は悪いが、「気違いは自分のことを気違いだと思わない」と言ったので、そんなに言うのなら医者だけはわかってくれるだろうと思い、父親と一緒に「B 大病院」の精神科に行きました。

　後をつけられている、見張られているという妄想が起きると、自分なりに「なぜだろう、どうしてだろう」と考えて意味づけをしました。それがジグソーパズルみたいにピタリと当てはまると、どんなに間違っていると言われても頑固に信じ込んでしまいます。私にとって妄想は事実でなくても真実なのです。自分でもこの忙しい世の中に他人の後をつけたり見張ったりする暇人はいないということはよくわかっています。理性でわかっていても感情はどうすることもできません。感情の前に、知識は全く無力です。防犯連絡所や消防団・青年団（大袈裟かな？）が結託して私が婦女暴

行などをしないように、私の後をつけたり、見張ったりしているのではないかと考えたのでした。「B大病院」に行って診てもらったら、地元の「県立C病院」を紹介されたので、そこへ父親と2人で行って診てもらうと「**精神分裂病（統合失調症）**」の疑いと診断されましたので、そのときは筆舌に尽くしがたいほどのショックを受けました。その後、私は2浪をして1969（昭和44）年にB大学に入りました。東京でアパートを借りての通学・通院（県立C病院）が始まりました。学生生活は味気ないものでした。1973（昭和48）年の卒業の折、都内にある「D病院」の総務課の職に内定しましたが、「算盤を覚えなさい」と言われたことと、以前からあった女性恐怖症のために内定を取り消してもらいました。私は、女性は男性とちがって次元の高い存在だと思っていたのです。女性は神秘的で眩しかったのです。でも、裏を返すと女性に関心があったのです。

［2］入院

　1974（昭和49）年4月、私は教師になりたくて母校で教職課程の聴講生になりました。そして6月、生まれて初めて母校の学生相談室のF先生が関係している「G病院」に入院しました。F先生は、B大医学部卒で才色兼備の女の先生でした。F先生の診断は、「精神病と神経症の境界である**敏感関係妄想**」というものであり、「性欲があるのは健康な証拠であり、性を正しく認識していない。性に対して罪悪感をもっていることによる精神的疲労で体が痩せたり、妄想が起きたりするのです」といつも言われていました。そして、入院中も私は主治医に「一度決めたことは最後までやりなさい」と言われたので大学に通い続けました。入院してすぐ1人の女性患者から「喫茶店に行かないか」と誘われたので、2人で一緒に行きました。喫茶店にはよくカップルで、時には数人でもちろん老若男女を問わず一緒に出かけていました。そうこうしているうちに私の女性恐怖症はすっかり消えてしまいました。まさにヒポクラテスの言った「自然が治し医者は侍す」という自然治癒力説そのものでした。同年9月、自己退院をしました。

［3］挫折と死

　その後、都内の電器会社で働きながら夜は大学に通い、2週間に1度「G病院」に通院していました。明くる年の1977（昭和52）年5月に結婚しました。そして、会社に勤めながら教育実習も無事終わって、さあこれからというときに病気が再発し、同年9月に「国立H病院」に入院しました。しかし、昭和52年の終わり頃に都内にある「I病院」に転院し

ました。そこの主治医は「教師や警察官の家庭に比較的、性でつまずく子女が多い」と言っていました。そこもまた、1978（昭和53）年の2月頃、自己退院しました。ちなみに教員免許は取得することができました。この病院に入院中に離婚しましたが、それがきっかけで**うつ病**になってしまい、のちに**躁うつ病**になってしまいました。うつは本当に辛いです。何もする気がなくなり、ただただ、寝ているしかないからです。ひどいときは死ぬ気力さえなくなるのです。しかし、うつから少しよくなってきた頃に睡眠薬で何度か自殺未遂をしました。ある日、日精協会長をしたことがあった著名な医師に診てもらいましたが「君みたいに入院したいと言う人は初めてだ」と言われ、いただいた薬は寝る前に飲む**睡眠薬**であるベンザリン1錠だけでした。TVで見た印象とはちがって態度がもの凄く横柄で、何でこんな奴がマスコミの寵児なのだろうと思ってしまいました。「こんな奴は紙飛行機でも折っていればいいのだ」と言う闘病仲間もいました。

　昭和53年に、「国立J病院」に入院しました。この病院に入院中に私だけ日記を書かされました。主治医がある朝、私の日記を見て「『人生不可解なり』と言って華厳の滝に飛び込んだ藤村操は、日本で初めての哲学者ですよ」と言いました。「日本にも性欲を昇華して立派な哲学者になった人もいます」とも言われました。しかし、そこにも長くいられませんでした。なぜなら、別れた妻の叔母が看護師として働いていたためでした。さらに悪いことに入院していたヤクザが私に近づいてきて何かと話しかけてくるのでした。私は義理・人情に生きるヤクザの世界に憧れている面もあり、そういう自分が怖くなり、東京までタクシーを飛ばして「G病院」に逃げてしまいました。

［4］全面開放制のL病院

　1978（昭和53）年の8月25日にK市にある「L病院」に入院しました。3階建ての病院ですが、鉄格子は全くありませんでした。そこで、精神保健福祉士である**A**ワーカーを知りました。その頃の**A**ワーカーとの思い出の一つは、私がロビーでぶらぶらしていると、後ろから「あなたは**障害基礎年金**を受ける資格がありますよ」と声を掛けてくれたことです。また、**A**ワーカーはよく見ていてくださって「あなたは軽いうつのときがいいね」と仰ってくれました。「L病院」には5〜6回入院しましたが、ここの病院の患者は、ほとんどが「この人どこが悪いのだろう」と思ってしまう人ばかりでした。ある晩などは4〜5人で近くのサウナにも行ったりしました。もちろん消灯時間の9時までに帰ってきたので注意されることは全くありませんでした。また、男女6人が結託してそれぞれ同じ日に外泊

うつ病
depression

躁うつ病
manic-depressive psychosis

全面開放制の病院
1日8時間以上出入りが自由な病院。

許可を取り、時間をずらして病院を出てK駅で待ち合わせをして、1泊2日の温泉旅行に行ったりしました。しかし、病院からは何も注意されませんでした。

　入院中のある日、廊下で渥美二郎の『抱擁』を1人で歌っていると婦長さんが婦長室から出てきて私の肩を抱きかかえるようにして「今度の文化祭でこの歌を歌ってくれないか」と言われたりしました。

トレーニング療法
一般には、外勤療法と言われている。

　この病院では多次元療法といって、**レクリエーション療法、トレーニング療法**、そして**芸術療法**などがありました。もちろん**薬物療法**や**精神分析療法、持続睡眠療法**があったことは言うまでもありません。

　レクリエーション療法には、バレーボール、ソフトボール、卓球、テニス、自分で作った凧を揚げる大会、散歩、合唱、ダンス（フォークダンス、土曜の夜はチークダンス他）、そして1泊2日のキャンプなどがありました。芸術療法には、書道、モザイク画、絵画、彫刻、そして、夜にはデッサンなどもありました。この病院は自由に外出もできました。トレーニング療法とは会社にアルバイトに行くことです。私はAワーカーと一緒にハローワークに行って仕事を見つけて採用され、翌日、出勤しましたが2〜3時間で辞めて帰って来てしまい、大変迷惑をかけてしまいました。Aワーカーは嫌な顔一つせず、次に「M」という会社のアルバイトを見つけてきてくれました。仕事の内容はというと、金魚などの魚を入れる水槽を作ることでした。私たち、入院患者3人が病院で作ってくれた弁当を持って通いました。この会社の従業員たちは親切でしかも普通に扱ってくれたのでとても嬉しかったです。2ヵ月くらいで「M」を辞めてL病院も退院しました。

［5］当時のPSWの思い出

　その頃、Aワーカーは日曜日に入院患者の私たち3人と外来患者3人の計6人を高尾山に病院に無断で連れて行ってくれました。今にして思えば、先生はPSWとしては破天荒な人だと思いました。なぜなら、家の電話番号は教えてくれるわ、患者を病院から連れ出して低いとはいえ山に登らせてくれたからでした。しかし、それらは大きな危険を伴うかもしれません。もし交通事故に遭ったら、もし具合が悪くなったら、あるいは予期せぬことが起きたらなどの心配事が考えられるからでした。高尾山の頂に着いたときA先生がベンチに寝ていたのは印象的でした。

　「L病院」を退院してある日の通院の帰りにAワーカーのアパートに押しかけたところ、意外と部屋は掃除が行き届いていて綺麗でした。先生は、冷やし中華を作って御馳走してくれました。そして驚いたことに、暖房の

代わりにガスコンロの火をつけて部屋を暖めていましたが、少しも暖かく
ありませんでした。私は普通の人って何だか逞しいなと思ったりしました。
さらにAワーカーと院長先生やトレーニング先の団子屋さんの御主人を
交えて8人くらいで新年会をしたことを皮切りに、退院患者の有志がA
ワーカーを中心に集まり、その後、レクリエーション担当の先生や薬剤師
さんらも加わり山梨県に何回か登山に行きました。どの山かは忘れました
が、ある朝、6時半ごろに「L病院」に集まってAワーカーが借りて来た
車で6人くらい乗って、オートバイも積んで行けるところまでは車で行っ
て、それからはオートバイで1人ずつピストン輸送して、その先は歩いて
登りました。帰りは順調に下山していたのですが途中で車が故障してしま
い、Aワーカーが修理工場に車を預けて代車を借りて全員で乗って帰っ
て来ました。その他、お花見と言って、O植物公園、P公園、Q庭園、R
市近くのR川などに行ったり、夏は納涼大会と言って都内のビヤガーデ
ンに集まったりしました。ずっと後にはAワーカーやその教え子と私た
ちも加わり栃木県の山にも登ったりしました。後日、Aワーカーは「退
院患者とプライベートな時間をもったことがよかったのか、悪かったのか、
今でもわからない。そのうちわかるでしょう」と仰っていましたが、私に
はこのような付き合いがとても有難く、嬉しく思いました。PSWと患者
という関係ではなく、同じ若者同志で青春した感じがして、先生には失礼
ですが仲間という意識をもちました。

［6］結婚と回復

　1983（昭和58）年に数回目の「L病院」を退院して、1984（昭和59）
年11月24日にAワーカーらと一緒に登山した仲間の1人と再婚しまし
た。実は、私は離婚以来ずっと再婚したいという夢をもっていました。そ
の夢が叶いとても幸せでした。婦長さんは「環境が似ているからいいじゃ
ない」と言ってくれましたが、そのときは何を言っているのかわかりませ
んでした。後で、両家とも教員の家庭であり、結婚して妻となった相手も
教員をしていたことを知りました。ちなみに、私の父親は36歳で小学校
の校長になり定年退職した後、県の教育外郭団体に勤め、村の教育長にな
り2期8年勤めました。そして、勲五等の叙勲も受けました。妻の父親も
勲五等を叙勲されました。

　結婚した理由はお互いに好感をもったことはもちろんですが、私は離婚
したために感情の起伏が激しい躁うつ病になってしまったのだから結婚す
ればそれが治ると思ったことと、さらには世間の私を見る目がちがってく
ると思ったからでした。でも、相変わらず気分の波はありましたし、つけ

られている、見張られているという妄想は今でもあります。思えば、私は浅はかでした。妻には非常に迷惑をかけてしまいました。それでも、私についてきてくれるので感謝しています。普通の女性ならとっくに見切りをつけて去っていくのにと思いました。妻は結婚した後もクリーニング工場で働いてくれました。私は作業所通いだけで家事も全くといっていいくらい手伝いませんでした。その内、妻からどんなに辛くても食器洗いだけはやるようにと言われて嫌々洗っていました。今ではそれを拭いて食器棚にしまったりゴミ捨てをしたり、ご飯を研いで炊いたり、時には洗濯、掃除、買い物などもできるようになりました。茶碗洗いから世界が広がっていったのです。自信をつけるとは何も特別なことをしてつけるものではなく、日常の何の変哲もないことを淡々とすることによってつくものだと思います。与え、与えられる関係の生活ではなく、自らを支え、他をも支えていくという生活をつくっていきたいと思っています。今思えば茶碗洗いはよいトレーニング療法でした。

　結婚して子どもが2歳になった頃、1988（昭和63）年に保育園に子どもを連れて行く毎日が辛くなりました。歩いていると足が地面にのめり込むように非常に重く感じられたのです。まるで鉛の玉を鎖でつないだ足枷をされているような感じでした。それが辛くて死のうと思い、殺虫剤を飲んで自死しようとしましたが、「公立W病院」に運ばれて治療したので一命は取りとめました。その後「国立X病院」に10日間ぐらい入院した後に退院して通院していました。今、思うにあまりにも身勝手でした。今でも反省しています。

　やがて、「Y病院」に移りました。「Y病院」には4回入院しました。「L病院」が廃院になる前に通院していたとき、院長から「車の免許を取ると就職範囲が広まるよ」と言われて自動車学校に通いましたが、何度もくじけそうになり、その度、Aワーカーの自宅に電話をしてアドバイスを受けてやっと普通自動車免許を取りました。その数年後には普通自動二輪車中型免許も取りました。私が生きようとした理由は、確かに人につけられていたし、見張られていたという思いが強くあって、そんな人たちに負けてはならないという意地が生きる原動力になっていたからだと思います。自分たちが幸せになることが彼らや彼女たちに対する最大の仕返しだと思っていました。

　私にとって社会はいろんな意味で戦場です。人とかかわることが苦痛です。刺激が強くてストレスがたまったりするからです。今は、住んでいるところがコンクリートでできた団地なので、窓などを閉め切ってしまうと外の音がほとんど聞こえないので被害妄想などが起こりません。だから、

家にいるのがとても好きです。事実ではないが真実である妄想が一生ついてまわることには覚悟しています。私の妄想は家族も主治医もPSWも解ってくれず孤独です。でも、家族をもったことで孤独には変わりはありませんが、孤立していないことが救いであります。だから今は決して死にたいとは思いません。生きていたいです。

B. 精神保健福祉士に望むこと

　精神保健福祉士を目指している人には、病院、作業所、あるいは生活支援センターなどで患者とかかわりたいという人がおられると思います。PSWを目指す人たちに、私の体験からひとこと伝えておきたいと思います。

[1] 病院の精神保健福祉士について

　病院でのPSWと患者の関係は、もちろん医師にも言えることですが、究極的には人対人の関係です。患者は患者である前に人間であることを忘れないで下さい。ですから双方の間に信頼関係が生まれることが必要だと思います。そうすることによって治療もよい方向に向かうと思われます。

　ソーシャルワーカーになる人は包容力、忍耐力などの人間性が問われると思います。しかし、そうでない人はPSWに向いていないかといえば、決してそうではなく「患者とともに歩む」という仕事を通して、患者と一緒に成長していくことも可能だと思います。前にも書きましたがソーシャルワーカーと患者がよい関係になり仲間意識が芽生えて友だちづき合いみたいになると、とても素晴らしい、最高の関係だろうと思います。また、患者と接するときは「待つ」ことと「耳を傾ける」ことも大切だと思います。なぜなら薬を飲んでいるために動作や決断力などが鈍くなるからです。さらに、仕事をしているときは患者を第一に考えてほしいです。私は、よいソーシャルワーカーとは患者が病的な感情になって話をしてもその場をうまく収めてくれて和やかな雰囲気にしてくれる人だと思います。私も悩みを聞いてもらいました。話を聞いてもらうだけで、ただそれだけでも安心するし気持ちが楽になるのです。患者が不安定なときは傍に黙っているだけでよいときもあります。それを「沈黙のケア」と呼んでいます。私の苦手なソーシャルワーカーとは、病院のマニュアル通りに患者と接する人です。でも、ソーシャルワーカーの人は病院と折り合いがつかないせいか辞めていってしまう人が意外にも多いのです。辞めないで力を蓄えて内部から変えていってほしいです。

［2］共同作業所（旧制度）の精神保健福祉士について

　私は1984（昭和59）年の36歳から2003（平成15）年の54歳までいくつかの作業所に通いました。

　残念ながら精神病というと人は差別したり偏見をもったりしますが、そういったものをなくすにはまず実体を知ることだと思います。私はハローワークで職探しをしていたときに援護課を利用しましたが、身体障害者の方は紹介された会社に次々と嬉々として面接しに行くのに、私の場合、援護課の職員が会社に電話で紹介しても会社のほうで「なに！　精神病者、そんな人は雇わない」とにべもなく断られてしまうのでした。面接さえしてくれないのです。共同作業所は9時開所、5時閉所で作業労働時間は4時間ぐらいでした。共同作業所はまるで大人の幼稚園です。なぜなら、新年会での餅つき、花見会、誕生日会、運動会、クリスマス会、忘年会、映画鑑賞会、1泊2日の旅行、あるいは日帰り旅行などいろいろな行事があって、私みたいに18年もいるといい加減嫌になります。作業所のスタッフに望むことは、作業中や昼食作りのときには必ず、少なくともスタッフの一人はいてほしいです。そして、スタッフはメンバーとともに食事をしてほしいです。なぜなら、そんなときにメンバーが悩みを言ったりして、メンバーがどんなことを思っているかなど、さらにはメンバーの体調などもわかるからです。また、スタッフはメンバーのいるところでは決して同僚の悪口を言わないで下さい。不愉快だからです。私は野田優の詩集本をスタッフに貸したのですが「返してくれ」と言ったにもかかわらず返してもらえなかったというにがい思い出がありました。

　共同作業所のよい点は、作業所に通うことでメンバーが規則正しい生活ができ、仲間もいることで気持ちも安らぎます。友だちもできます。何よりも入院することが少なくなります。私は、作業所が同じ地域に手芸、工芸、絵画、音楽、PC教室などがあって、その日の体調によって好きな作業所に行けたらよいと思います。現在は1つの共同作業所にしか通えないので残念です。共同作業所は精神障害者を閉じ込める隔離施設のように思えてなりません。共同作業所は社会復帰の第一歩の場となっていますが、私は今までに一般就労して会社に勤めた人に出会ったためしはほとんどありません。PSWのAワーカーは「作業所に適応できても社会に適応できるようになるとは限らないし、作業所に適応できなくても社会に適応できることもある」と言っていました。私は2003（平成15）年の6月頃に作業所を辞めました。54歳になっていたので後は余生だと思って好きなことをやりたかったのです。私の社会復帰はというと、もう決して入院しないことです。だから社会復帰は人それぞれでよいと思います。一般就労す

ることだけが社会復帰ではないのです。

　精神分裂病が統合失調症という名前に変わったのは嬉しい限りです。18年も作業所に籍を置いていましたが、その頃の何枚かの写真を見ると中には不幸にも20代、30代、40代で自殺したり、不慮の事故（酒を飲んで眠っていて吐いた物が喉に詰まる）で亡くなったり、合併症（糖尿病、高脂血症）で亡くなっている人があまりにも多く見受けられたことに愕然としました。

　私の一人娘は両親が精神病であることを物心がついたときから知っていました。なぜなら、その子をおんぶして病院へ行ったり、しょっちゅう妻と病気の話を食事中などにしていたからです。その後、娘は大学の心理学科に入ったので、「どうして心理学なの」と聞くと、両親の病気を理解したかったと言っていました。私は73歳になりましたが、精神病になったことはさすがに不幸だと思いもしますが、病気になって人の心の痛みや本当の人情の有り難さがわかり、もし病気になっていなかったら、傲慢で鼻持ちならない人間になっていたかもしれないと思うとゾッとします。私の人生は決して平らではなく、花も嵐もある波乱万丈の人生ですが、今生きていてよかったとしみじみ思います。

[3] 生活支援センターのPSWについて

　今は生活支援センターに籍を置いています。私はスタッフとの会話を楽しんでいます。妻もそこで機織りのボランティアをしていました。私はある日、妻の年金のことで施設長に相談したところ「1人で社会保険庁に、あるいは市役所の年金課に行きなさい、相手はプロだから」と言うのです。なさけない施設長だなとがっかりしました。話にならないので別の生活支援センターの施設長で「無年金障害者をなくす会」のスタッフでもあるZさんに相談したところ「法律が改正されたので障害基礎年金をもらえる資格がありますよ」と言ってくれ、即座に市役所の年金課に一緒に行ってくれました。お陰で妻も障害基礎年金をもらえるようになりました。事後重症でもらったために、5年前にさかのぼってはもらえませんでした。スタッフのみなさんには、最新の法律も勉強してほしいものです。また、民生委員の一人が「あなた方精神障害者は、身体障害者じゃなくてよかったですね」と言ったことにはあきれてものも言えませんでした。比べられるような問題ではなくてどちらの障害者に対しても失礼この上ないことだと思いました。もう一人の民生委員は眼鏡につけた金の鎖をチャラチャラさせて「これ銀座で買ったの」と言いながら、「障害者の方一人が、1ヵ月12～13万円で暮らせると聞いて驚きましたわ」と言ったのです。妻は「そ

事後重症
初診日から1年6ヵ月経過したときの診断書を取得できない場合の障害年金の種類。

れで暮らしている人が実際にいます。むしろあなたのような民生委員がいることにこっちのほうが驚きました」と言い返しました。

C. 人生の再構築

社会復帰は会社に勤めたい人、作業所に通いたい人などさまざまでよいと思います。私の社会復帰はというと、もう決して入院しないことです。元気な頃を基準にするのではなく、現在を基準にすることが大切だと思います。一般就労することだけが社会復帰ではないのです。詩人、金子みすゞの「みんなちがって、みんないい」のだと思います。患者が「これでいいのだ」と思えばそれがその人の社会復帰なのです。そして、力のある人は一歩でも前に進んでいけばよいと思います。1991（平成3）年頃から、私は軽登山のほかに趣味も増えました。ラジオ放送を聞くこと、音楽鑑賞、映画鑑賞、切手収集、さらには塗り絵も始めました。これらは、集中することによって病気による苦しさとか辛さを一時的に忘れることができました。そして人生が豊かになりました。

患者にとって最大の喜びとは、普通の人との普通のかかわりだろうと思います。妻の働いている「クリーニング工場」で知り合った、いわゆる普通の人たちと友だちになり、私たち夫婦は奥秩父や奥武蔵のさまざまな山に登りました。山頂に立って見下ろすと街が小さく見え、そんな街に住んでいる自分が小さなことでくよくよ悩んでいるのがばかばかしくなり、元気になって明日もまた頑張ろうという意欲が湧いてきます。だから、山に登ることが好きなのです。もっとも、最近は年なので登山は控えています。

心の病
対象者が病んでいるのは心ではなく脳であると考えられるようになっている。

最近、精神病を「**心の病**」と言っていますが、患者といえども嬉しければ喜ぶし、悲しければ泣き、可笑しければ笑い、そして腹が立てば怒るときだってあるのです。喜怒哀楽がみなさんと同じようにあるのです。患者もそういう面では普通の人と同じです。心は病んでいません。Ａワーカーが言うように「心が傷ついている」だけです。

援農ボランティア
農家を支援するためのプログラム。定年退職者が多い。

2003（平成15）年7月からは隣のα市で中級**援農ボランティア**講座を受け、週に1回、農家でボランティアをしていました。帰りには新鮮な野菜をいただいてきます。いただいた野菜は私が味噌汁の具などにします。太陽の下で土をいじり、種をまき、草取りなどをして汗をかくことが精神的にもよいと思います。広い畑で農作業をしているので誰もわれわれを気にせず、そのせいか一度も妄想が起きませんでした。10年たったので区切りがよいと思い援農ボランティアを辞めました。私の人生は波乱万丈の人生でしたが、今、生きていてよかったとしみじみ思います。これからも

「豊かでない人間の心の豊かさ」のようなものを失わずに生きていこうと思っています。

Aワーカーに「社会が差別や偏見をなくすのを期待するのもいいが、患者自身も差別や偏見をなくすように努力すべきではないのか」と言われたので、Aワーカーの勧めもあり、私は通信教育で勉強して4回目にやっと精神保健福祉士の試験に合格しました。そして、Aワーカーに紹介されて、ある生活支援センターに非常勤として働き始めましたが症状などが出てしまい、約2年で辞めてしまいました。それからは軽作業の仕事を見つけ、2021（令和3）年の7月まで働いていました。お陰で1987（昭和62）年から2012（平成24）年までの約20年間は生活保護を受けていましたが、現在は支給が終了しています。その間にオーストラリアやハワイに家族3人で旅行に行きました。今はささやかな年金暮らしです。

最後になりますが、私が観た映画の中で、『奇跡の人』（三重苦のヘレン・ケラーとサリバン先生の物語）、『レナードの朝』（睡眠障害者の物語）、『むかしMattoの町があった』（イタリア人のヴァザーリアが精神病者を解放した物語）、『最強のふたり』（車椅子生活者の喜びの物語）、『レインマン』（自閉症者の物語）、『世界にひとつのプレイブック』（男女の精神障害者が結婚するまでの物語）はこの病をもつ人にお勧めです。

▐ 理解を深めるための参考文献

● 浦河べてるの家『べてるの家の「非」援助論─そのままでいいと思えるための25章』医学書院，2003.
　べてるの家の当事者の方々の主体的な活動の歴史が語られている。援助者の常識に反して、彼らの活動が彼ら自身の人生を活性化させている。
● 中西正司・上野千鶴子『当事者主権』岩波新書，岩波書店，2003.
　障害者、高齢者、子どもなど社会的弱者といわれてきた人たちが発言し、社会を変革していく可能性を、著者らの実践活動を通して追及している。
● 野口裕二『ナラティヴの臨床社会学』勁草書房，2005.
　われわれの生きる現実が、物語によって構成されているだけではなく、語りによって変容していく事実に着目している。

当事者の"語り""記述"と援助者の責任

東京保健医療専門職大学リハビリテーション学部 教授　柳澤孝主

近年さまざまな分野・領域で、当事者中心や当事者主体、当事者研究等々の言葉を耳にする。場合によっては強い主張や運動となってわれわれの目にも直接届くようになってきてもいる。社会福祉や精神保健福祉の分野、さらには医療や看護の領域もその例外ではない。少し考えればわかることだが、医療や福祉の分野で、治療や援助活動の出発点となり、さらには最終目標になることは、患者の治癒やクライエントの自立生活にあるわけだから、その当事者である患者やクライエントに目が向けられ、その人たち中心に援助活動が動いていくことは当然である。

特に当の本人にとっては極めて残念なことが長い間続いてきた。これまで患者やクライエントは、治療の対象（object）、援助活動の対象という、受身の存在として登場してくる場面が圧倒的に多かった。それにはさまざまな理由がある。再度問う。当事者からの働きかけ（語り・記述）にどう応えるのか。背景があることは否定できないが、ここではその詳細にまで立ち入ることはしない。

大切なことは、ソーシャルワーカーという援助者にとって、当事者そのものに目を向け、耳を傾けるということがどのような意味をもつのか、改めてここで考え、発見していくことである。

事例2で展開された"語り""記述"は、精神疾患・精神障害を自ら体験した当の本人が表現した半生そのものである。この語り・記述の中で当の本人は何を伝えたいのであろうか。援助者へ向けての希望や要望はもちろんのこと、もしかしたら表現しきれなかったこともあるかもしれない。これらを含めて、当の本人にとって真に必要なことは何なのか、さまざまな角度から多面的に検討していくことが、援助活動の第一歩にも再出発にもなるはずである。

当事者自身の語り・記述に触れ、ソーシャルワーカーである（あるいは目指している）あなたは何を感じたであろうか。当の本人にどのようにかかわり、応答し（response）ていくのだろうか。そして、この当事者にかかわる中で、どんなことが発見できて、何がわかるだろうか。こういったこと一つひとつに目を向け、耳を傾け、受け応えていくことが、援助者として責任（responsibility）を果たしていくことの第一歩になる。そしてこれらを着実に果たしていくことでしか、援助者としての成長は遂げられない。

翻って、われわれの日常生活においては、身近な他者の言葉にどれほど目を向け耳を傾け受け応えているだろうか。読者諸氏に向けて改めて薦めてみたいことは、事例2で展開された語り・記述の意味を熟慮していただくとともに、自身の日常における姿・姿勢への問い、ということである。身近な事象や他者への姿勢や態度の中に、熟達した援助者に向けて成長していくための試金石となることが隠されているのかもしれない。

4. 自己の語りとリカバリー

ひきこもりから社会参加への道のり 事例3

　私は、今年で48歳になる**ひきこもり**経験者です。大学を卒業後4年弱、ひきこもりになりました。いまでは精神科の病院に通い、障害者手帳をもらい、**障害者雇用**で何とか働けるようになりました。病名は「**社会恐怖**」です。これまでに精神科のデイケアと作業所でお世話になりました。デイケアでも、作業所でも、ひきこもりで利用されている方はいらっしゃらなかったので、以下に紹介する私の事例は、他のひきこもりの方との比較検討ではなく、あくまで実感を書かせていただきました。

社会恐怖
社交不安障害とも呼ばれる。

A. 一歩踏み出すまで

[1] 無為な日々の果て

　私が都内にある精神障害者の**就労継続支援B型**の作業所に通い出したのは、2002（平成14）年8月のことです。1998（平成10）年に大学を卒業したのはいいものの、著しく社会的能力がなかったため、就職もできず、アルバイトもできず、どうしようもないまま家の中に、部屋の中に逃げ込みました。学生の間は、出席さえしていれば、人とのコミュニケーションが苦手でも、避けていれば済みます。友人の1人や2人も作れず、白い目で見られていたので、（今考えると、当時自分が思い込んでいたほど、周りの同級生たちは、私をいちいち気にすることもなく、無関心だったと思いますが……）周囲との隔たりは中学、高校、大学になるにつれて、同級生の社会的経験が増えることに比例して広がり、私のソーシャル・スキルのなさが際立っていきました。その事実をいや応なく見せつけられ、ますます自分の殻に閉じこもり、年相応の活動をして成長することなく、無為に時間が過ぎていきました。そして学生の身分ではなくなったと同時に、それまでは教室の中で孤立していた状態が、一気に社会の中で孤立した形になりました。

　私が大学を卒業する前後から、ひきこもりが社会問題としてメディアに取り上げられるようになり、私もひきこもり生活が長期化するにつれ、すがりつくようにそれらの情報を見ていました。ひきこもりという言葉を使

就労継続支援B型
一般企業に雇用されることが困難な障害者に対して、雇用契約は結ばずに、就労と生産活動の機会を提供する。

って当時の状況をお伝えしておりますが、自分がいわゆる「ひきこもり」だとはすぐには思えませんでした。その頃の私の状況といえば、働いてもおらず、かといって求職活動もできず、よくテレビでその月の失業率が報道されていますが、その数字の中にも入ってない存在でした。社会との関係がほぼ、もっといえば全くない存在だという感覚でした。たとえば、外に出られたときは、歩いているだけで、「歩行者」という「社会的立場」ができたと自分を確認するほど、居場所がない状況でした。

［2］ 自己の社会的立場の自覚

そして、常にこのままではいけない、何とかしたいが、どうしたらよいか全くわからない状態の中でひきこもりの報道があると、「もしかして私はひきこもりではないか」という希望をもちました。私も外に出て受け入れてもらえる居場所があるかもしれないと思いました。ひきこもりに希望を感じるというのは、滑稽に感じられるかもしれませんが、社会に居場所がない状態の者には、やっと自分の立場が見つかったという安堵感がありました。

社会にひきこもりの受け皿があると知りはしましたが、すぐに行動に移せたわけではありません。このままの生活ではいけないと思ってはいても、状況、環境が変化するのがやはり怖かったのです。また、このままでいたいという相反する感情もあったかもしれません。しかし、怖がっていようが、このままでいようが、時は着実に進み、確実にひきこもり生活は自分を苦しめていきます。そして、ひきこもり生活が長期化すればするほど、事態は深刻化していきます。ある日、図書館に行き、全国各地の社会資源が載っている冊子をふと見つけました。もしかしたら以前テレビのニュースで見た、ひきこもりを受け入れているNPO団体が記載されているかもしれないと思い見てみると、載っていました。連絡先などが書いてあったのでメモを取り、家に帰り父親にひきこもり関連の本とそのメモを渡し、何とかしてくれと懇願しました。すぐに父は連絡をしてくれたのですが、入所希望者が多いため半年先くらいまで入れないとのことでした。そこで父は地域の保健所に電話をしてくれ、そこで初めてデイケアがあることを知り、そこでお世話になることになりました。それが27歳の頃でした。

デイケア
精神科病院や精神科診療所が開設している通所型リハビリテーションで、精神障害者が安定した日常生活や社会復帰を目的して、さまざまな療法やプログラムを行う施設。

B. 孤独からの脱却

［1］ 居場所の獲得

デイケアは、週3日、朝10時から14時までで、私が入ったときは、だ

いたい 10 人前後の方々が通っていました。デイケアを利用するにあたって、精神科への通院も同時に始まりました。週3日のデイケアと、2週間に1回の診察は休まずに通うことができました。ひきこもりの知識は、専門書や新聞、テレビの報道で得ていました。おおよそのケースは「現代特有の病理」といったような刹那的な印象を与えるような様子で伝えられていたように思うのですが、実際にひきこもっていた当時はそのようなニュースに触れるにつれ、自分は取り返しのつかない奇怪な人間になってしまったと絶望したものでした。

先にも書いたように病名は「社会恐怖」ですが、気になって主治医の先生に「この病気は古くからある病気なのですか?」と聞いてみたところ、「古くからあります」との答えで、深くは考察したことはありませんが、安堵を感じたのをはっきりと憶えています。そして、この時期に**障害者手帳**の申請をしました。手帳を貰うのに抵抗はありませんでした。自分が精神障害者だと声を大にしては言いにくいのですが、やはり公に障害者の数にカウントされ、公の機関から認定される存在になることですから、自分の居場所、立場、これから生きていくうえでの基盤ができたと思い、やっと生活の準備ができたと思いました。将来社会に出て、仕事をしたいと漠然と考えていると保健師さんに相談してみたところ、同じ地域にある精神障害者の作業所の存在を教えていただき、私は興味をもちました。

[2] 人づき合いと経済感覚の習得

私が通った作業所とは、同じ地域内に同じ団体が運営する3ヵ所の作業所で、どこに入るのかは、見学をしてから利用者が決められます。見学した際の印象だけですが、私が入所することになる作業所は、割と活気があり、人とのコミュニケーション能力があまりない私にとって、人とのやり取りや、会話をする能力が鍛えられるよい機会だと思い選びました。

月曜から金曜の週5日で、朝10時から16時までで、忙しいときは残業もあります。仕事は、地元の企業や区役所からいただくケースが多くありました。作業内容は、依頼企業の顧客向け郵送物のセット、封入、宛名シール貼り、封緘から発送まで、ほかには結婚式の招待状および席次表のセット、区役所の健康診断の問診表のセットや発送など、多岐にわたる軽作業を行っていました。また作業所内での仕事だけではなく、お中元、お歳暮シーズンの配送センターでの短期アルバイトなどもありました。作業以外での活動もあり、年1回の1泊旅行、地域センターでのバザー、週1回程度のソフトバレー活動などさまざまな催しがありました。作業所では時間給で、働いた分のお給料がもらえました。私にとって、仕事をしてお金

をいただくというのは久しくなかったことで、また、ひきこもっていた4年弱の間、さかのぼってアルバイトすらできなかった大学の4年間を含め、願って願ってやまなかったことです。工賃を貰い、そのお金を使うという行為で、社会に出た実感がささやかながら得られました。また、経済的な面とは別の側面で、大いに得るところがありました。それは、人とのつながりです。

　学生時代は肥大化した自尊心と、相手への恐怖心などから自分から壁を作り、結局人間関係を自らこじらせ、台無しにしてしまった経験の連続でしたが、デイケアのときからも含め、1からゆっくり丁寧に、また自分を誇大評価もせず、卑小することもなく、自然に接することができました。なぜそうすることができたかというと、デイケアや作業所のメンバーのみなさんが、私を特に色眼鏡で見ることもなく、普通に接してくれたからです。このような環境に身を置けるのは、物心をついてからといえば大げさですが、初めてのような気がします。デイケアを経て作業所に入り、人よりかなり遅れてしまいましたが、やっと人生が始まったと思いました。

C. 社会と自己のかかわりようを知る

[1] 社会参加場面の拡大

　作業所での生活は順調でした。ひきこもり生活ができたのも、作業所での活動に集中できるのも、父が仕事をして、経済的な基盤を守ってくれていたからです。父も年なので、いつかは来ると思っていましたが、定年を迎えるときが来ました。まだ作業所にいたかったのですが、自分の性格上、危機が来ないと動かないので、この機会に外に出て働く決心をしました。これが、入所して1年くらい経った頃でした。さっそくハローワークに登録に行き、障害者専門の窓口の専門援助第2部門を訪ねました。そこでは履歴書の書き方、面接の練習などから指導を受け、2004（平成16）年の4月に、飲食店のお皿洗いのアルバイトが決まりました。30歳にしてアルバイトからの出発です。まず1年は続くように決心しました。

　最初は火・水・木・金の週4日で、朝10時から夕方16時の勤務で始まりました。和食のお店で、調理場の入口を入ってすぐの左側に洗い場があります。調理場は客席からは見えないようになっていて、広さは小・中学校の体育館の3分の1くらいの大きさでしょうか。そこの片隅で、食器洗浄機などを駆使し、基本3名体制で、土・日の昼間と繁忙期は4名ないし5名で業務を行います。初出勤の日、緊張していたのかどうかは憶えていないのですが、父の定年退職が決まり、アルバイトをしなくてはと思った

ときから、なりふり構わずどんなことでも1からチャレンジしていくほか
に道はないと前向きに考えることができたので、いい意味で捨て身で今回
のアルバイトに臨めました。結局3年弱続いたのですが、ここでの経験は、
自分の血や肉となり、今の仕事に対する姿勢の根幹になりました。仕事の
いろはもわかっていない人間でしたから、洗い場の先輩にも、調理人さん
にも、それこそ毎日怒られました。以前のように何事もチャレンジしよう
ともせず、何事もあやふやにしたまま物事を放り投げて、結局自分自身生
きているのかどうか、生への実感が著しく麻痺していた以前に比べ、怒鳴
られて、自分の落ち度を嫌というほど実感し、そのことを何回も繰り返し
て、ちょっとずつ前に進むことができました。洗い場を含む調理場全体を
取り仕切っているのは調理長なのですが、長い目で私を見ていただき大変
感謝しています。

［2］自己能力の確認と挫折

　そして、2007（平成19）年に**特例子会社**の事務の仕事に就きました。
ハローワークの職員さんに教えていただいた、障害者合同就職面接会で受
けた会社です。そこは知的・身体・精神のいずれも受け入れている会社で、
管理職も含めて障害者で構成されている組織でした。ビルの中の1フロア
に30〜40人が勤務し、精神障害は私を含め4人いました。その中の一人
にひきこもり経験者の方がおられ、土日には、ひきこもり支援団体のボラ
ンティアをされていました。私も少し興味をもったのですが、初めての事
務仕事にいっぱいいっぱいで土日まで活動する余裕もなく、仕事中心の生
活になっていきました。

　書類に記載されている情報をもとに、パソコンで事務処理をするのです
が、その情報、データの裏に広がっている背景が複雑で、把握するのが大
変難しく、そのデータに対する想像力を働かせるのには非常に苦労しまし
た。処理件数もほかの方と比べて少なかったように思います。朝9時から
お昼休憩をはさみ、夕方の17時45分まで、ほぼパソコンの前で黙々と作
業をし、へとへとになって家に帰る毎日でした。時が経つにつれ、仕事の
種類、量も増えていきました。いつの間にか、仕事以外の時間は休養に当
てるようになっていました。休養といっても、身体が休まり気分転換がで
きればよいのですが、休まないと仕事に行けなくなる、といった追い詰め
られた気持ちに支配されていたので、気が休まるはずもなく、マイナス思
考の悪循環に陥っていきました。

　気持ちが沈み、物事を楽しめなくなり、呼吸をすることすら辛くなって
いきました。会社から休暇をいただいたのですが、体調が回復することは

特例子会社
障害者の雇用管理を適正
に行う能力を有し、障害
者の雇用の促進と安定が
確実に達成されると認め
られた子会社。全従業員
数に対する障害者数の割
合が定められている。

ありませんでした。**うつ病**でした。そして、2010（平成22）年11月に退職しました。

[3] 新たな悩み

　1ヵ月後の12月に、また作業所のお世話になることになりました。出戻りですが、やっと作業所に戻れて、ほっとしたというのが正直なところです。しばらくゆっくり作業所に通おうと思っていましたが、その半面かなり焦っていました。前の会社にいた周りの人との仕事に対する能力の差をはっきりと感じ、何とかしなくてはと考えていたからです。やはり、挫折して辞めた形なので、頭からなかなか離れないのです。しかし、どうすれば能力を上げることができるのでしょうか？　その答えが出ないまま、それと同時にうつの症状がまだ安定しないまま、ただ気だけが焦っていました。いま考えてみると、体調を安定させるほうが優先のはずですが、当時はそうすんなりとは思えませんでした。そんなときはやはり何をやっても駄目で、作業所で行っている清掃のアルバイトに参加させてもらっても続かず、苦手だったパソコンのスキルを上げようと通った講座も、プログラムをすべて消化することができず、仕事を失ったことと同じくらいのダメージがありました。

[4] 再挑戦への支援を受けて

　そんな中で作業部の職員さんの勧めもあり、2012（平成24）年の4月から**就労移行支援事業所**に参加することにしました。就労移行事業所では障害者就労に特化したプログラムを行っており、こなすのは大変でしたが、続けていくうちに、一度崩れた気持ちが「もしかしたらまた働けるのではないか」とまで思えるようになりました。一方で、以前の挫折もあり、もう働くのは無理なのではないかという気持ちもあり、生活保護のことも頭に浮かびました。最終的には仕事がしたいという考えが自分の中に残っていたので、あきらめないことにしました。年齢的にもラストチャンスだと思ったので、石橋を叩いて渡るように慎重に慎重にことを進めていきました。

　そして2014（平成26）年からまた働き出しました。週5日、1日5時間からの挑戦です。特例子会社の頃、2007（平成19）年に父が他界したのですが、そのあたりから母に認知症の兆しが表れ始めました。その症状が顕著になったのは再び働き出したこの頃で、精神科の専門外来へ通い出したとともに、母の介護も生活の一部になり始めました。仕事と介護の両立は、最初の1、2年はきつくてもこなせていたのですが、母が夜中じゅ

う起きていたり、深夜徘徊をするようになると困難になっていきました。結局 2017（平成 29 年）11 月、退職しました。

　お皿洗いのアルバイトをしていた頃から、お酒の味を覚え始めたのですが、介護がハードになるにつれ、飲酒量が徐々に増えていきました。仕事を辞めてからさらに増え、寝ている間以外は飲み、連続飲酒状態に陥りました。酔いながら介護しているという酷い状況です。このままでは自分自身も倒れてしまうと思い、母のケアマネージャーさんと相談して、特別養護老人ホームを探すことにしました。幸い 3、4 ヵ月で見つかり、母は無事にホームに入居できることになりました。

　私といえば連続飲酒だったわけですが、母が入居して、介護からの苦痛から解放されれば、お酒は直ぐに辞められるだろうとたかを括っていました。ところが現実はそうではなく、一人暮らしになってからも、お酒は辞められませんでした。結局主治医からはアルコール依存症と診断され、断酒への道を目指すことになりました。

　アルコール依存症専門外来への転院はなく、自力で紆余曲折ありながらも、お酒を飲まなくても生活できるようになり、また作業所に通うことになりました。せっかくの仕事も断念し、アルコール依存症にもなってしまったわけですが、明日は今日よりよい日が来ると信じながら、人様に迷惑をかけず、がむしゃらに生きて、もしまた障害者雇用や、アルバイトで働けるかも知れないという希望をもって、みなさんとともにひたむきに生きて行こうと考えています。

▌理解を深めるための参考文献

● 斎藤環『社会的ひきこもり―終わらない思春期』PHP 新書，PHP 研究所，1998.
　数々のケースに接した精神科医が、当時社会問題化し始めたひきこもりを扱った本。俯瞰的に、当事者と家族が目の前にある問題をどのように対処したらよいかを解説している。

第2章 医療機関から地域生活へ

精神障害のある人の退院援助は、精神保健福祉士の最大の課題である。退院支援、地域移行支援から地域定着の支援まで、精神科病院の支援事例を提示する。

1. 精神科病院の実践

●多職種チームの一員としての精神保健福祉士

　精神科病院は、精神保健福祉士の活動の原点である。精神科病院の改善は、資格化以前から活動の原動力になってきた。また、社会や環境に関心をもつソーシャルワーカーは、チーム医療の一員としての役割を担ってきた側面がある。生活に関する情報収集、社会関係の調整、組織内外の連携やネットワークづくりといったソーシャルワーカーの力量は、病院が利用者の個別性に沿った支援を行ううえで、一定の寄与をしてきた。

　精神科医療における多職種チームは、単なる役割分担ではない。利用者を複数の視点から多面的に奥行きのある存在として捉えること、権利擁護の観点から利用者の意思を治療や支援全体に反映させることが、精神保健福祉士としての意義である。各専門職の力量が発揮できる基盤を整え、家族や周囲の環境との調整を図りながら、利用者の意思に沿った地域生活を実現する。この支援過程は、精神保健福祉士としての真骨頂といえる。

　診療報酬制度の改定による急性期医療の重視は、入院期間などに厳しい制約を課している。しかし、病棟における複数配置を実現するなど、精神科病院の多職種チームにおいて、精神保健福祉士は制度上も一定の評価をされるようになってきている。

●退院支援、地域移行支援、地域定着支援

　精神科病院における業務で最も大きなウェイトを占めるのは、**退院支援**である。社会生活と医療の接点は、精神保健福祉士の最も得意とする分野の１つである。日本の精神科医療の脱施設化を実現するうえで、精神保健福祉士の役割は大きい。

　特に、日本特有である精神科病院の長期入院者への支援が、精神保健福祉士資格化の契機となったことは重視すべきである。長期入院を経験する中で利用者は、複合した障害から、時に自らの意思を表明することも困難になる。精神保健福祉士は、多様な資源を用いて粘り強くかかわり続ける責任があるといって過言ではない（**地域移行支援**）。

　また、地域ケアの進展に伴い、より病状や障害の重い方の地域生活をいかに実現するかが問われている。単なる退院支援のみならず、地域生活を医療機関の側からいかに支え続けられるか（**地域定着支援**）、制度や組織の裏づけをもった丁寧な支援を行う力量が問われている。

2. 医療機関における退院支援

アルコール依存症者の退院支援　　事例4

A. 退院支援はインテークから始まる

　退院支援は、ソーシャルワーカーがクライエントに初めて接するインテークから始まる。アルコール依存症は数週間で心身ともに見掛け上は「回復」が進む病気であるので、インテークのときから退院支援を見越した計画が必要である。ただし、アルコール依存症は、入退院を繰り返して、入院すると状況が一変している場合もある。入院のたびに状況確認の面接も必要とされる。

B. M さんのインテークによる生活歴

　今回の事例 M さんについて、インテークで聞く順番にプロフィールを紹介し、インテークのポイントにも触れていきたい。

　私は当時アルコール専門のプログラムのある病院に勤務しており、初診のインテークは毎日の業務の一つであった。

[1] 第一印象

　M さん（男性）はインテークのときには 40 歳代中ごろであり、妻とともに来院した。M さんはやせていて神経質そうであった。年齢的には、アルコール依存症の初診としては平均的であり、インテーク時の夫婦のやり取りでは言い争いや冷たい関係ではなく、家族関係に大きな葛藤は見られなかった。

[2] 主訴

　まず M さんに来院の理由を尋ねた。「飲みすぎで仕事に支障が出て、一度精神科に入院したが、治らなかったため、クリニックの勧めで来院した」と答えた。

［3］同居家族

妻と娘2人（長女は高校生、次女は中学生）であった。

［4］生活歴

次に、生活歴を出生時から順に聞いた（私の流儀としては生活歴と家族歴を先に聞き、時間軸をはっきりさせてから、飲酒歴や治療歴を聞くようにしている）。

Mさんは東京で生まれ、父は会社員であり、父の転勤のため4歳で北海道に引っ越した。Mさんが中学校1年生のときに、母が会社の金を使い込み、そのため離婚となり、父がMさんを引き取った。父は旧制の工業学校をオール甲（オール5）で卒業し、軍隊でも主計局勤務となった頭のよい努力家だったので、Mさんへのプレッシャーは強かった。Mさんの高校在学中に父は再婚し、年の離れた異母弟が生まれた。

大学に入学して東京から離れて、地方で一人暮らしを始めたが、このとき、父のプレッシャーから逃れて気が楽になったという。大学での勉強は全般的には悪くなかったのであるが、英語が大の苦手で、結局そのために中退した。友人とベンチャー企業を始めたが、その会社は1年で倒産となり、その後は運よく大企業に就職できた。

その後、新会社にヘッドハンティングされて、会社の業績を伸ばし、一時期は部下300人の会社役員の立場となった。この30代前半のころがMさんの「絶頂期」であった。インテーク時は、まだその会社には在籍していたが、飲酒問題のために「以前に功績があったので、お情けで置いてもらっている」という状態であった。

［5］家族歴

20代前半に大学時代から付き合って、婚約した女性と関係が破綻して婚約指輪を送り返されるという出来事があった。そのときには3日間酒びたりとなった。26歳のときに仕事で知り合った女性と結婚し、娘2人が生まれた。

［6］飲酒歴
（1）初飲

Mさんが初めてアルコールを飲んだのは、大学に入学して、一人暮らしを始めたときであった。初飲時のアルコールに対する印象は、アルコール依存症になった人から時々お聞きする「衝撃の出会い」であった。飲酒すると、父のプレッシャーやよい子になるように押さえ込まれていた環境

からの解放感を感じ、大量に飲み、**ブラックアウト**（酩酊時の記憶喪失）になるまで飲酒した。大学の友人たちと飲んでも、周囲からもあまり酔っているようには見られないので、「酒に強い」という「高評価」を得られたと思っていた。そのころ、ある人からスナックの経営を任され、飲みながらのバイトをして給料ももらえるという「理想的な」生活を数年経験した。

　20代後半には親友の死にショックを受けて1年間酒を断ったり、婚約が破棄になり3日間酒びたりになったりしたが、仕事は順調であった。一緒に仕事をしたドイツ人と、昼食時からビールをよく飲んでいた時期もあった。

（2）飲酒問題の始まりと治療

　ところが、33歳ごろから仕事中に前夜の酒が切れてくると、手のふるえが始まり、キーボードを打つのがやっとで、字が書けなくなってしまった（**離脱症状**による手の振戦）。それでも気づかれないように仕事をしていた。そのため、近所のクリニックに行き、そこで**アルコール依存症**と診断され、医師の勧めもあって、精神科病院に入院して酒を断つことにした。古い建物の精神科病院の閉鎖病棟に入院したが、アルコール依存症の疾病教育は全くなかった。それでも退院後しばらく飲まないでいられたが、数ヵ月後に大きなきっかけもなく飲酒を再開した。まもなく、また前のように手が震えるようになり、以前かかったクリニックで受診したところ、今度は、開放病棟でアルコール依存症の治療プログラムのある病院を紹介されて今回の受診となった。

　Mさんは、アルコール依存症の経過は一般的であったが、ほかの初診のアルコール依存症者に比べて、身体疾患や経済的問題はない点が特徴的であった。

（3）1回目と2回目の入院

　インテークの後、Mさんはアルコール依存症の治療のためにアルコール病棟へ3ヵ月間入院した。そして、同じような経過で1年後に2回目の入院をした。私はその病棟の担当のワーカーであったが、1回目と2回目の入院中のAさんについては特別なかかわりはなかった。

（4）3回目の入院と個別支援の開始の面接

　Mさんへの私の支援が始まったのは、2回目の退院後約1年経過した、3回目の入院からであった。Mさんの主治医から、「Mさんが生活上の問題で相談をしたいと言っているので、かかわってほしい」という連絡があり、Mさんと面接をした。入院7日目であった。私は2年前のMさんのインテーク時の様子はよく覚えておらず、1回目、2回目の入院中も親しく話すことはなかったため、十分な比較はできなかった。しかし、今回の

ブラックアウト
blackout
酩酊時の一時的な記憶喪失。

依存症治療拠点機関・依存症専門医療機関等の設置
国は2017（平成29）年に、依存症対策全国拠点機関として久里浜医療センターを指定し、都道府県・指定都市に依存症治療拠点機関・依存症専門医療機関、依存症相談拠点機関（精神保健福祉センター）の設置を定めている。

入院前の**連続飲酒発作**の状態で食事も摂れなかったのか、かなりやつれ、落ち込んでいる印象を受けた。

　Ｍさんの話では、２回目の退院後には、アルコール依存症の症状が進み、離脱症状で昼間から手が震えてしまい、仕事がまともにできない状態になっていた。また、気持ちもイライラすることが多く、社長と経営方針をめぐって大喧嘩をして、ついには退職することになった。ただ、創業時から会社への多大な貢献があるので、多額の退職金が出た。Ｍさんはこれで２〜３年は遊んで暮らせると思った。

　ところが、Ｍさんの妻が彼女の勤めていた会社から横領したことが、ちょうどそのころに発覚した。生活費にそこまで困っていたわけではなく、理由や用途はわからない点もあったが、示談とした。そのためにＭさんの退職金も使われた。夫婦仲はこじれて離婚となり、娘たちは妻とともに家を出て行った。

支援のポイント１　急速な生活危機への対応

　アルコール依存症者は、短期間で生活が危機状態となる事例がある点に注意する必要がある。それまで飲酒の問題はあるにしても、仕事も家庭もあり、経済的にも支障のない生活を送っていた人が、飲酒に起因する病気や事故（飲酒運転など）・事件（暴力行為、性的逸脱行為など）などで、失職・離婚・住居を失う、あるいは法的問題などさまざまな危機に陥る。年齢が上がり、50歳代（早い例では40歳代）の人が数日間の連続飲酒により、記憶や認知の機能が著しく障害される事例もある。

　アルコール依存症者本人は、この事態をうまく受け止められず、周囲を責める他罰的態度が目立つこともある。またその反面、自暴自棄になり、自罰的傾向から**自殺念慮**が強くなる場合もある。身体的な疾患も放置して飲酒を続ける「**事故傾性**」の状態にもなりやすく、飲酒による衝動性の亢進は自殺の危険を高める。

　周囲のサポート力のアセスメントも必要であるが、家族や職場があっても、今までの経過の中でサポートを得られにくかったり、すでに周囲のサポートがほとんどなくなったりしている場合もある。

　ソーシャルワーカーは、多面的なアセスメントを行い、緊急対応を要するのは何か（身体的状態・離脱症状・経済的問題・家族関係の悪化・住居・失職・法的問題など）を見極め、優先順位をつけ、周囲のサポートがどうであれ、早急で強力な支援を行う必要がある。

---

［7］１回目の面接—Ｍさんの死への不安と住居と生活費・治療費

　Ｍさんと面接をした。Ｍさんが一番不安に思っていることを聞いた。

　「今回の入院前は死にそうでした。妻と娘たちが家を出て行き、がらんとしたマンションで、毎日毎日飲みました。買いためたビールで冷蔵庫がいっぱいでした。アルコールがなくなってくると、めちゃくちゃに不安になるのです。食事もろくに摂らずに飲んでいたので、そのうちに体が言うことを聞かなくなり、先生に助けを求めて入院しました。もうあんな生活は嫌です。戻りたくありません。

生活にも不安があります。マンションのローンを支払えなくなったので、督促が来ています。競売にかかることになりそうです。仕事も家も家族も無くして退院後どうやって生活したらよいのか、一人になったら再飲酒して今度は死んでしまうのではないかと……」。

　Ｍさんの話は真剣だった。私はＭさんの不安を受け止め、同じような状況から回復した人たちがいて、回復の希望のあることを伝えた。それから、生活全般の状況をＭさんと一緒に確認していった。退職金はほとんど残っていなかったが、当面の日用品費や国保の加入もしていたので、**高額療養費**制度を使えば医療費の支払いはできそうであった。入院していれば生命保険の入院給付金が受けられて収入があった。

　入院前にほったらかしていたマンションのローンの支払いについても、銀行などに連絡して善後策を探った。今後、Ｍさんと考えていかなければならないのは、退院後の生活イメージであることを確認し、１週間後の面接を約束して最初の面接を終えた。

支援のポイント２　現実に向き合う

　アルコール依存症者は酔いから覚めると、借金問題や退職・離婚といった現実に向き合わなくてはならない。それが嫌で飲み続ける場合もあるが、入院中は酔いから覚め現実に向き合わざるを得ない。現実に向き合うことは辛く、また飲酒をやめた当初は心身の調子も悪いため、『断酒後抑うつ』の状態になりやすい。ソーシャルワーカーは自暴自棄になりがちな依存症者に共感を示し、問題解決を続けたいという意欲と希望を支えつつ、安易に責任の肩代わり（**イネイブリング**）もしてしまわずに、ともに地道な解決に歩んでいく必要がある。

　この場面では、依存症者はまだ心身の不調のため、十分に考えることができなかったり、あるいは気持ちばかりあせってイライラしている場合もある。ソーシャルワーカーは視野を広く取ってフォーマルな制度やインフォーマルな支援などを駆使し、優先順位を見極めつつ、その一方で依存症者の希望や了解を聞き取りながら支援していく。

　時として、依存症者本人と家族の要望が、食い違うこともある。どちらかが経済的困窮のために早期の退院や就労を望んだり、家族から別居や離婚が切り出される場合もある。十分なアセスメントや、家族を含めた依存症の回復プロセスの心理教育を踏まえて、家族を含めた支援が求められる。

イネイブリング
enabling
手助けすることでかえって（依存症の）回復を遅らせてしまう周囲の人間の行為。

---

［8］２回目の面接─今までの入院と今回の入院

　１週間後、面接を行った。今回は、今後の支援にはＭさんの今までの経過を知ることが大切と考えて、１回目と２回目の入院を振り返った。

　「１回目の入院のときは、自分にアルコールの問題があることは認めていませんでした。自分は本当のアルコール依存症ではなく『仮性アル中』だと周りにも言っていました。アルコールをやめる気はなく、そのため、病気の勉強や病棟のプログラムにも熱心ではありませんでした。

AA（アルコホーリクス・アノニマス）

Alcoholics Anonymous

アルコールに問題があると思った人が、アルコールを飲まない生き方を手にし、それを続けていくために自由意志で参加している世界的な自助グループ。AAメンバーになるために必要なことは、飲酒をやめたいという願いだけで、会費や料金は必要ない。

2回目の入院の時は、1回目の経験もあったので、病棟の患者自治会の役員をして患者のまとめ役をしました。いろいろと患者間の揉めごとや病棟の看護師さんとのやり取りに忙しくて、治療しに来たのか何なのかわからなくなったこともありました。自分の治療については二の次にしていたと思います」。

私は依存症の支援には重要である**自助グループ**についてどう思っているのかを聞いた。

「1回目も、2回目も **AA** メンバーが病棟に来て、AA メッセージの時間がありました。印象はよくありません。酒の失敗談をぼそぼそと話したり、やけに仲間同士は楽しそうにしていたので、何の集まりだろうと思いました。そもそも、自分も酒をやめる気持ちで聞いていないということもありましたが。2回目の入院のときには、『どうやって酒をやめたのか端的に話してほしい』と注文をつけました。『毎日ミーティングに行くことです』と言われましたが、私には答えになっていませんでした」。

私は「病院から通える地域の AA ミーティングに出席して、次回の面接で感想を聞かせてください」とお願いした。また、「経済的な問題については一度地元の福祉事務所に一緒に行って相談しましょう」と提案した。

そして、その週の病棟スタッフミーティングで M さんの面接について報告し、AA ミーティングへの外出と福祉事務所への同行外出をお願いし、福祉事務所にも連絡を取った。

福祉事務所の同行では、生活保護の説明を受けたが該当にはならないという結論であった。M さんは結果はともかく、一緒に行ったことについて、感謝をしてくれた。

［9］3回目の面接—AA の振り返りと今後の生活

3回目の面接は2週間後になった。

「AA のミーティングに出席しました。教会でやっていたので、キリスト教ではないかとも思いましたが、話はそうではありませんでした。行く前は、自分とは違う世界で、集まっているのはまともな人ではないと思っていたのですが、会社帰りの普通のサラリーマンや若い女性もいて『おやっ』と思いました。人生の敗残者のグループではなかったですね。

以前に AA メッセージに来ていた AA メンバーがいて、『やっと酒をやめる気になりましたか』と声をかけられたんです。ちょっとカチンときたけれど、『見てくれている人がいるんだ』といううれしい気持ちも少し感じました。

あるメンバーが『酔っ払って鉄腕アトムになって、屋根から飛び降りて

大ケガをした』と話して、みんなで笑いました。『それでも死なないで生きていられることに感謝しています』という話でした。自分が今回死なずに入院できたのも不思議なことなのかもしれないと感じ、ミーティングに行ってよかったと思います」。

支援のポイント3　自助グループや施設の利用の支援

　アルコール依存症の回復支援にとって、自助グループや回復支援施設の利用を支援し、誤解や偏見を解いていくことも、ソーシャルワーカーの大切な役割である。
　アルコール依存症者にかかわるソーシャルワーカーは、地域で活動している断酒会やAAなどの自助グループや回復支援施設について知っていて、相互に信頼をしている状態であることが望ましい。ソーシャルワーカーの勤務する機関や施設にメッセージを運んでもらったり、本人と一緒に自助グループに出席したりして、顔の見える関係を築いていることが望まれる。
　紹介に当たっては、さまざまな抵抗を示す依存症者は多い。それを受容に向かうプロセスであると考えて、安易に「希望しないものは勧めない」「この人には利用は無理だ」とあきらめないほうがよい。もちろん無理に押しつけるのではなく、利用する気持ちになるタイミングを待つ姿勢やそれ以外の支援の幅をもっていることも大切である。

---

［10］4回目の面接—退院後の生活の希望

　4回目の面接はその2週間後であった。このころからMさんは熱心にAAに参加するようになった。

　「AAに行くと安心します。一緒の病気の仲間、飲まないでいる仲間といると安心します。先日、治療プログラムを終えて、病棟で卒業式をして元気に退院した人が、すぐに再飲酒をして2時間で救急車に乗って戻ってきたという出来事がありました。ショックでした。入院していると安心です。この病院で何か仕事をすることはできませんか？　退院後、また一人になったら必ず再飲酒する予感がするので、とても不安です。

　マンションは弁護士と相談して、破産にして手放すことになりました。退院後はどうしたらよいでしょうか？」

　私はMさんと退院後の選択肢を考えた。当面の生活資金はあるので、新たに住居を借りて一人暮らしを始め、病院に通院し、デイケアや通所型の**回復支援施設**を利用する方法があった。他の選択肢として、昼間は大規模なリサイクルショップで作業をして、夜はAAに通う入所施設があった。こちらは、給料は出ないが本人の支払いもない、**救世軍**が運営している施設であった。Mさんは一人になる不安もあったので、仲間といられる施設を選んだ。

　私はMさんと同行して施設を見学した。Mさんは施設入所を決めた。

回復支援施設
ミーティングなどのプログラムや、個別支援、自助グループとの連携などで依存症の回復を支援する施設。現在は障害者総合支援法の制度で運営される施設が多い。依存症からの回復者（リカバリースタッフ）が職員になっている施設も多い。代表的にはアルコール依存症者を主な対象としたマック（MAC）や薬物依存者を主な対象としたダルク（DARC）が全国に展開をしている。近年、ギャンブル依存症などさまざまな依存症や他の精神障害との重複障害を対象とした施設も増加している。回復施設、リハビリ施設。

救世軍
1865年、イギリスのメソジストの牧師ウィリアム・ブースが、酒びたり、犯罪、不道徳のほか、貧困、失業、人口密集、その他の数々の社会悪が蔓延していたロンドン東部の人びとの救いのために働くように神の召命を感じて始めた活動を成り立ちとして、イギリスに本部を置き、現在、世界132の国と地域（2021年7月現在）で活動する国際的なキリスト教（プロテスタント）の団体。日本でもアルコール依存症回復施設を運営している（救世軍ウェブサイトより抜粋）。

支援のポイント4　アルコール依存症者の退院支援

　アルコール依存症者の退院支援に当たっては、本人の希望や状態を十分に検討する必要があるのは言うまでもない。本人の置かれた状態はさまざまで、仕事も家族もある人もいれば、仕事も家族も住居もない人がいる。心身の障害が重い人もいる。何度も入退院とアパートの引き上げを繰り返したので、掛け合っても福祉事務所がアパート設定の費用を出さない場合もある。グループホームなどの居住系サービスを当たっても、「アルコールの人は…」と断られるケースも少なくない。本人の希望を軸にしても、家族や医療機関や福祉事務所などとの調整が必要となってくるし、時にはアドボケートの役割を果たさなくてはならない。

　何回も入退院を繰り返したり、家族を「裏切ったり」してきた依存症者が周囲の信用を回復するのは困難である。ソーシャルワーカーは本人の立場に立ち、信用の回復を支援していく役割がある。治療中の考え方や気づきのよい変化を周囲に伝えていく方法もあるが、一番の証明は、断酒会やAAへの出席という行動を地道に続けて、飲まないでいる姿勢を目に見せることであると思う。

［11］退院後の面接①

　Mさんとのかかわりは、退院後の4週間に1回の受診時にも続いた。退院して数ヵ月後の外来通院時の面接で、施設での生活について聞いた。「毎日、昼はリサイクルの仕事、夜はAAのミーティングを続けています。今は、地位もお金も家族もない貧しい生活ですが、飲んでいたころのように戦わないで、心の平安を得ています。先日、施設の中である入所者とけんかになりました。AAの先行く仲間のスポンサーに相談したら、『相手の問題を考えずに、自分の問題を考えなさい』と言われました。今まではそんな考えをしたことがありませんでした」。

　私は、Mさんの生き方の変化と回復ぶりがとてもうれしかった。

［12］退院後の面接②

　Mさんはその後も通院を続け、1年後、就職をして施設を退所し、一人暮らしを始めた。

　「以前は不安だった一人暮らしを始めましたが、AAの仲間と毎日のように会うので、不安はありません。また、先日病院のOB会でお世話になった看護師さんが、私の飲まずに元気でいる姿をとても喜んでくれました。見守ってくれる人の存在も大切だと感じました。

　AAの12のステップの中には、傷つけた人への埋め合わせがあります。娘たちに手紙を書いて謝りました。酔っ払っているときの一番ひどい暴言は、覚えている限りでは元の妻に『（娘は）俺の子どもじゃないだろ！』と言ったことです。どんなに妻も娘も傷ついたことか、今は少しはわかります。その娘たちから先日連絡があり、再会して食事もできました。人生の経験の辛いこと、悪かったことも自分の短所や欠点を知り、自分の問題

を知ることができる『宝』になったと思っています」。

　私はMさんとのかかわりを振り返って、Mさんの生活の建て直しにささやかな支援をし（**生活支援**）、回復支援施設や自助グループへの橋渡しをサポートした（**回復支援**）ことが、ちょうどMさん自身の生き方の**ターニングポイント**（折り返し点）と合致してよい結果となったのだと感じた。

■理解を深めるための参考文献

● 長坂和則『よくわかるアディクション問題─依存症を知り、回復へとつなげる』へるす出版，2018.
　アルコール依存症だけでなく、薬物・ギャンブル・摂食障害（過食・拒食）・クレプトマニア（窃盗・万引き）・暴力・DV（加害者）などの幅広いアディクション問題について、援助者向けにわかりやすく書かれているため、入門書としてお勧めできる。アディクション問題の歴史についても触れている。

● 山本由紀編／長坂和則『対人援助職のためのアディクションアプローチ─依存する心の理解と生きづらさの支援』中央法規出版，2015.
　アディクションの心理構造やアディクションから生じる生活問題について、上記の本より、さらに専門的・実践的に書かれているので、実際に援助に取り組んでいる人やこれから取り組もうとしている人にお勧めできる。

● Alcoholics Anonymous World Services Inc. 著／NPO法人AA日本ゼネラルサービス訳『アルコホーリクス・アノニマス』NPO法人AA日本ゼネラルサービス，2012.
　AAの共同創設者の一人ビル・ウィルソン（AA内では匿名性を重んじるためフルネームは名乗らず「ビル・W」とされる）によって書かれた古典的文献であるが、自助グループや12ステップの理解をするには必読書であり、現在のAAメンバーにも愛読され、AAの活動の基本とされている。

9. その人たちやほかの人を傷つけない限り、機会あるたびに、その人たちに直接埋め合わせをした。

10. 自分自身の棚卸しを続け、間違ったときは直ちにそれを認めた。

11. 祈りと黙想を通して、自分なりに理解した神との意識的な触れ合いを深め、神の意志を知ること、それを実践する力だけを求めた。

12. これらのステップを経た結果、私たちは霊的に目覚め、このメッセージをアルコホーリクに伝え、そして私たちのすべてのことにこの原理を実行しようと努力した。
　（AAワールドサービス社の許可のもとに再録）

ターニングポイント
依存症者が今までの生き方を変えていこうと決心した時。

3. 地域移行支援とケアマネジメント

「退院困難患者」の地域移行に向けた ケアマネジメント　事例5

ニュー・ロングステイ
new-long stay
歴史的な隔離収容政策により入院が長期化したオールド・ロングステイ患者と比べて、地域中心の政策が取られてもなお入院期間が長期化する患者群を指す。

退院後生活環境相談員
医療保護入院者にかかわって、入院初期から早期退院をめざして相談を行い、院内他職種や地域の支援事業者などと連携して、退院支援の中核的役割を担う（精神保健福祉法33条の4）。

地域移行支援
精神科病院に入院している精神障害者等に対して、住居の確保や障害福祉サービス等の体験利用のサポート等を通して、退院して地域に移行できるように準備する支援（障害者総合支援法5条20）。

自立生活援助
グループホーム等から一人暮らしを希望する人に、居宅を定期的に巡回訪問（もしくは随時対応）して、日常生活に係る助言や支援、連絡調整を行う（障害者総合支援法5条16）。

ストレングス
strengths

資源（リソース）
resource

統合失調症
schizophrenia

A. 長期入院患者へのかかわり

　以下は、精神科病院をなかなか退院できず、ニュー・ロングステイ化していた事例である。精神疾患の病状もさることながら、退院するには調整を要するさまざまな生活環境問題があった。精神科病院の精神保健福祉士（以下、MHSW）は、退院後生活環境相談員として担当することになったが、どこから手を着けていけばよいのかわからず、支援に頭を悩ませた事例である。

　多くの長期入院患者が「受け入れ条件が整えば退院可能」と言われている。そのために、地域移行支援や自立生活援助などの取組みがなされてきている。患者本人ができないことややれないことをネガティブにあげつらって、サービスで補填しようとしても、提供できる資源は限られ、本人はますますパワーレスに陥る。MHSWがかかわる際には、本人に内在する健康な力（ストレングス）を引き出し、それを形にしていくことが大事になる。MHSWが、どのようにクライエントに接近し、何をアセスメントしながら突破口となる資源（リソース）を見出し、地域の関係者の協力も得ながら具体的な取組みを展開していったのか、読み取ってほしい。

　なお、事例の生活環境などは個人を同定できないよう、加工している。

B. 事例「カレーパンマン」の概要

　Aさん、単身男性、35歳。

診断名　統合失調症。

生育歴　高校中退後、20歳頃から自宅にひきこもっていたようだが、詳しい生活史は不明。

家族歴　祖母・父親と同居していたが数年前に死亡、近親者はいない。

入院経路　自宅近隣のコンビニエンスストアで店員に暴力行為があり、通報を受けて駆けつけた警察官に取り押さえられたが、意味不明な言動があ

るため**措置入院**となった。

入院経過　幻聴妄想活発で他害行為のおそれがあり、保護室に収容され薬物治療。幻聴は消失し、易怒性・攻撃性は鎮静したが、**被害的関係妄想**は持続。措置症状は消退しているため3ヵ月後に措置入院は解除、市長同意による**医療保護入院**に変更された。話しかければ短く応じるものの、病棟スタッフにこころを開くことはなく、他患者との対人交流は乏しい。作業療法への参加の勧めにも応じず、日中は病室で臥床がちであった。

MHSWへの依頼理由　主治医としては、病状的には入院継続の必要なしと考えている。妄想は持続しているものの落ち着いており、他害行為に及ぶことは現状では考えにくい。ただし、**病識**は乏しく、退院後は服薬中断により病状再燃の危険性が極めて高い。本人は「退院したい」と述べているが、家族や支援者もおらず、帰る自宅の状況も不明、退院させたくても放り出すように退院はさせられない。所持金もないため、入院費も滞納しており、病棟での生活にも困っている。社会的な長期入院化は避けたいので、退院に向けての地域移行支援をMHSWに任せたいとのことであった。

C. インテーク面接

MHSWの判断としては、まず的確なアセスメントを行う必要があり、そのためにAさんとの信頼関係（**ラポール**）形成が何よりも重要であると考えた。病棟スタッフに尋ねても、把握すべき生活環境に関する情報はほとんど得られないため、まずは率直にAさんと話してみようと考えた。

病棟の面会室で、最初の面接。Aさんは入室時から拒否的な姿勢を示し、無言で椅子に腰掛けてからも、MHSWに対面しようとはせず横を向いていた。自己紹介をしても、のぞき込むようにチラッとMHSWの顔を見て、ほんの軽く会釈するだけだった。MHSWがこれまでの生活や家族のことを尋ねると、Aさんは黙ってうなずいて肯定したり、弱々しく首を横に振って否定したりした。

しかし、MHSWが「お母さんは？」と尋ねたあたりから、Aさんはじっとうつむいたまま返事をしなくなった。さらに「お金はどうしていたんですか？」と聞かれてからは、落ち着きがなく身体を揺らしながら、表情硬く奥歯をかみしめた。「貯金があるの？」「家にあるの？」と問いかけても、首を横に向けて全く反応を示そうとしなくなった。

なかばあきらめてMHSWは「退院に向けて、これからのことを考えたいので、いろいろ教えてください」と述べた。うなだれていたAさんはガバッと頭を上げ「退院できるんですか！？」と大きな声でハッキリ尋ね

措置入院
自傷他害のおそれのある患者について、指定医の判定により、都道府県知事（指定都市の市長）の権限によって強制的に入院させる制度（精神保健福祉法27〜31条）。

被害的関係妄想
被害の事実がないのに、自分に他者から害が及ぼされていると確信する被害妄想の一種で、自分とは関係のない出来事について、ネガティブな関連づけをしてしまう症状。

医療保護入院
指定医の診察により、医療および保護のために入院の必要があると判断された場合、本人が拒否しても家族等の同意に基づいて行われる強制入院制度（精神保健福祉法33条）。

病識
insight into disease
自身が病的な状態にあることの自己認識。

ラポール
rapport
互いに信頼し合い、安心して感情の交流ができる心理状態を指す。

てきた。その眼差しと勢いに、MHSW は自分が退院を担保してしまって
よいものかと一瞬躊躇したものの、覚悟を決めてゆっくり告げた。「退院
できますよ。でも、そのために、A さんの協力が必要です」。

A さんは、しばらく探るようにジッと MHSW の顔を見つめた。その後、
「お金は家にあります」「置きっぱなしだから心配です」「帰れれば、入院
費も払います」とぽつりぽつりと続けた。「心配ですね？ 一度帰りたい
ですね」と MHSW が述べると、「一度帰れませんか？ ちゃんと戻って
来ますから」と外出の希望を語った。「先生と話してみましょう」そう約
束すると、「お願いします」と A さんは何回も頭を下げた。

面接終了後、主治医の了解も得て、MHSW が同行しての外出日程が決
まった。A さんは喜び、小さな笑顔を見せた。それ以降、MHSW には、
ぽつりぽつりとこれまでの生活の様子を語ってくれた。

D. アセスメント面接

A さんが MHSW に語った生活史をまとめると、次の通りであった。

自分が 5 歳のときに、姉が事故で亡くなった。姉が死んだのは母親がち
ゃんと見ていなかったせいと、祖母と父は母を責め、母は家を出て行った。
もともと嫁姑関係もよくなかったため、そのまま離婚になり、父と自分は、
祖母が一人で住む実家に戻った。父は自営の仕事をしていたが、そのうち
店を閉めた。実家は持ち家だが、土地は借地権で、地主が隣に住んでいる。

中学生のときにいじめにあい、学校は不登校気味に。一応、地元の高校
に進んだが、友人もできず、1 年の後半から不登校になり、結局中退した。
新聞配達のアルバイトもしたが、高校時代の友人に夕方どうしても会うの
が嫌で、1 年でやめてしまった。祖母の紹介で、地元の町工場に勤めたが、
パートのおばさんばかりで友人はいなかった。組み立てラインの仕事は大
変だったけど、一生懸命仕事はした。1 年半後、慣れた頃に別の場所に配
属になり、新しい仕事をなかなか覚えられなかった。「使い物にならない
奴だな」「もう来なくていい！」と上司に言われ、出勤しなくなった。

どこにも出かけず、人にも会わず、家で過ごしていた。そのうち、上司
が自分を叱る声や、誰かが自分を嘲笑ってバカにする声が聞こえてきた。
「うるさい！」と家で怒鳴っている自分を心配して、19 歳のとき、祖母
に精神科の診療所に連れて行かれた。薬を出されて飲んだが、フラフラに
なって寝込んでしまい、よだれも流すようになったので、祖母が「もう、
こんな薬、飲まなくていい」と言って、薬は捨ててしまった。

祖母は、いつも孫の僕のことを心配してくれていた。戦争で祖父が亡く

なってから、父を女手一つで育ててきた。父と僕が実家に戻ってからは、家事をみんなやってくれていた。僕の好きなカレーを、よく作ってくれた。「お金は大切に」「世の中は悪い人がいっぱい」「人を簡単に信用しちゃいけない」と、いつも教えてくれていた。父が10年前に病気で死んでからは、祖母と２人、ずっと家で暮らしていた。煙草を買うときだけ買い物には出たけど、約20年の間、だいたいずっと家の中にいた。

2年前、祖母が布団の中で冷たくなっているのを発見した。祖母が唯一こころをゆるしていた、隣家のおじさんとおばさんに助けを求めた。葬式もやってくれたけど、町内の人で来る人はほとんどいなかった。それ以来、一人で暮らしていた。即席ラーメンくらいは作って食べていたが、そのうちプロパンガスがつかなくなった。コンビニでパンを何日分か買い溜めして、家で食べていた。洗濯はしていない。風呂もずっと入っていない。

4ヵ月前の夏の日、買ってあったカレーパンが酸っぱくて、おかしな味がした。カビも生えてないし、腐っていたわけじゃない。毒を入れられたのがわかった。いつも僕が買いに行くと、店員がおかしな目で見ていた。あいつが細工したのにちがいない。コンビニに行って抗議した。店員はへらへら笑っていた。カウンター越しに店員の首を締め上げていたら、警官が来て連行された。病気でもないのに、ここに入れられた。カレーパンに毒が盛られていたのは、まちがいないのに……。悔しい……。

E. 生活の現地へ同行

寒い年の暮れ、MHSWが同行して、病院から40km離れたAさん宅に行った。都心に近い閑静な住宅街だが、そこに時代から取り残されたような異様な一軒家があった。生い茂った生け垣と木々に埋もれ、斜めに傾いた廃屋のような平屋だった。トタン板に囲まれた庭から入ると、手押しポンプのついた井戸と、洗濯板とたらい、氷を入れて冷やす電気を使わない冷蔵庫が放置されていた。きちんと閉まらない勝手口を開けると、土間に水道のない流しと、古いガスの五徳が１つあった。

昭和初期のような風景にMHSWが愕然としていると、Aさんは何事もなかったかのように真っ暗な室内に上がり、裸電球のスイッチをひねった。電気は止まっていなかった。衣類や紙の散乱した4畳半の和室に、ほこりの積もったこたつと仏壇が浮かび上がった。

Aさんは無言で、すたすたと奥の部屋に入って行った。家に置いておいた金がちゃんとあるか心配なのだろう。古い衣類の山と、段ボール箱がうず高く積まれた6畳間の室内で、Aさんは押し入れを開け、下から布

団の枚数を数えてから手を突っ込んだ。祖母が伝授した金庫なのだろう。古ぼけた封筒を取り出し、真剣な顔で現金と預金通帳を確認し「大丈夫、全部ありました」とほっとした顔でMHSWに告げた。それから薄汚れた古い衣類の山の中から、病院に持ち帰る物を選別し始めた。

　MHSWは隣家を訪ね、挨拶をした。隣家の老夫婦によると「一風変わったおかしな家だった」という。母親は、離婚後どこにいるかわからないが、生きてはいるらしい。Aさんも父親も、家からあまり出ることはなく、祖母が唯一地域との接点であったが、警戒心が強く、隣家と地主以外の近隣住民とは接触も乏しかった。父親、祖母と相次いで亡くなり、Aさんがどうやって一人で生きていくのか、心配していた。警察沙汰になってしまったとき、「あぁ、やっぱり」と思った。「戻って来たら、また何があるかわからず怖い」というのが近隣住民の偽らざる気持ちだという。「Aさんの子ども時代から知っているし、不憫で可哀想だが、病気がよくなったからといって、一人ここに返されても困る。精神科病院で何とか一生面倒みてほしい」と言われ、MHSWはどう返事をしてよいのか困惑した。

F. ウィークネスとストレングス

　Aさんの持ち帰った現金は150万円近くあり、祖母名義の銀行通帳には1,000万円余りの預金が残っていた。亡くなった祖母が、Aさんの将来のために節約しながらコツコツと貯めていたものと思われる。Aさんは滞納していた入院費を支払い、MHSWとともに銀行に行き、地主への地代を送金した。当面の課題は解決したものの、Aさんの退院に向けた問題点（ウィークネス）は、表2-3-1のように整理された。

ウィークネス
weakness

表2-3-1　Aさんの問題点（ウィークネス）

①住居	築50年を超えた自宅家屋は老朽化著しく、柱や屋根も傾いており、帰来先としては不適。地主は借地からの立ち退きを求めてきており、自宅の改築なども不可。
②経済	当座の現金はあるが、預金は祖母名義のままで相続が済んでおらず、すぐには資産活用不可。収入が全くないが、生活保護の適用も難しく、現金は目減りしていく一方。
③生活	自ら家事を遂行した体験に乏しく、食事は貧しく、家電製品も使い慣れていない。単身独居の生活を再開するには、生活訓練と在宅支援が必要不可欠。
④支援	同居家族は他界し、近親の実母は所在連絡先不明。措置入院に至る事件経過などもあり、近隣住民は地域に戻ることに拒否的。地域関係機関の支援者は現状では皆無。
⑤活動	「働きたい」気持ちはあるが、稼働能力は低く現実とのギャップが激しい。地域に帰っても、日中過ごす場もない。他者との交流は乏しく、社会生活のスキルも乏しい。
⑥医療	病識を欠き、服薬中断による病状再燃が予測される。現入院先の病院は、自宅からかなり遠隔地にあり、精神科デイケアなどを含む外来通院には不適。

表2-3-2　Aさんの強み（ストレングス）

①意思	退院したい、地域で生活したい、自立したいという気持ちは、とても強い。
②経済	祖母の教えを守り、金銭の使い方や収支状況には細かく、損得勘定が強い。
③性格	律儀で生真面目な性格であり、納得したルールなどはきちんと守ろうとする。
④心理	時間はかかるが、無害な相手にはこころを開き、味方として相談できる。
⑤生活	病棟内での生活で、家電製品などに関心をもち、使用方法などを学ぼうとする。
⑥病状	強固な妄想内容に触れなければ、病状は安定しており揺れることは少ない。
⑦姿勢	これからの生活に現実的な不安をもち、具体的解決策を探そうとしている。

　一方で、当初問題だらけと考えられたAさんのよいところ（ストレングス）も、MHSWには徐々に見えてきた（**表2-3-2**）。MHSWは、Aさんのこれらの力をベースに支援を組み立てることとした。

G. プランニングとアクション

　Aさんが退院して地域で生きていくためには、多くの調整すべき課題があり、精神科病院のMHSW一人ですべてを解決していくのは無理があった。MHSWは、相談室の同僚や地域の相談支援専門員とも相談しながら課題を整理し、病院内の他職種だけでなく、外部から一緒にチームを組む支援者を導入することにした。

　財産相続など法的整理を要する問題も多いことから、Aさんの居住地の司法書士事務所に依頼をした。当初Aさんは警戒し、極めて拒否的な姿勢を示していた。司法書士が粘り強くAさんの了解を得ながら銀行などに交渉し、名義変更を成し遂げてから、不信は払拭された。**成年後見制度**の利用についても、当初は司法書士に月額報酬を支払うことに難色を示していた。しかし、MHSWから、20歳前に精神科を初診しており**障害基礎年金**を請求できること、1〜2級相当の年金額が受け取れる可能性が高いことの説明を受けて、あっさり了解した。障害年金は**遡及請求**分も認められ、約300万円の現金を手にして、Aさんはとても元気になり、前向きに退院後の生活を考えられるようになった。司法書士からは地主に借地権を買い取ってもらうことが提案され、当初は帰る家を失うことになるためAさんは激しく拒否した。しかし、具体的に買取額（約2,000万円）が提示されると、Aさんは態度を豹変させ「じゃ、売ります」とあっさり同意した。Aさんの損得勘定の強さが、大きな資産利益を引き出すとともに、周囲の支援者への信頼と現実的な検討力の向上に結びついていった。

　その後、司法書士の尽力もあり、戸籍を辿って母親が生きていることが

成年後見制度
認知症、知的障害、精神障害などによって判断能力が十分ではない人を保護するための制度。対象となる人の判断能力の状態により、後見、保佐、補助、任意後見の4種がある。

障害基礎年金
受給要件としては、①障害の原因となった病気の初診日が国民年金加入中か20歳前であったこと、②障害認定日（初診日から1年6ヵ月後）に障害等級表の1・2級に該当すること、③初診日前に国民年金の保険料納付済み期間（または免除期間）が3分の2以上あること（ただし20歳前は納付要件は不要）と定められている。

遡及請求
障害認定日から時を経て障害年金を請求した場合に、最大5年さかのぼって年金が請求できる。

確認された。Aさんの気持ちも確認したうえで連絡を取ると、母親は「会いたい」と言い、病院まで面会に来た。約30年ぶりの親子の再会だった。病棟の面会室で会った瞬間、母親はボロボロと泣きAさんの手を握りしめたが、Aさんは硬い表情のまま立っていた。母親によると、再婚相手との間の子どもたちもすでに独立したが、夫との生活もあり、Aさんを受け入れての同居は難しいとのことだった。Aさんは、じっと母親の言葉を聞いていたが、別れるまでほとんど自分から話すことはなく、感情的になることもなかった。母親が泣く泣く帰ってから、「どうだった？」とMHSWが尋ねると、Aさんは「生きていてよかったです」とだけ答えた。それが母親のことなのか、自分のことなのかは聞きそびれてしまった。

Aさんは変わった。MHSWがかかわる以前には参加を拒否していた、**作業療法や心理教育**のプログラムにも、進んで参加するようになっていった。病棟看護スタッフがかかわり、薬の自己管理を試すとともに、病棟内のコインランドリーを使っての洗濯も行うようになった。コンビニでカレーパンに毒を入れられたという妄想は相変わらずであったが、ほかの者に対して被害的な関係妄想を抱くことはなかった。ほかの入院患者とも親密な交流を重ねるようになり、一緒に病院近くのスーパーに買い物にも行くようになった。ほかの患者と話すようになったことで、生活訓練や就労支援のための施設、**グループホーム**という場所もあることを知った。自分がその気になれば、将来は働いてお金をもらえるようになるかもしれないという希望が、Aさんを力強く意欲的にさせていった。

H. ケア会議と退院

MHSWは**指定一般相談支援事業所・指定特定相談支援事業所**の相談支援専門員と連絡を取りながら、Aさんの退院に向けて**退院前ケア会議**を行うこととした。AさんとMHSW以外に、主治医や担当看護師、保佐人（司法書士）、**相談支援専門員、民生委員、保健師**、今後利用予定のグループホーム職員が出席した。

多数の専門職らに囲まれて、Aさんはやや緊張した面持ちであったが、隣席のMHSWに促されながら自分の希望を自分の言葉で述べた。「退院して、働けるようになりたい。今すぐに一人で暮らすのは自信がないけど、グループホームに行って、少し訓練してから自立したい。司法書士さんが部屋は用意してくれるって言ってるから、またあの街に戻りたい。そして、いつかは働いて自分で給料をもらえるようになりたい」。

民生委員や保健師は、ケア会議への出席を電話で依頼した際には、居住

地への復帰にやや難色を示していた。しかし、主治医が「大丈夫ですよ」と太鼓判を押したＡさんの様子を見たうえで、本人のしっかりとした意思表明を聞いて、安心したようだった。グループホームの職員からは、Ａさんの利用意思表明により、今後単身生活を送っていくことを目標に利用を受け入れることが説明された。司法書士は、本人の資産の状況やフィナンシャルプランを提示し、順調にいけば小綺麗なマンションの一室を用意できることを約束した。本人の生活の本拠地を構え、贅沢さえしなければ生活していけることが示された。「住み慣れた街で一人暮らしをする」という共通の目標が、出席者に共有された。特定相談支援事業所の相談支援専門員が、Ａさんの気持ちを大事にした**サービス等利用計画**を作成し、関係者との調整を図ってくれた。

　その後、Ａさんは退院した。やや不安そうな硬い表情だったが「どうもお世話になりました」とスタッフに丁寧に頭を下げて病棟を出て行った。Ａさんが措置入院となってからすでに１年、MHSWがかかわり退院支援を始めてから約９ヵ月が経っていた。

　後日、MHSWが別件でグループホームを訪れると、廊下の奥からＡさんが小走りに駆け寄ってきた。満面の笑顔だった。「元気ですか～？」「僕は元気ですよ。ご覧の通りピンピンしています」「あと３ヵ月くらいしたら、ここも出ます。今、Ｂ型（就労継続支援Ｂ型）の事業所に通っているんですよ」。司法書士が時々訪ねてきて、これからのことも相談しているという。母親も一度面会に来てくれたらしい。猜疑心深く他人を警戒して、落ち着きなく身体を揺らしているＡさんは、もういなかった。

　別れ際にふと思いついてMHSWはＡさんに尋ねた。「カレーパン、食べてる？」Ａさんは怪訝な顔をして答えた。「え？　食べてますよ。好きだし……。何でですか？」「いや、何でもない。Ａさん、カレーパン好きだったなぁと思ってね」「へんなこと覚えてるんですね」。Ａさんは笑ってMHSWを見送ってくれた。入院した頃の妄想の内容はもう覚えていないようだった。

サービス等利用計画
障害福祉サービスを利用する際に、市町村の支給決定を受けるために、特定相談支援事業者が作成する計画書。「等」には、法定の障害福祉サービス以外も含まれ、当事者の事情や希望を踏まえて、訪問看護等の医療、生活保護等の行政、店舗・宅配業者等の民間のサービスのほか、友人・知人等のインフォーマルな資源も活用される。

■**理解を深めるための参考文献**
●岩上洋一・全国地域で暮らそうネットワーク著『地域で暮らそう！　精神障害者の地域移行支援・地域定着支援・自立生活援助導入ガイド』金剛出版，2018.
　精神障害者の地域移行を進め「精神障害にも対応した地域包括ケアシステム」を構築していくための、実践的な事例を盛り込んだ理解しやすいサービス導入ガイド。

4. 地域生活継続支援

家族エンパワメントモデルを用いた、
多職種支援

事例6

A. 事例の概要

M さん、統合失調症、32 歳、男性。

現病歴　統合失調症。

21 歳のころ、自分のことを悪く言っているという人の噂、人の視線が気になる、イライラする、気分の落ち込みが出現する。病院を受診し、処方された薬の内容を本屋で調べて、自分が統合失調症ということがわかり、とてもショックを受けたという。次第に学習能力・記憶力も低下し、自宅にひきこもるようになった。次第に、「壁から黒い蛇がグワーッと出てくる」などの幻覚も強くなり、母へのお金の要求や馬乗りになっての暴力が絶えずあった。自宅に何度も警察が来るようになり入院となった。

これまでに精神科病院の入院は 10 回（**医療保護入院**）であり、入退院を繰り返していた。入院を勧められても本人が拒否するため、医療保護入院となった。発症初期は 4 ヵ月間、その後は 1 ヵ月間から 2 ヵ月間までの入院期間である。

退院後、宿泊型自立訓練事業所に入所するが、他人の目が気になり、**幻覚・妄想**状態が悪化するため落ち着いて生活できなかった。M さんは、自分の家で暮らすことを希望していた。その後、自宅からデイケアに通所していたが、自宅での生活とデイケア、外来通院を組み合わせるだけでは、地域生活を継続するには不十分であるため、精神保健福祉士（以下、PSW）と精神科訪問看護師（以下、訪問看護師）が**精神科訪問看護**を実施することとなった。

**生育歴　**両親の結婚 12 年目に生まれた。父親はアルコール依存症であったが M さんにはやさしく、溺愛されていた。一人っ子で甘えん坊であった、と母が話した。母親の子育ての様子については、情報が得られていない。

**家族歴　**母親（67 歳）と 2 人暮らし。

**家族の精神科既往歴　**父はアルコール依存症。サラ金の借金があり離婚

に至った。母はてんかん、不眠にて通院中。また3年前に脳梗塞を起こした。左下肢の麻痺が軽度残っていたが、その後服薬コントロールのみで落ち着いている。

Mさんの教育・仕事歴　小学校3〜4年ごろ忘れ物が多く、週に1回以上は学校から連絡があった。高校時は、入学後すぐはトップ成績でその後は、中の下くらいになった。読書が好きであった。高校卒業後、地方国立大学工学部に合格するが、自分のイメージと異なるという理由により1年で中退する。仕事は、25歳のときに大手電機メーカーに入社できたが、約2年で退職した。初めてのボーナスで、母親にクーラーを買ってプレゼントしたということだ。その後29歳で、私立大学へ入学するも、吐き気、気分の落ち込みが続き、中退した。

仲間関係　小学校のころ、自宅に友人が遊びに来たりしていた。人づき合いが上手なほうではなかった。

リスク評価　過去に、万引き、施設スタッフや母への暴力があった。

B. 現在のMさんの様子

精神状態の評価[1]とは、精神の機能を評価することである。精神状態の行動的側面（一般的な態度、感情、思考の流れ）と、認知的側面（思考内容、認識、意識、洞察と判断）の二側面から評価する。この評価を適切に行うには、社会文化的な要因がこの評価に影響することを理解しておくことが重要である。

精神状態の評価
content of the examination

（1）外見

清潔感があり、カジュアルな服装で年齢相応の印象である。表情は硬く、鋭い目つきが観察されるが、話しかけるといつも和らぎ、笑顔がさわやかである。会話をしているときは、時々目つきの鋭さが復活する。寝つきが悪く、デイケアを辞めたいなどと言うときは、表情にも疲れが見られ、動く動作もゆっくりとなる。

（2）行動

デイケアに週4回参加できている。土曜日は自転車で約30分かけて**地域活動支援センター**にも行く。本が好きなので図書館に行き、難しい本を借りる。最近は、芥川龍之介、IT関係の本と言っているが実際は不明であり、内容は読めていない様子である。相手の顔を見て話し、質問もする。ゆっくりとしているが会話のリズムとしては問題ない。デイケアでは、自分から積極的にすることはないが、スタッフに頼まれると責任をもってできる。以前は、プログラム中に興奮した発言が見られたが現在はない。

(3) 気分

入院時は、イライラ感などの気分変動もあったが、現在は特に見られていない。調子が悪くなると硬い表情になる。

(4) 思考過程

万引きや母への暴力があったときは、話の論理性などにゆがみがあった。調子が悪いのに就職の面接に行くなど、思いついたら周囲に相談することなく、何でも行動に移す面もあった。現在は、考え方にも一貫性がある。デイケアに参加することが治療であり、次のステップに進みたいという目的意識もある。

(5) 思考内容

入院時には幻聴があった。訪問看護師には、宇宙人がいて自分に話しかけてくるという。その訴えは現在は聞かれていない。服薬もほぼ確実にできている。現在は、デイケアに規則正しく通い、思考の乱れもないように思われるが、自分は何でもできると考えている。

(6) 言語

理解力は高く、コミュニケーションを取るのに不便はない。会話は少しゆっくりしており、声の大きさは聞いていて心地よく、話しやすい。

(7) 認識

見当識
現在の年月や時刻、自分がどこにいるかなど基本的な状況と周囲との関係を考えることのできる機能。

見当識に問題はない。デイケア喫茶の会計を職員と一緒に行い、電卓で計算できる。ゆっくりであるが会計は合う。30分は集中することができる。少し古い映画のDVDを見て楽しめる。パソコン・インターネットが使える。文化的な情報や最近のニュースや流行りの情報を得ている。

(8) 洞察

自分を高めたい意識がある。仕事をしてみたい、進学をしてみたいという思いがある。母親を思いやることも多い。だんだん自分自身がいろんなことができなくなっていることに気がついており、つらい。時々、自分の行動について嘘をつくこともある。

C. 地域で暮らすための相談内容

Mさん 施設は他人の目があり落ち着かないし、病気が悪くなるような気がする。干渉されずに、自宅で過ごしたいと思う。デイケアなどに来て生活のリズムをつけたほうがいいと思うので、デイケアに行きたい。

母親 自分の子どもであるので、家で暮らしたいというのなら、家に住まわせてやりたいと思う。しかし、たびたびの暴力行為や、暴れたりするため、そのたびに警察を呼んだりしている。パトカーが家の前まで来て近

所の人から白い目で見られたり、噂話や非難をされたり、非常につらい。2人で暮らしていけるのかどうかとても不安である。ただ、施設などでこの子が暮らすのも、暮らしていけないだろうなということが、親だからわかるため、家にいさせてやりたい。

D. 支援開始までの経過

　平成X年より、**地域生活継続**のための支援をすることとなった。自宅には、主にPSWと訪問看護師が週1回は訪問し、Mさんと母親の支援をすることとなった。このほかに、Mさんはデイケアや外来通院をしているために、**多職種**での情報共有と支援体制を病院で組むことになった（**図2-4-1**）。

図2-4-1　A病院でのMさんの多職種支援体制

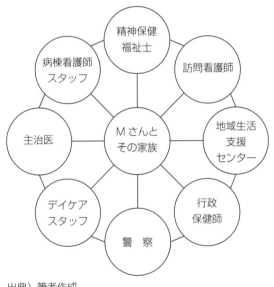

出典）筆者作成.

　基本的には、PSWと訪問看護師が訪問し支援を行った。また、Mさんの地域生活における精神状態の評価や、薬の作用や副作用、自宅での症状把握を行い、訪問看護師と主治医が連絡するようにした。またMさんや母親の健康管理や、食事や買い物などの生活支援もPSWと訪問看護師が行った。訪問看護では、Mさんの病気に対する気持ちや、地域生活を送るに際しての気持ちや、**生活のしづらさ**などの気持ちを聞いた。また、地域生活を送るに当たっての希望や、Mさんのしてみたいことなども聞いたりした。

母親には、Mさんと生活しているうえでの気持ちを聞いた。「買い物の袋を持ってくれたり、ごみ出しはしてくれて助かる。デイケアに行っている間は、一人の時間ももてるのでよかったと思う」という言葉が聞かれた。また、母親は自分の人生の出来事や、Mさんが病気で大変だったことなどを話されることが多かった。「こうやって聞いてもらえるので、やっていけます。これからも（訪問に）来てください」と言われた。訪問ごとに、母親がつらかった話を繰り返されたが、新しい気持ちも表出されるようになり、訪問者と家族が笑い合うことも多くなった。Mさんの地域生活を安定して送るためには、母親の心理的援助をすることも必要であると思われる。

Mさんは、その病状から再入院となる可能性もあるため、病棟や外来の看護師とも情報を共有する必要性がある。また、訪問看護師が行けない日は、**行政保健師**の訪問などを活用することがあることから、**保健師**が地域を把握し、近所づき合いの調整を一緒にしていく必要もある。そこで、月に1回会議を開き、Mさんの地域生活の情報共有と、どのようにしていけば安定して地域生活が継続していけるかなどの話し合いを行いながら、訪問看護を継続していった。

E. 家族エンパワメントの基本的な考え方

家族は主体的な存在であり、家族自身の力でさまざまな状況を乗り越えていくことができる集団である。しかし、家族員の病気など、家族の力で解決できない状況にあるときは、家族をエンパワメントする援助を必要としている[2]（**表2-4-1**）（**表2-4-2**）。専門家の価値観を押しつけるのではなく、

表2-4-1　ケアにおけるエンパワメントの原則[2]

1	目標を当事者が選択する。
2	主導権と決定権を当事者がもつ。
3	問題点と解決策を当事者が考える。
4	新たな学びと、より力をつける機会として当事者の失敗や成功を分析する。
5	行動変容のために内的な強化因子を当事者と専門職の両者で発見し、それを増強する。
6	問題解決の過程に当事者の参加を促進し、個人の責任を高める。
7	問題解決の過程を支えるネットワークと資源を充実させる。
8	当事者のウェルビーイングに対する意欲を高める。

出典）安梅勅江『エンパワメントのケア科学—当事者主体チームワーク・ケアの技法』医歯薬出版、2007.

表 2-4-2　家族エンパワメントモデル―家族セルフケアアセスメント（在宅用）(3)

セルフケア領域	Mさんのセルフケア	家族のセルフケア	専門家からの働きかけ
十分な空気・水分摂取の維持	自宅では、たばこをベランダで吸うようにしている。1日1箱。薬は、ほぼ確実に飲めている。自己管理で飲めるが、母がMさんに薬を忘れないように飲むようにいったりしている。	自宅の室内換気や温度調整は、母親が調整している。母親も、てんかん・不眠の薬を飲んでいる。	服薬の確認を具体的に行う。薬を飲むと楽になるか、具体的に確認する。母親は脳梗塞の既往があるので、水分摂取するように看護師から伝えている。
十分な食事摂取の維持	Mさんはこの1年間で体重が10kg増加する。食欲はあり、母親が作った食事を食べている。デイケアでは、デイケアでの食事を食べている。自分でスパゲッティを作ることができる。	夏になり食欲は少し落ちたという。1日3回の食事は摂取できている。4階に住んでおりエレベーターがないので、買い物が大変であり、食料を少しずつしか調達できない。Mさんが料理をするときの火の取り扱いを心配しているという。	栄養状態は問題ない。買い物に行くことができ、重い荷物は、時々Mさんが持つ。血液データなどから2人に無理のない食事指導を行う予定。
排泄過程、排泄清潔に関連したケア	下剤を内服しているが、向精神薬服用中のため便秘がちである。入浴もできており、清潔は保たれている。	特に問題ないと思われる。脳梗塞後、排泄に変化がなかったかどうかは、母親自身観察していない。洗濯や掃除なども母親が行っている。	Mさんには、便秘の程度を確認する。母親は、一日の尿や便の回数などを少し数えてもらい、尿量減少などを把握する。
活動と休息のバランス	週4回（月・水・木・金）デイケアにバスで参加することができる。土曜日は、支援センターに自転車で行く。何もないときは、昼前まで寝ている。パソコンや新しい電化製品に興味があり、読書も好きだという。夜間は睡眠導入剤を飲み、10時から朝の7時まで熟睡する。調子が悪くなると、睡眠導入剤を追加する。	Mさんがデイケアに行ってくれている間は、休めてとてもよいという。家事をこなせている。趣味の縫い物でクッションや小物を作成する。近くに母親の姉がいるため、一緒にお茶を飲むなど精神的サポートをしてくれる。	PSWと訪問看護師は、Mさんがデイケアに行っていることを支持し、それが本人の強さであることも相互確認する。地域生活における自己決定権を尊重する。図書館などで興味のあった本の話などを伺い、Mさんの希望などを把握する。
孤立と社会的相互作用のバランスの維持	週4回（月・水・木・金）デイケア。火曜日は訪問看護。土曜日は支援センターと多忙である。デイケアで知り合った男性の友人を家に招き、焼肉を食べたり、カラオケに行ったりする。デイケアでもその人と仲よくしている。自分から積極的に話しかけたりするほうではない。「嫌だ」と言えない。デイケアは人が大勢いてしんどく、本当はゴロゴロ寝ていたいと話す。母親が自分をおいて死んでしまったらどうしようという不安を口にする。	母親の実の兄弟が近距離におり、サポートしてくれる。近所で仲がよかった人は入院し、普段の茶飲み友だちがいなくなった。夫はいない。各専門職の訪問によって、今まで話してこなかった気持ちをだんだん言えるようになった。	Mさんのデイケアなどが負担になっていないかどうか、訪問時に観察する。Mさんの地域生活や将来の不安について受け止めていき、一緒に将来像を構築していく。また、母のため込んできた思いをはき出してもらえるようにし、母親も同時に支援していく。活用できる資源等も随時検討していく。地域で生活する権利を擁護していく。
生命・機能・安寧に対する危険の予測の予防	万引きなどの反社会行動や、母に馬乗りになるなどの暴力行為、施設スタッフへの暴力などひどいこともあった。現在は落ち着いている。自傷行為はない。携帯電話の使いすぎで通信料が5万円以上になったこともある。	現在Mさんの状態は、落ち着いているという。一緒に住んでいると、時々口論にもなり、Mさんが怖い顔になってくるが「ごめんごめん」と言っておさまるとのこと。暴力がひどかったときよりずいぶんましだというが、いつも何か心配事がある状態。	万引き・暴力行為などがあったときはどう対処するか、PSWが母親に指導している。携帯電話の使い方もPSWがMさんに説明している。できる限りMさんの内省力に働きかける。妄想や幻覚などの情報を把握する。また、外来受診をされているかどうか把握する。

（在宅での生活状況）

注）セルフケアとは、個人が自分自身の生命や健康および安寧を維持したりする個人の実施であり、自我の働き（調節機構としての）が関与している。

出典）野嶋佐由美監修／中野綾美編『家族エンパワーメントをもたらす看護実践』へるす出版、2005、p.81.

第2章●医療機関から地域生活へ｜4・地域生活継続支援

家族の自己決定する力を尊重し、家族のニーズを優先しながら、地域での生活継続を促進していけるよう家族と協力関係＝**パートナーシップ**を形成することが重要である。

エンパワメントとは、1976年の**ソロモン**による定義では、「偏見対象となる集団メンバーが否定的な評価を受けパワーを喪った状態から回復することを目指し、当事者やその環境に対する活動にソーシャルワーカーがかかわっていく過程である」とされている。その後の理論的流れを見ると、エンパワメントには、社会学的なパワーとしての「関係」と心理学的なパワーとしての「動機づけ」があり、当事者が自ら「やればできる」と思う、自己効力や有能感にもつながる。安梅[2]は、「エンパワメントとは、元気にすること、力を引き出すこと、そして共感に基づいたネットワーク化」に発展すると述べている。

F. まとめ

精神障害者の地域生活継続支援において、PSWの役割は、従来から行われている住居の手配、支援制度などの社会資源制度の整備などがある。そして、その地域生活を継続させていくためには、多職種とともに行う**包括的アプローチ**が必要となる。本事例でもあるように、PSWと看護師の訪問と、その情報を共有してチームで対象者支援をすることが大切である。それは、対象者が安全な社会生活を送るためのみではなく、各関連職種が地域でのその人の生活を知っておくことで、再入院時に対象者の援助に生かせるためである。たとえば、入院して症状が強い場合でも、地域ではできていたこと（**セルフケア**を含む）が、対象者の強みとなるので、治療・看護・精神保健福祉援助に役立つのである。

対象者の**リカバリー**や**ストレングス**についてチームでコミュニケーションを図り共有していく。情報やケアが、その場その場で途切れないようにすることが大切である。症状はあっても、生活者としての視点が入院中から大切になってくる。地域生活は、主導権が対象者にあることを忘れてはならない。

今後PSWは、精神科訪問看護において、対象者や家族と面接し、精神状態のアセスメントをしながら、日常生活援助を行うようになる。それは対象者の精神状態によって、説明の仕方や対象者が受け入れられる内容、かかわりの内容が変化してくるからである。生活者としてかかわることと、専門家として訪問看護師など多職種と協働しながら支援していくことが大切である。

医学モデルの考え方も**生活モデル**もどちらも重要である。「その人らしい生活」を模索し、支援するためにも、PSWの地域生活の場での面接技法の上達にも期待がかかる。

注）

(1) スチュアート，G. W. ＆ ララライア，M. T. 著／安保寛明・宮本有紀監訳／金子亜矢子監修『精神科看護―原理と実践』エルゼビア・ジャパン，2007，p.148.

(2) 安梅勅江『エンパワメントのケア科学―当事者主体チームワーク・ケアの技法』医歯薬出版，2007，p.3，5.

(3) 野嶋佐由美監修／中野綾美編『家族エンパワーメントをもたらす看護実践』へるす出版，2005，p.81.

▌理解を深めるための参考文献

●野中猛・野中ケアマネジメント研究会『多職種連携の技術（アート）―地域生活支援のための理論と実践』中央法規出版，2014.
多職種支援に必要な連携の技術、チームビルディングの重要さなどがわかりやすい。連携に必要な関係性づくりなどについても具体的に述べられており、現場での多職種連携に生かせる具体的な内容が網羅されている。

●吉岡京子編／吉永陽子・伊波真理雄『スーパーバイズでお悩み解決！地域における支援困難事例15』医学書院，2016.
地域では、精神疾患と経済的困難を抱えた事例や精神疾患で子育てをしている事例、ゴミ屋敷に住む人の事例など、解決の難しい事例が多くある。その具体的な事例内容と支援の方策の方向性が理解できる。

第3章　医療機関が担う家族支援と地域生活支援

精神保健福祉士は、専門職として認められる以前から家族支援と地域生活支援に注目してきた。精神保健福祉分野の特徴でもある医療機関による家族支援と地域生活支援の事例を提示する。

1. 家族支援とアウトリーチ型の実践

●精神障害のある人への家族支援

慈善組織協会
charity organization
society

ソーシャルワークは、**慈善組織協会（COS）**の昔から家族に関心をもち続けてきた。精神科医療においても、家族は当初から支援対象と捉えてきた歴史がある。利用者の生活環境や社会関係に関心をもち、対象を利用者のみに限定しないというソーシャルワークの視点は、家族にも向いてきた。

精神保健福祉士は、多職種チームにおいて家族を担当することもあれば、病院や地域の家族会に関与するなど、幅広い支援を行う。家族療法など、さまざまな援助理論も採り入れられてきた。近年では、心理教育アプローチによる家族教室を、精神保健福祉士が積極的に担っていることも多い。

家族を利用者の支え手、キーパーソンとして家族を捉える側面に加え、ヤングケアラーに代表される家族自身の生活を考える側面、双方に焦点を当てて家族支援を行うことが、精神保健福祉士に必要とされている。

●医療機関が担う地域生活支援

日本では、退院後の生活を精神科デイケアや訪問看護などによって精神科病院が支え、経営母体となって障害福祉サービス事業所を運営するというモデルが、地方部を中心に多く実践されてきた。このことで、退院後も医療が生活を抱え込む負の側面は無視できない。反面、多職種によって行われるデイケアや訪問支援では、利用者に安心感を提供できること、継続したきめ細かな支援によって重い障害がある方にも一貫した地域生活支援が実施できることから、評価できる実践も数多い。

医療機関による地域生活支援では、精神障害リハビリテーションの視点がポイントになる。利用者に内在する力（ストレングス）をいかに引き出すか、とかく専門職の視点は機能に焦点を置いた医学モデルに傾きやすい。しかし、近年では医療職にもリカバリーやストレングスモデルの理念は浸透してきており、具体的な支援として現実化することが求められている。

精神保健福祉士として、医療機関では多職種による利用者中心の精神障害リハビリテーションをいかに実現するかは、重要な課題である。多くの職種や機関を巻き込んで、グループワークと個別支援、訪問支援、環境調整などを組み合わせた密度の濃い支援を実現できるのが、医療機関の強みである。豊かな実践事例から、精神科病院のみならず、独立型の診療所や訪問看護ステーションなどによる新しい医療のあり方も考えてみたい。

2. 家族教室・心理教育とは

心理教育を必要とする家族や、支援関係者に対する精神保健ソーシャルワーク　事例7

A. 心理教育の対象

[1] 当事者に対する心理教育

心理教育は、精神障害や疾病等に起因した偏見・差別などといった問題を抱える人たちへ、正しい情報や知識を提供していく実践である。当事者に対する心理教育は、彼らの心理的側面を考慮しつつ、実際に生じている困難な問題や課題への対処について習得することを援助する方法である。そして、主体的に障害や疾病を抱えながら地域生活の改善と安定維持を目的とすると定義されている。SST がよく知られているが、科学的な実践を意図して**認知行動療法（CBT）**や**悪循環遮断アプローチ（IMR）**を心理教育プログラムに取り入れているところもある。

心理教育の範囲は、疾病や薬剤といった医学的・福祉的側面についての情報提供はもちろん、社会生活における幅広く奥深い場面にまで及ぶ。

ソーシャルワーク実践における価値前提に**人間の社会性**という信念があるが、当事者が自らの社会性を認識し、主体的に社会との相互作用を回復していけるように、支援関係者はあらゆる工夫をする必要がある。

[2] 家族への心理教育

当事者同様に、家族も症状の波や感情的言動から当事者と対峙する際に感情的・衝動的・過干渉的なかかわりが生じる。当事者家族の感情表出**（EE）の高低と再発率の関係性があるとの研究**を背景に、家族も正確で適切な情報や対応方法に関する知識を得て、対処技能等の向上を意図する心理教育が編み出された。さらに、CBT を基礎理論に教育・心理社会的サポートの実践から、心理教育の参加を通じて、家族も同じような体験をしているほかの家族と出会い、体験を共有することで当事者・家族双方のネットワーク形成がなされることが期待された。

また、家族とそれを取り巻く環境全体の円環的な相互作用を家族システムと捉え、それらの作用からアプローチしていくという**家族療法**的な視点

悪循環遮断アプローチ
IMR: Illness Management and Recovery
精神疾患をもつ人が自らリカバリー目標を設定し、その人に適した方法で症状を自己管理し、リカバリーしていくために有用な情報や技術を獲得することを目的とした心理社会的介入プログラム。リカバリーにとても有用なプログラムである。IMR は、アメリカ連邦政府による EBP（Evidence-Based Practices）実施・普及ツールキットシリーズの一つで、ACT や家族心理教育、援助付き雇用とともに、科学的な根拠に基づいた実践とされている。

家族の感情表出
EE: expressed emotion

が加味され、医療機関・地域支援施設、行政機関などで「**家族教室**」が実施されているが、報酬化されていないこともあり、量的だけでなく質的にも不充分なのが実情である。

[3] 多職種協同による心理教育の必要性

筆者は現在医療機関においてソーシャルワーカーとして勤務しているが、勤務先では実践的な心理教育は行われておらず、家族教室についても、かつては行われていたようであるが、家族の高齢化とともに縮小・解散してしまった。認知症疾患センターの方で家族向けの相談などを行い始めたような状況である。

現在、精神科デイケア室でソーシャルワーク実践を行っているが、当事者の疾患・症状などの医療面のケア、制度の知識や情報提供、心理的支持だけでなく、当事者・家族間で生活上起こっている問題や、就労や介護等の今後の課題についても支援していくことを求められている。そのために、医師・看護師・薬剤師や地域の支援機関などの各分野に従事する職種の人たちと協働して、デイケアのグループワークに心理教育を取り入れて行くことに重きを置き、プログラムで実践を始めている。

B. 個別の心理教育的介入

[1] 本人・家族概要

Nさん：40代後半女性、統合失調症。197X年東京都にて5名同胞の第3子、次女として出生。長女も統合失調症で精神科病院に長期入院していたが、202X年死去。本人4歳時に両親離婚。祖父から性的虐待を受けていた。母親は離婚後に別の男性と内縁関係となり男女2子を設けるが、うち本人の妹を養子に出している。また内縁の男はその後行方不明になる。別れた父親とは時折連絡などがあるといった状況であったが、その父親も201X年死去。その後、母親（70代）以外の家族とは没交渉。

経済的基盤は、障害基礎年金2級。のちに生活保護受給。精神保健福祉手帳2級。

[2] 生活・病歴

198X年（15歳時）中学卒業後、就職し夜間高校へ通うが、職場は数ヵ月で退職し、以降は飲食店などでアルバイトを転々とする生活となり、高校も1年次で中退。198X年（16歳時）、意欲低下・ひきこもりになり、次第に独語・空笑・徘徊、まとまりのない行動が出現し、198X年5月

（17歳時）、Ｕ病院を受診するも１ヵ月で症状軽快したため通院を自己中断。しかし６ヵ月後に徘徊・放浪しているところを警察に保護される。また幻覚妄想活発で、自身で髪をバリカンで刈り上げたり、腐ったものを食べるなどの異常行動が出現していたため、同年12月Ａ病院に入院となり、その後201Ｘ年まで、20年以上の長期入院となった。

入院中、妄想が強くなるなどを繰り返しつつも次第に病状が落ち着き始め、作業療法での生活適応訓練、アパート居室での外泊練習、デイケアへの体験通所を繰り返し、201Ｘ年（41歳時）に退院。実家ではなくアパートでの単身生活を開始。Ａ病院への通院も継続した。

［3］ 心理教育的介入

金銭管理については母親が入院中に障害年金申請を行い、年金から生活費をＮさんへ渡していた。また、本人のアパートを訪れ片づけを行うなど、実質的に母親がＮさんの生活を管理していた。そして、母親のＮさんに対する干渉が強く、自分では物事が決められず、すぐ母親に頼ってしまうような共依存関係が顕著に見受けられていた。デイケア通所と訪問看護のサポートを実施していたが、母親との関係のあり方がＮさんの自立を阻んでいるとの認識をスタッフ間で共有し、Ｎさんに対してはデイケアプログラムの中で、母親に対しては訪問看護の中でＮさんの自立に向けての心理教育的な介入を行った。

［4］ 母親の年齢的限界

201Ｘ年12月（45歳時）、突然母親から「これ以上お金の管理ができない。よくわからなくなった」との相談があったと社会福祉協議会（以下、社協）より筆者に連絡があり、Ｎさん・母親・社協と面談をもつことになった。面談時、母親からは「年金と貯金で娘のお金のやりくりをしてきたけど、もうどうしたらいいかわからない」と不安な表情で訴えてきた。母親に認知症の兆候が表れてきたと思われた。Ｎさんはどんな状況になっているのか認識できていない様子で呆然と話を聞いていた。

母親の経済状況は貯金の取り崩しと老齢基礎年金である。Ｎさん本人の年金の一部を母親の生活費に充てている状況であることを確認し、社協担当者と状況について検討し、母親が管理していたＮさんの預金や通帳などを、**地域福祉権利擁護事業サービス**の利用で代替し、先々は生活保護受給申請を視野に入れていく支援の方向性を提案した。その旨をＮさん本人、母親へ説明した。母親は自分でお金の管理をしなくて助かると話し、Ｎさん本人は「お母さんから貰っていたお金じゃ厳しかった。何かあると

地域福祉権利擁護事業サービス
成年後見制度を利用するほどではないが判断能力がやや低下した方を対象に、福祉サービスの利用に関する相談・助言や、手続き・支払い等の援助を行う事業。このサービスは、本人と社会福祉協議会との契約により利用することができる。

怒るし……」とこれまでの母子の関係性についての不満を吐露した。今後は、できるだけ本人が金銭の自己管理ができるように方向づけた。

［5］ 母親との関係の振り返り

　翌202X年1月より地域福祉権利擁護事業で金銭管理等のサービスを開始。その5ヵ月後に本人の生活保護を申請し、受給開始となる。Nさんは元々母親からギリギリの生活費しか貰っていなかった生活をしていたこともあり、浪費等はなく金銭の自己管理もでき、生活は安定していた。

　しかし、母親はこれまでと変わらず、Nさんのアパートを訪れ掃除などをしに訪れる様子が続いていたが、Nさんにお金の無心をするようになった。長らく共依存関係にあったからか、最初は母親の言われるままにNさんはお金を渡していた。しかし、「母さん、何かよくわかんないけど、『私のお金盗っただろ！』と（私に）怒ってくることがある」と母親の様子が変であると訴えてくるようになった。

　社協のサービスを開始し、生活保護の受給が開始された同年9月頃より、母親が「娘の電話番号がわからなくなった」とNさんの電話番号をデイケアへ頻繁に問い合わせてきた。さらに、Nさん本人から、「お母さんがパンツ汚れたから替えを持って来て。洗濯しろって言ってくるの」など、事あるごとにNさんを呼びつけ、用事を言いつけるとともにお金の無心をすることが増え、Nさんも「お母さんって認知症？」と認識するようになった。

　そこで、筆者とNさんとで、お母さんとのこれまでの関係性について振り返りを行った。「お母さんにいつも頼ってばかりいたけど、今は電話でお母さんの申し出を断ったりしている。そしたらお母さんが怒って部屋に来て、杖で叩いたりするから怖いんだよ」と話し始めた。筆者は、お母さんの申し出を断ることができたことを頼もしく思い、Nさんを励ました（激励）。

［6］ 母親へのサポートの必要性

　母親が認知症かどうかについては、「お母さんに診察を受けてもらわないと何とも言えないが、お母さんのサポートをしてもらえることは可能だと思う」とNさんに伝えた。また、インフォーマルな資源を確認するために「Nさんにはお兄さんがいるが、お兄さんはお母さんや兄弟に連絡や様子をうかがうようなことをしているのか？」と尋ねた。「お姉ちゃんも入院しているから、どこいるかわかんないし、お兄ちゃんとはもう何年も会ったことない。電話番号も知らない。お母さんはたまに電話していると

思うけど」と現在の家族状況について話し始めた。Ｎさんと母親の関係以外については没交渉状況であることを確認。本人へ今の話を社協や主治医に相談してもよいか意向を聞き、情報共有を行うことの了承を得た。

その後、Ｎさんの診察に同席。主治医よりＮさんに、これまで通り支援の形を維持して行くが、お母さんにはＮさんが心配している認知症のことも含めて高齢者支援分野の支援が必要であることを説明してもらった。しかしＮさんは「どうしたらいいか考えてない」と、イメージができない様子だった。

病気・薬や生活リズム、制度等のサポートはＮさんの生活上必要なものであるが、今はお母さんに支援が必要となっている。母親の支援のキーパーソンは、お兄さんに担ってもらう必要があることを伝えた。また、公的なサービスを受けるため、行政（市役所高齢者支援担当課）へ情報を提供してもよいか本人へ確認し、できればＮさんと一緒に市役所へ相談に行きたいと提案、Ｎさんは「一緒に行ってくれるならいいよ」と了承した。

Ｎさんの了承を得たため、市役所高齢者支援担当課へ情報提供の形で相談。Ｎさんには支援体制があるが、母親は支援体制がない環境。母親の言動にＮさんが振り回され、生活リズムや金銭管理が崩れ、場合によっては病状変化につながる懸念がある現状を伝え、必要時に再連絡し、相談を行ってもらう方向性を約束してもらった。

C. 本人の意識の変化

［1］ 支援関係の新たな構築

その後も母親は早朝にＮさん宅を訪れ、「近所の人に意地悪された」と話し、泊まっていっては、「Ｎ、お前盗っただろ！」などと怒鳴りつけたり、家事を手伝ってほしいとＮさんを頻繁に実家に呼び出したりした。そして母親に、服薬忘れや不眠といった生活リズムの崩れが見え始めた。

上記の状況を主治医・社協・市役所それぞれと情報共有と相談を行い、市役所高齢者支援担当課に相談。市役所へ本人と同行して、Ｎさんからも生活状況を相談してもらい、行政からはどのような流れで母親への支援が考えられるか説明してもらうことにした。

Ｎさんに同行し、市役所高齢者支援担当課へ相談。母親の状況をＮさんに話してもらい、市役所からは母親には物忘れ外来の診察や、介護認定調査の申請を行ってもらう必要性があることを丁寧に説明してもらい、**地域包括支援センター**へ母親の様子を情報提供してもらう方向性を提案してもらった。相談直後、母親が徘徊して警察に保護されたという連絡があり、

地域包括支援センター
市町村が設置主体となり、保健師・社会福祉士・主任介護支援専門員等を配置して、3職種のチームアプローチにより、住民の健康の保持および生活の安定のために必要な援助を行うことにより、その保健医療の向上および福祉の増進を包括的に支援することを目的とする施設である。主な業務は、介護予防支援および包括的支援事業（①介護予防ケアマネジメント業務、②総合相談支援業務、③権利擁護業務、④包括的・継続的ケアマネジメント支援業務）で、制度横断的な連携ネットワークを構築して実施する役割を担う（介護保険法115条の46第1項）。

地域包括支援センターから介入を行っていくとの意向の連絡があった。包括支援センターへNさんの状況を伝え、キーパーソンは母親の息子（Nさんの兄）が妥当と思われるが、連絡先は把握していない旨を伝えた。包括支援センターより、母親の自宅を訪問し生活状況と息子さんの連絡先を確認してみるとの連絡を受けた。

　数日後Nさんから、「お母さんが私のアパートに来て、『お金貸してくれ！』と言っているけど、あげちゃ駄目だよね？　お金持っているみたいだったから帰ってもらった」と連絡があった。また社協からも、母親が突然現れ、お金を貸してと訴えてきたため、緊急的に食料の支援のみ行ったとの情報提供があり、包括支援センターへそれらのエピソードを伝えた。それらのいきさつをNさんに伝えると、「お母さんにお兄ちゃんの電話番号聞いてみるね」と答えた。

［2］兄の支援体制への参加

　Nさんから、「お兄ちゃんの連絡先聞いて電話してみた。お母さんのことでセンターから連絡あったんだって。お兄ちゃん、今度センターで話してくるって言っていた」と報告があった。長年連絡していなかったお兄さんとはどんな感じだったかを尋ねると、「優しかった。これからはお兄ちゃんがお母さんのことみてくれるって！」とにこやかに応えた。

　筆者からもNさんの了承を得たうえでNさんの兄と連絡を取った。Nさんの兄は、「そんなことになっているとは思わなかった。妹がいるから任せていたところもあったが、包括支援センターから連絡が来たので話を聞いてきます」と述べた。筆者からは、Nさんには母親の面倒を見て行くことは病状にも影響し難いため、家族として母親の代わりに連絡する役割をお願いしたいと打診し、了承してもらった。

　その後、Nさんの兄が母親の医療機関受診に同行し、介護認定調査を申請し、母親に要介護1の介護度が出て、介護保険サービス利用となった（その後、**アルツハイマー型認知症**と診断。徘徊と暴力で警察に保護され入院となる）。

［3］心理教育的介入の意義

　Nさんは、全面的に依存していた母親の認知症発病、生活保護の導入などの生活環境の激変に何とか適応することができた。その理由は、母親に対する支援体制の構築や兄との連絡など、急がずにNさんの意思を確かめつつ注意深く進めたこと、一つひとつの段取りを心理教育的に本人主体で実施したことが挙げられると思う。

母親に支援体制が構築され、兄との再会を果たすことができたNさんからは「お母さんが……」といったような言葉を発することは減り始めた。単身での生活も、生活保護受給となったことでかえって経済的・精神的余裕をもつことができるようになった。また、兄とは必要時に連絡できる関係性ができたことで家族の話をするようになった。

D. 心理教育・家族教室の実践

　教育プログラムとしての心理教育・家族教室はこれまでグループワークの手法として論じられることが多かったが、上記事例のように個別援助の実践の中でも行える可能性はあると思われる。

　社会生活を支援していくうえで、当事者が家族や仲間、職場や組織とどのような関係性を築き、社会的に機能（当事者とその環境との有効な相互作用を指す）していけるかがソーシャルワークの焦点である。当事者の社会的機能にかかわるためには、家族システムがどのように作用しているのか、人間の社会性とは何か、主体性を失うことなく周囲に適応するにはどのようにしたらよいのか、などについて学び、それらに対応する術を身に着ける必要がある。これが心理教育の意義である。

　心理教育は、当事者やその家族、そして支援者となり得る人たちすべてに必要とされている。グループワークのプログラムとして実践されるだけではなく、個別援助の中でも支援者同士のコンサルテーションの中でも心理教育的なアプローチを実践する可能性を探って行くことが必要である。

┃理解を深めるための参考文献
●黒川昭登『臨床ケースワークの基礎理論』誠信書房，1985.
　ケースワークの発展史、学派、人間観と定義など基礎理論について、豊富な臨床経験をもつ著者がまとめた研究書。
●ブトゥリム，Z. T. 著／川田誉音訳『ソーシャルワークとは何か──その本質と機能』川島書店，1986.
　ソーシャルワークの基本的価値前提として、①人間尊重：人間は、その人の能力や行動に関係なく人間であること自体で価値がある。②人間の社会性：人間はそれぞれ独自性をもった生きものであるが、その独自性を貫徹するのに、他者に依存する存在である。③変化の可能性：人間は、変化、成長、向上する可能性をもっていることを再認識させる古典。
●遊佐安一郎『家族療法入門──システムズ・アプローチの理論と実際』星和書店，1984.
　アメリカの精神医学界に最も大きな影響を与えている理論体系であるシステムズ・アプローチと、それに基づく家族療法について紹介している。

3. 家族療法的視点からのアプローチ

**危機を転機に変え、
新たな家族のあり方を模索した事例**

A. PSW を取り巻く治療的環境について

[1] チーム医療と PSW の役割

　筆者の勤務する精神科病院は約 600 床あり、急性期治療に力を入れている。PSW は個別担当制で、入院から退院までを通して患者、家族の支援を行っている。また**力動的チーム医療**体制を取っており、定期的、あるいは適宜開かれるチームミーティングにおいて患者の情報を共有し、理解を深め、治療方針の検討を行っている。チームの構成は主治医、看護師、PSW を中心に、場合によっては OT（作業療法）のスタッフや臨床心理士など、患者の治療にかかわっているメンバーが集まる。家族（患者の支援者）もチームの一員と捉え、PSW は家族の治療に対する意向や患者との関係、家族の思いなどをチームにフィードバックする。そればかりでなく、PSW は治療方針や患者について家族と治療スタッフがともに話し合うための場の設定も行う。また PSW は相談援助の業務に加えて、患者を含めた家族の背景やシステムを理解しそれを治療に反映させるために、**家族心理教育**や親面接、夫婦面接、患者を含む合同面接などの家族療法的アプローチを必要に応じ選択し実施している。

[2] 家族療法的視点をもって家族を理解するということ

　人も問題も単独で存在することはない。家族の中で問題が起こったとしても原因の特定は難しい。誰か一人の責任ということもあり得ない。家族療法的視点をもって問題を捉えたり家族を理解するということは、何が原因なのか、誰が問題なのかの原因を特定することではない。家族はお互いに影響し合い支え合って存在している。さらに家族は環境からも影響を受けており、それら全体の相互作用も含めて**家族システム**として捉える必要がある。大切なのは問題を**直線的因果律**でなく**円環的因果律**で捉えることであり、家族の中で何が起きているのかを理解することである。そして問題を抱えている個人だけに焦点を当てるのではなく、その個人を取り巻く

力動的チーム医療
患者を観察して得られる情報だけでなく、それぞれのスタッフに生じる感情反応、スタッフ間の関係、集団力動なども共有したうえで患者を多面的統合的に理解し、それぞれの立場から役割を分担し治療を行う。

直線的因果律
何らかの原因が存在し、その原因の結果、現在の問題が生起しているという、原因と結果が「1 対 1 対応」しているとみなす考え方。

円環的因果律
原因と結果が「1 対 1 対応」でなく、ある出来事が見方によっては原因ともなり得るし、別の出来事の結果ともなり得る連鎖的相互作用の現象全体を捉える認識の仕方。

家族の不安や苦労にも目を向ける。それまでの家族のあり方や家族内での役割に配慮したうえで、問題とされる状況や症状がどんなメッセージを発しているのかを「家族とともに」探索し、関係性やコミュニケーションを見直していくのである。

家族のライフサイクルは、家族を理解するための重要な視点である。家族メンバーはそれぞれ個人の**発達課題**をもっている。家族システムも成長し発展する過程においてそれぞれの段階で問題が生じることが前提となる。問題を抱えた家族が健康的に機能していないわけではなく、家族が成長発達していくためには危機が生じて当然であり、その課題を乗り越えていくことが大切なのである。

B. Aさんとの出会い──事例の概要と初回の入院経過

本事例についてはプライバシーに配慮し、論旨を失わない程度に加工を施している。

[1] Aさんの生活歴

Aさんは2同胞中第1子で、幼少時は一人遊びが好きなおとなしい子だった。小学校、中学校と友だちは少なかったが仲のよい友人もおり、特に問題なく過ごした。こつこつがんばり成績も上がったが、よい成績を維持するためにさらにがんばるという悪循環に加え、中学3年生の頃よりダイエットを始めた。高校に入ってからはやせ願望が強くなり、高校3年時には40kgを切り生理も止まってしまった。母親の勧めで学部を選択して大学に合格するが、不安が高じ大学も休みがちになった。大学進学後もさらに体重が減り、生理も止まったままなので婦人科を受診した。そこで精神科を受診するように勧められて精神科の治療につながり、摂食障害の診断で通院治療をしていた。体重が30kgを切ってしまい、筆者（以下、PSW）の勤務する病院に入院となった。

[2] 当院1回目の入院（約6ヵ月）

AさんがPSWの勤務する病院に初めて入院になったのは22歳のときで、診断は**摂食障害、情緒不安定性パーソナリティ障害**であった。入院時の問題行動は、過食嘔吐、買物依存（多いときで月に20万円以上）、過量服薬などの**衝動コントロール不良**、**希死念慮**、家族への攻撃的な言動であった。AさんはPSWが担当している女性の閉鎖病棟に入院となった。Aさんは病棟で過剰適応し、不安定だった。主治医との関係においても「よ

い子」にふるまうが、主治医の一言で被害的になっていた。両親はAさんによくなってもらいたいという思いと、入院させてよかったのかという思いとで揺れ動いていた。

　PSWはまず両親をサポートし協力体制を築くことが必要と考え、親面接を定期的に行った。両親はほぼ揃って面接にやってきた。両親からは治療に対する期待やAさんによくなってもらいたいという熱意は感じられるが、足並みがそろっていない印象を受けた。そして両親ともAさんの辛さを何とかしてあげたいという思いが強く、この時期の両親はAさんの状態にかなり左右されていた。

　Aさんはある診察で**直面化**されたことをきっかけに、「主治医にもう診られないと言われた」と受け取り、両親も同じように思い込んでしまった。状況を説明しても修正されないまま、「信頼関係を壊した医者や病院が悪い」と怒って一方的に退院してしまった。このときPSWはAさんや両親の勝手な行動に腹立たしさを感じ、また何もできない無力感を強く感じた。一方、Aさんたちは主治医から拒否されたと感じ、その怒りや傷つきから治療者を見捨てるような形で退院していったのだった。

C. Aさんとの再会──2回目の入院経過と家族の変化

　それから約4年後、Aさんは激しい自傷行為をして大学病院に救急搬送された。希死念慮が続いているため精神科への入院を勧められ、当院へ転入院となった。Aさんはこの4年間にいろいろな病院にかかり、10回以上の入退院を繰り返していた。問題行動は続いており、さらにリストカットも繰り返されていたようだった。前回と同じ治療チームで再び治療が始まった。

　前回の経緯があるので、PSWは両親に入院治療に対する意向を確認した。Aさんによかれと思いいろいろやってきたが、かえって買物依存や自傷行為はエスカレートしてきており、どうしてよいかわからず困惑していること、今回は主治医の方針に従うつもりでいること、Aさんに対しては自傷行為をせずに生活できるようになってほしいことが語られた。

［1］Aさんの家族システムを理解する

　Aさんの父親は人付き合いがあまり得意でなく、なるべく波風を立てないように相手に合わせてしまうところがある。父方祖母は精神科受診歴があり、父親は親に負担をかけないようにという思いが強かった。また父親は実家を含めて家族と考えており、特に父方祖母との結びつきが強かっ

た。自分たちよりも実家を大事にしているようで、A さんの母親には不満であった。

　母方祖父は酒好きで、よく酔っ払っていた。母方祖母は、そんな夫の愚痴を子どもたちによくこぼしていた。家のことは母方祖父が決め家族はそれに従っており、夫婦間でのコミュニケーションは少なかった。母親自身、頼ることが苦手で相談はほとんどしなかった。母親は就職して数年で結婚し、専業主婦をしている。A さんの妊娠中は特に問題なかったが、産後の肥立ちが悪く産後 1 週間で元の体重に戻ってしまった。母乳も 3 ヵ月くらいで止まってしまい、数年間は寝たり起きたりの生活だった。A さんは食が細くよく泣く子で、体も弱く、母親にとって育児はストレスだった。

　母親は、家事で寂しさや不安を紛らわせていたが、時に父親に対する不満ややり場のない怒りを爆発させていた。父親は母親の顔色をうかがい、機嫌を損ねないように対応していたので、家の中の緊張は高かった。A さんの前でもそのようなコミュニケーションは行われており、A さんも母親の意に沿うような考え方や行動をしていた。

[2] 家族システムの変化と PSW のかかわり

(1) 入院後〜4ヵ月—両親が A さんのためにできることを考える

　2 回目の入院後も前回と同様、A さんは病棟の人間関係や主治医とのやり取りで一喜一憂していた。家族への度重なる電話や買物の要求でストレスに対処しようとするが、手段を選ばないやり方のため、要求が通っても通らなくても希死念慮を強めるパターンを繰り返した。

　PSW は、今回も定期的に A さんや家族と面接を行った。親面接と合同面接を並行し、この時期は**心理教育的なかかわり**とサポートが中心であった。前回の経過からも、PSW は両親が A さんと共揺れせずにいられることが A さんの安定にもつながると考えた。そして心理的に距離を置くことは、A さんを見放すことではないという認識が両親の側に必要であると考えた。反省の言葉を口にしながらも繰り返し買物を要求する A さんに対して、「A さんなりの対処法なのだ」と頭で理解していても、これでもかというように繰り返されると PSW も内心うんざりしていた。また A さんと距離を置こうと話し合っていても、A さんの要求を断れずルール違反の手伝いをしてしまったり、A さんの調子がよいとそれに呼応して距離を縮めてしまう母親に対しても批判的な気持ちを感じていた。この時期の PSW と家族の関係は、A さんと両親の関係と同様に、一定の距離感や安定感を保つことが困難であった。まだ A さんと母親は**共依存関係**にあり、PSW は双方の距離を置くことの強い不安を充分理解できていない

共依存関係
アルコール依存症の家族によく見られる人間関係のパターンより提唱された概念。患者の「お世話」をすることが患者の「依存したい」という欲求を満たすと同時に、家族の「お世話をしたい」という隠された欲求を満たすという相互に依存し合う関係。

行動化
葛藤が望ましくない行動
として表出されること。

にもかかわらず、母親の行動変容に力点を置きすぎていた。

(2) 入院4ヵ月〜1年5ヵ月─家族それぞれが自分について考える

　今回の入院でも、Aさんは自宅に退院することを希望していた。治療チームはそれは難しいのではないかと考えていたが、この時点ではAさんや両親の意向に沿って治療を進めていた。そのような折、Aさんは主治医の一言で被害的になり病棟内で縊首未遂をした。この**行動化**に両親のみならず治療チームも大きく動揺した。PSWはそこまで切迫していたAさんの心情を思うと申し訳ない気持になったが、一方で裏切られたような気持ちも感じた。事件後にも主治医、病棟看護師、PSWでチームミーティングを開いた。そこではメンバーの治療に対する行き詰まり感やAさんの行動化に対する怒りや傷つきが率直に表現され、Aさんは他者との関係や経験を積み重ねていくことが困難であると再確認された。このような状況や治療者との関係性の中で、当院での治療継続が可能かどうかについても話し合われた。振り返ってみると、Aさんは身をていして自分を含めた家族や治療者の変化を引き起こしたのかもしれない。

　治療チームはこの危機的状況をこれまでのかかわりを振り返る機会と捉え直した。主治医を含めた面接で、チームミーティングで話し合われたことを率直に伝えたうえで、Aさんや両親に今後の治療についてどう考えているかを問いかけた。両親は今のAさんを引き受けてやっていく自信がないことを正直に語った。主治医から、これを機に「それぞれが自身や家族との関係についてもう一度考えていく」ことが提案された。PSWはなるべく両親に来院してもらい親面接と合同面接を並行して継続し、両親の努力や苦労を共感的に支持した。そして、Aさんや両親にかかわりの中で感じたことを言語化し、安心できる関係について考えてみるように働きかけた。自分たちの今後について現実的に考えていくために、Aさんも両親も自分の欲求や希望を自覚することが大切と考えたためである。

　このような面接を続けていく中で、Aさんは「親に自分の辛さをわかってほしいが期待通りの言葉が返ってこないと不安になり、その不安を紛らわすために電話したり物の要求をしてしまう」と自分のパターンについて振り返った。母親は、ある程度の距離感があったほうがAさんと余裕をもってやり取りができるが、Aさんの要求に応えられない自分が母親失格のように感じてしまうことなどを言葉にするようになった。また母親はこれまではAさんのことを父親と相談することがなかったが、自分一人では抱えきれないことを自覚し、両親で対応するようになっていった。父親は3人で一緒に暮らしたいが、Aさんと母親が一緒に生活するのは現時点では難しいだろうと語った。

親面接を継続していく中で、母親はＡさんと一緒に暮らすのは難しいという結論に至った。Ａさんとの関係には距離が必要で、今は一緒に暮らす中でそれを保つことが難しいとのことであった。PSWは、母親がどうしたらＡさんとの関係に安心感がもてるかを母なりに模索していることを評価し、支持した。父親もＡさんと母親の間で揺れていた。最終的には母親と暮らし、そのうえでＡさんのサポートもしていきたいと述べた。

（3） 入院後１年５ヵ月〜退院まで―新たな家族関係への展開

両親の気持ちも固まり、主治医を含めた面接で両親からＡさんに意向を伝えることになった。Ａさんは薄々感じていたようで、「一緒に暮らせない」と伝えられても大きく取り乱すことはなかった。逆にきっちりと伝えられたことで腹をくくったようにも見受けられた。今までのＡさんであったら見捨てられたと感じ不安や怒りに圧倒されて行動化していたと思われるが、危険な行動化はなく、不安やさみしさを言語化していた。一人暮らしをするということは大きな方向転換だったが、家族自身で決めたことだったからこそＡさんにも受け入れることができた。治療チームが後ろ盾となっていることを実感できるようになってきたことにより、家族も新たな一歩を踏み出すことができたのだろう。PSWはその後も親面接と合同面接を継続していた。「一緒に暮らさない」ことは「見捨てる、拒否する」ことではなく、「よい関係を維持するために長期的視野をもってかかわる」ことであり、「Ａさんの力を信じて見守る」ことであると**リフレーミング**し、家族に伝えていった。その後Ａさんは退院準備のため開放病棟に転床した。人間関係のトラブルや感情の揺れは伴ったが、以前のようにそれが自傷行為に続いていくような切迫感はなく、スタッフに相談しながら対処できていた。PSWは、両親が自分たちの考えをＡさんに伝えられていることを評価した。またＡさんには自分で考えて行動するように働きかけるようにしていた。そしてＡさんの「時に揺れる気持ち」には共感しつつ、今できていることを伝えていった。約２年半の入院を経てＡさんは**グループホーム**へ入所となり、グループホーム近くのクリニックへ転医していった。

リフレーミング
異なった視点から物事を見ることにより、見方の枠組みを作り変えること。

D. 事後評価

２回の入院を通して家族は着実に変化した。大きな転機はＡさんの激しい行動化に対して両親が限界を感じ、治療チームに自分たちを委ねたことである。それまでも表面上は協力体制が築けていたかのようであったが、両親はまだ自分たちのやり方を変えられなかった。それは治療チームに対

する抵抗というよりも、Aさんに対する罪悪感に加え、両親も治療チームとの間に信頼関係を築くことが困難だったためである。PSWが時間をかけて一定の距離を保つようにしてかかわり、Aさんや両親の気持ちを評価せずに聞くことで、両親もPSWや治療チームを信頼できるようになっていった。

　さらに、Aさんの家族システムの抱える課題①Aさんの自立、②それに伴う母親の喪失感、③夫婦の関係の再構築を、治療チームが理解し共有したうえでPSWが介入を行ったことが効果的であったといえよう。また変化していくには時間が必要だが、家族のペースに合わせたからこそ、家族が課題に取り組み、危機を乗り越えることが可能になったと考えられる。

▌理解を深めるための参考文献

● 上島国利監修・市橋秀夫編『パーソナリティー障害・摂食障害』精神科臨床ニューアプローチ5，メジカルビュー社，2006.
　パーソナリティー障害や摂食障害の患者を前にしたとき、どのように診断し、理解し、かかわっていくか、そして家族介入についても具体的に描かれている。

● 遊佐安一郎『家族療法入門—システムズ・アプローチの理論と実際』星和書店，1986.
　家族療法を日本に初めて紹介した家族療法の入門書。システムズ・アプローチに基づく代表的な理論について、その独自性や共通点についても多面的にまとめられている。

● 下坂幸三監修・中村伸一他編『実効ある心理療法のために』金剛出版，1999.
　臨床家たちが自身の技法や拠り所とする理論を用いて治療を行っている現状が描かれている。介入の視点も解説されているので治療のプロセスがわかりやすい。

4. アウトリーチ

訪問支援と新しい社会関係の創出　　事例9

A. 事例概要

　本事例は、筆者（以下、PSW）が精神科診療所に勤務を始めた2ヵ月目から開始したケースである。プライバシー保護のため、事例の趣旨が損なわれない程度の変更を加えている。

　Aさんとの出会いは、医師からの**生活保護**申請を支援するようにとの依頼であった。そして、面接から訪問支援へと展開した事例である。

　AさんはT県に生まれた。3人兄弟の末男で、高校卒業後に上京し、就職した。30歳頃から次兄と同居を始めた。37歳のときに同僚とのトラブルに悩み、仕事が手につかなくなって退職した。その後は仕事をせず、ひきこもりがちの生活になっていった。その間は次兄の収入で生計を立て、次兄は、「ほうっておけばそのうち治るだろう」と考えていた。何度か精神科に連れていかれたこともあったが、その度にAさんは拒否したり逃げ出したりした。Aさんが次兄に連れられて当診療所を受診したのは、退職から10年以上経過した2000（平成12）年のことだった。

B. 支援の始まり

[1] 筆者と出会うまで—治療開始、経済的問題の浮上

　2000（平成12）年3月、診療所を訪れたAさんはほとんど喋らず、付き添いの次兄が、幻聴や睡眠障害、10年位前から声がはっきり出なくなったことなどを医師に伝えた。診断は統合失調症だった。Aさんは人のいる待合室を嫌がって、入り口で何時間も座り込んで動かないこともあった。だが通院を続けるうちに症状も軽快し、ポツリポツリと話すようになっていった。初診から1年後には、一人で来院できるようになった。

　2001（平成13）年、次兄が失業し生活保護世帯となった。医師は、次兄の話がまとまりに欠け要領を得ないうえに「生活費を増やすために馬券を買っている」と話し、借金もあるというので当時勤務していた筆者の前任のPSW（以下、前PSW）に生活相談としてAさんへの面接を指示した。

面接は週1回で、Aさんは日常のことをよく話した。次兄が同席すると
きは、Aさんは俯いて黙っていることが多かった。次兄がお金を遣いす
ぎて困るというので、前PSWはいくつか提案をしたが状況は変わらず、
「お金を貸してください」と言われることもあった。面接は、前PSWの
退職のため9ヵ月で終了した。生活状況に大きな変化は見られなかったら
しい。それから3年後、次兄が仕事に就いたので生活保護が廃止された。
その後次兄は退職し、再び生活に窮したが、何とか次の仕事を見つけ、ギ
リギリの生活を続けていた。

[2] Aさんとの出会い

　2007（平成19）年10月、PSWはAさんの生活保護申請の相談に乗る
ようにと、医師から依頼された。Aさんは小柄で痩せていて、肩をすく
め不安そうにしていた。声が出にくいのか、聞き取るのに苦労した。58
歳という年齢よりもずっと老けて見えた。PSWの質問に「兄がまた退職
して新しい仕事が見つからず、お金がない。1日1食しか食べていない。
両親は亡くし、親戚にはこれ以上頼れない」と懸命に訴えた。その様子に、
PSWは切迫した状況が伝わってくるように感じて「何とかしなくては」
と思った。PSWは、すぐに本人と次兄、PSWの3人で市役所に相談に行
くことを提案し、了承を得た。

　当日、市役所にはAさんだけが現れた。次兄はどうしたのか尋ねても
Aさんははっきり答えなかった。窓口担当の職員に、次兄の話も聞きた
いからと言われて簡単な相談で終わった。診療所に戻り次兄に電話すると、
「Aと○○さん（PSW）だけで行くのがいいと思ったから」とのんびり
した調子だった。疑問に思ったPSWは、診療所で詳しい話を聞くために、
Aさん本人と次兄、PSWの3人で会う約束をした。次兄は約束の時間に
遅れて来た。痩せて日焼けした肌に大きな目が印象的だった。次兄は数ヵ
月から年単位で転職しており、現在も仕事を探してはいるが「体力、気力
がなくなってきた」と述べた。所持金も残り少なかったが「近所の目もあ
るので、なるべく仕事がしたい。プライドがあるので生活保護にためらい
がある」とも述べ、生活保護を申請すること自体、決めかねているようだ
った。先日の市役所での件を報告すると「役所も予算がないから、そんな
に簡単に受け付けないよね」と、やはりのんびりとしていた。また「生活
保護だと借金ができない」のも迷う理由のようだった。PSWは生活保護
申請を勧めたくなり、現実的には生活保護制度に頼るほかないのでは、と
話すと「それでもいいと思っている」という返事だった。PSWは次兄の
心情が理解できず、戸惑った。家計の管理は1年前からAさんがしてい

た。Aさんはこの日ほとんど口を開かなかった。

　数日後、3人で市役所へ行き、生活保護の申請をすることができた。申請に必要な書類はすべてAさんが用意した。

［3］支援の目的を確立する―スーパービジョンの体験

　PSWは、Aさんと次兄との危機感のちがいに戸惑い、曖昧な次兄の態度にいらだちを感じることさえあった。この事例をどう支援してよいかわからず、困り果てて、**グループスーパービジョン**の場に事例として提出した。2007（平成19）年11月のことだった。

　スーパーバイザーは、Aさんと次兄を「村外れに住む隠者」と形容した。PSWにとってこの形容は大変役に立った。地域で生活してきたが、あらゆる関係性から孤立していた2人の状況がイメージできた。また、隠者となった背景として「人生において重要な"愛することと働くこと"の失敗」が示唆された。2人とも結婚歴はなかった。新たな社会関係を築いていくことの困難さが予想された。

　PSWは、それまでの表面的な理解や感情とは別に、人のもつ歴史や社会関係から理解することを体験した。困っている状況を参加者に聞いてもらえたこともあり、少し落ち着いて考えられるようにもなった。Aさんに、新たな社会関係を築いていけるような支援をしたいと思った。そこでPSWは、Aさんの支援の目的を **QOL** の向上とした。そして、面接を週1回に増やし、支援のための関係形成に努めることにした。しかしAさんはPSWの考える支援を望むだろうか、大きなお世話かもしれないと気になってもいた。PSWの提案にAさんは「はい」とだけ答えた。前PSWの面接記録に、遅刻やキャンセルの記載が1度もなかったことを頼りにした。

QOL
活動（さまざまな領域への主体的、積極的参加。自己実現と選択の自由）、対人関係（親しい人とそうでない人との関係）、自尊心（自信や自己受容）、人生における基本的な幸福感（豊かな経験、安心感、質のよい生活）の4つの要素からなる概念。

［4］面接室での支援から訪問支援へ

　2007（平成19）年11月から面接を開始した。Aさんは毎回定刻にやって来た。12月に生活保護費が支給されてからは毎月のやりくりの話題が増え、PSWも意見を言うことがあった。そのためかAさんから頻繁に電話がかかってくるようになった。用件は大体同じで、毎月の支払いの報告や確認だった。その度にPSWは、「今までやってきたのと同じようにしてください」と答えた。やがて「貯金が○○円貯まりました」と話すようになったので、PSWは、このまま経済的に安定すればAさんの生活も変わっていくのではないかと考えていた。

　しかし、その後もAさんは、「1日1食なので、栄養が足りない」と言

い続けていた。その一方、Aさんは「万が一の時のために貯金しなければ」と繰り返した。Aさんは食費を切り詰め、貯金に充てていた。面接に家計簿を持って来てもらい、ある程度出費が増えても貯金できることを計算して伝えてみたが、状況は変わらなかった。一体何のために生活保護申請を支援したのだろうかとPSWはショックを受けた。

　今度は、次第に「貯金が減っている」とAさんは訴えるようになった。次兄がお金を遣いすぎて、苦労しているというのだった。次兄が何にお金を遣っているかはAさんも正確には把握していなかったが、言われるままに毎日お金を渡すので、貯金はすぐに底をついた。PSWは、Aさんとやりくりについて一緒に考えたが、面接でのやり取りだけでは生活の状況は変わらなかった。Aさんの生活実態を把握し、もっと直接的で具体的な支援の展開が必要なのではないかと考え、主治医と協議し、PSWによる**訪問看護**の導入を決めた。そして、Aさんに提案し、了承を得た。面接開始から1年が経過していた。

［5］訪問支援

　週2日、Aさんと次兄の部屋を、PSWが訪問した。Aさんは「数年前にアパートの取り壊しで引っ越してから荷ほどきしてない、部屋が片づかない」と以前から述べていたので、まずは部屋の片づけを一緒に始めた。次兄は留守がちで、どこで何をしているのか言いたがらなかったが、家にいるときは片づけを手伝ってくれた。次兄は、「Aが散らかした」「Aが障害者だから金銭管理できず家計が苦しい」などと主張した。もの忘れや寝つきの悪さを訴えて、次兄もPSWが勤務する精神科診療所に通院していた。大量の薬が部屋のあちこちで見つかり、ほとんど服薬していないことが判明した。布団は1組しかなく、そこに2人で寝ていた。物理的にも熟睡しにくい状況だった。部屋は段ボールの山で、その上に衣類などが積まれ、床は物で埋め尽くされていた。「どこから手をつけていいかわからない」と、Aさんが面接で述べていた意味がPSWにもわかった気がした。荷ほどきをしながら、不要な物を捨てる作業を繰り返した。Aさんは手を休めず、黙々とこなした。PSWが指示することは少なかった。古い写真が出てきて、当時のAさんの仕事や、余暇の話になることもあった。訪問支援に切り替えた後、AさんからPSWへの電話回数は徐々に少なくなっていった。

　訪問中に金銭管理の相談を受けたり、各種手続きの手伝いをしたりしていたので、片づけは中断することも多かった。するとすぐに散らかっていったが、ひと通りの荷ほどきを終えた後は、2人で片づけをする頻度は減

っていった。金銭管理は、同じことの繰り返しだった。次兄は、Aさんの話に耳を貸さなかった。Aさん自身は、納付要件不足のために**障害年金**を受けられなかったので、生活保護費と次兄の**老齢年金**で生活していた。所持金が尽き、数日間絶食することもあった。次兄はその度に、「今度からは考えを変えます」とPSWに述べ、その場を取り繕った。PSWは見かねて、**生活保護担当ケースワーカー**との連携や、**日常生活自立支援事業**の利用を提案したが、次兄はもとよりAさんも介入されることを拒否した。

[6] 作業所への通所

　訪問看護開始から2年目の2010（平成22）年3月、PSWは市内の**地域活動支援センター**（以下、支援センター）で週1日地域新聞のポスティングのできる利用者を募集しているという話を聞いた。午前中の屋外での活動で、地図を見て正確に配らなければならないなどの条件があり、人員確保に困っているという話だった。PSWはAさんが毎日買い物に出かけ、周辺の地理に詳しいことを知っていたので、声をかけてみることにした。

　Aさんは照れ笑いのような表情を浮かべ、「自信がないです」と答えた。PSWには、支援センターの利用者よりもずっと年上のAさんがみんなに受け入れられるだろうか、体力的にもつらいかもしれない、と心配する気持ちもあった。Aさんに「○○さん（PSW）も一緒ですか？」と聞かれ、しばらく支援センターに同行する約束をした。次兄からも「やってみてダメだったら止めればいい」という後押しがあったが、Aさんは迷い続けた。PSWは、時々声をかけながら、Aさんが決心するのを待つことにした。Aさんは、その年の11月に支援センターへの見学を決めた。

　見学時、Aさんは支援センターの所長の説明に、「はい、はい」と頷くばかりで、体を硬くしていた。ポスティングがある曜日は、PSWの勤める診療所の休診日だったこともあり、まずは内職に週1日参加することにした。Aさんの希望で、参加は午前中のみとし、ポスティング前日の、地域新聞にチラシを折り込む作業をする曜日を選んだ。Aさんは、支援センターに入るとPSWの後ろについて歩き、PSWが利用者に挨拶すると、声は小さかったが同じように挨拶した。朝のミーティングでは、その日の作業予定を各自が立てて発言していたが、Aさんの番になると焦ったようにPSWに視線を投げかけてきた。初日は代わりに発言した。

　チラシ折りの日は利用者が多く、部屋の中央にある大きなテーブルを中心に作業していた。何となく全員の定位置が決まっているような感じがあり、AさんとPSWは、部屋の隅に置かれた横長のテーブルに空席を見つけて並んで座った。Aさんは片づけをしていたときと同じように黙々と、

日常生活自立支援事業
判断能力の不充分な認知症高齢者、知的障害者、精神障害者を対象に、自立した生活を送ることや権利擁護を目的に福祉サービスの利用援助や日常的金銭管理を行う。社会福祉協議会が実施する。

丁寧に作業をこなしていった。支援センター自体も、時折雑談が交わされる以外は静かであった。PSW は、A さんと日常のことを話しながらチラシ折りをした。最初の数回は PSW が診療所に戻ることを告げると、12 時前でも「自分も帰ります」と帰ってしまったので、できるだけ 12 時まで A さんと過ごすようにした。PSW もほかの利用者とあまり会話しなかったが、通所を繰り返すうちに最初感じていた所在なさは消えていった。

　2ヵ月目に入り、PSW は、ポスティングに参加するよう A さんに提案してみた。A さんは、PSW の同行を希望した。PSW は、交換条件として「ではチラシ折りの日は一人で行ってみてください」と言うと、A さんはあっさりと「はい」と答えた。PSW が思っているよりも早く、A さんは新しい環境を受け入れつつあるようだった。ポスティングの日は PSW の休日だったので、院長の許可を取り、休日出勤の扱いで同行した。A さんは慣れない手つきだったが作業には問題なく、1 時間程度で終わるので体力的にもつらさは見られなかった。2 回目の同行が終わり、次回について A さんに聞くと、「○○さん（PSW）来ても来なくてもどっちでもいいです」という答えが返ってきた。喜ばしい気持ちと、どこか寂しい気持ちがした。A さんは「一人で行きます」と言った後に、しばらくしてから「○○さん（PSW）がいると心強い」とも言った。PSW は、A さんが PSW に気を遣っているのかもしれないと思った。

　ポスティングの同行は終了し、PSW は、時々、チラシ折りの日に支援センターに立ち寄ることにした。見かける度に A さんの作業の手際はよくなっていて、利用者とコミュニケーションも取っていた。3ヵ月目の終わりになると、A さんはいつもの隅のテーブルではなく中央の大きなテーブルに座って作業していた。相変わらず黙々と作業していたが、PSW は安心した。その後しばらくして PSW は支援センターに立ち寄ることを止めた。A さんはチラシ折りとポスティングの日は午前中だけ、休むことなく通い続けた。

　訪問看護は、支援センターに同行していた間も継続していた。「田舎に墓参りに行きたいので、まずは貯金が目標」と話していたが、工賃も生活費に消えてしまっていた。訪問の度に、支援センターでの作業について A さんは PSW に報告してくれた。利用者の名前をずいぶん覚え、新しい利用者に作業を教えることもあるという。A さんの真面目な取り組みに、PSW は「お疲れさまでした」と声をかけた。

C. 考察—PSW の役割とは

　PSW は、A さんの QOL 向上を支援したいと思い、医師との医療チームで検討した結果、最終的に訪問支援が選ばれた。支援センター通所に至り、A さんの世界の広がりにわずかながら貢献できたのではないかと思う。2013（平成 25）年夏からは、週に 3 日デイケア通所も始め、当初の生活状況とは大きく変わっていった。デイケアのプログラムやイベントに参加しながら、支援センターの活動にも変わらず責任感をもって取り組んでいた。A さんが新しい社会関係や福祉的就労の機会を得たことを肯定的に捉えるのであれば、支援の目的を達したといえる。

　訪問支援を振り返って最初に思ったのは、「発表すべき特別なことは何もしていない」ということだった。裏を返すと、PSW の支援がとても見えにくいものであることを意味しているのではないか。

　PSW は、A さんとの支援関係を築くために、気の遠くなるような時間をかけ、同じ時間を過ごし、同じように悩み、考え、取り組んできた。かたわらで、支持的に接するように努めた。それだけのことともいえる。しかし、そのことが A さんを新しい社会関係に結びつけた一つの要素になったと確信している。その後 A さんは、2020（令和 2）年 12 月末に外出時の事故により急逝した。突然のことで現在も悔やまれるが、A さんからは訪問支援の難しさ、人は誰しもが変わりうる可能性をもった存在であることなど、かかわりを通して多くを教えていただいた。

　訪問看護は、現在進められている「**精神障害にも対応した地域包括ケアシステム**」の中で地域生活を支援する役割の一つとして期待されている。しかし現行の診療報酬体系では、他機関への同行やケア会議への参加などは算定の対象になっていない。2022（令和 4）年に療養生活継続支援加算が新設され、医療機関でのケースマネジメントが評価されるようになった。今後も柔軟な評価、改定が望まれる。

▌理解を深めるための参考文献

● ニィリェ，B. 著／河東田博・橋本由紀子・杉田穏子訳編『ノーマライゼーションの原理—普遍化と社会改革を求めて』現代書館，2004.
　障害をもつ人をノーマルに近づけるのではなく、その人がいる社会の状況を、その人に適した形で得られるようにというノーマライゼーションの原理についてわかりやすく述べられている。
● ラップ，C. A.・ゴスチャ，R. J 著／田中英樹監訳『ストレングスモデル—リカバリー志向の精神保健福祉サービス（第 3 版）』金剛出版，2014.
　欠陥モデルや仲介モデルという考え方ではなく、個人と環境のもつ強さに焦点をおいた強化モデルによって精神障害者のケアマネジメントの実践を説明している。

5. デイケアにおける事例

複合的な課題をもつクライエントへの包括的な支援　事例10

　以前筆者が勤めていた精神科病院（以下、C病院）の**デイナイトケア**に、10代で**統合失調症**を発症し、自信の欠如、考えのまとまらなさなどの症状、怒りとその行動化、家族から見放され、孤立しているなど複合的な問題をもつクライエント（以下、Aさん）がいた。筆者は、デイナイトケア担当の精神保健福祉士として、**共感**的であることを意識しながら、Aさんとの関係形成に努め、Aさんの生活の再建を支援しようと試みた。

　筆者は、個別相談、訪問、グループワークなどの支援を行うとともに、主治医、相談担当精神保健福祉士、地区担当保健師、**宿泊型自立訓練事業所**職員との連携による包括的な支援を行った。2年半のかかわりを経て、Aさんに大きな変化がみられた。以下に、支援の経過を報告したい。なお、本事例は対象者の承諾を得ているが、プライバシーに配慮し論旨を失わない程度の加工を施している。

宿泊型自立訓練事業所
知的障害者や精神障害者に、夜間や休日に居室などの設備を提供し、家事等の日常生活を向上させるための支援、生活等に関する相談および助言、その他の必要な支援を行う。

A. C病院のデイナイトケア

　デイケアの規模は、大規模デイケアであり、登録者数は70名前後、1日の参加者は約20名ほどであった。**ナイトケア**、訪問看護を併設していた。プログラムは単一方式で、卓球、料理、手工芸などがあった。メンバーの大部分は生活保護受給者、単身の高齢者が中心メンバーであり、主に統合失調症と診断されていた。スタッフは、看護師2名、作業療法士2名、精神保健福祉士4名から構成されていた。

　その中で筆者は、グループワークのプログラムをいくつか任されていた。それとともに、訪問看護を何ケースか担当していた。筆者が担当していた**グループワーク**プログラムは、以下のものである。

　①美術：コラージュ、大人の塗り絵、絵画の創作を通じて自己表現ができるようになることを目的としていた。

　②お悩み解決研究会：メンバー同士が悩みや課題を語り合い、共感し合い解決策を考えていける場所の提供を目的とした。

③ボクササイズ：レッスン形式のグループで身体を使うことでストレス
発散、体力強化に取り組めることを目的としていた。

B. 事例報告—Aさんへの包括的な支援と変化

［1］ 事例概要—Aさんの生い立ち

Aさんは、43歳の男性。診断名は、統合失調症であった。

Aさんは、東京に生まれ、7人家族、同胞5人の第3子として育った。
父は酒に酔い妻や子どもに暴言を吐くことが多かった。母はAさんに対
して否定的な言動が多かった。両親は言い争いが絶えず、暴力沙汰に発展
することもあった。1番目の姉は視覚に、5番目の弟は知的にそれぞれ障
害をもっていた。

Aさんは定時制高校の工業科に進学。その在学中に落ち着かなくなる
とともに、怒りやすくなり、B医大病院精神科を受診した。定時制高校を
6年間かけて卒業し、就職したが、職場を転々とした。

22歳時、怯えるなどの症状と、物を壊す、投げるなどの行動があり、C
病院を受診し、初めて統合失調症と診断された。24歳時より**就労継続支援
B型**通所を開始した。24〜38歳時に症状が増悪し行動がまとまらなくなり、
入院することが3回あった。再燃を繰り返す度に作業能力が低下し、就労
継続支援B型の利用を休止しデイナイトケアを利用するようになった。**主
治医**はベテランで、Aさんを長年担当しており信頼関係も形成されていた。

就労継続支援B型
一般企業等での就労が困
難な障害者に生産活動そ
の他の活動の機会を提供
する。あわせて、就労に
必要な知識および能力の
向上のための訓練を行う。

［2］ Aさんとの出会い

筆者と出会った頃、Aさんは41歳で都営アパートに母と弟の3人で暮
らしながら、デイケアとナイトケアを毎日利用していた。生活はAさん
の障害年金と**生活保護**に頼っていた。父は脳溢血の後遺症のため、転院を
繰り返していた。室内は乱雑で、玄関のドアも閉まらないほどであった。
経済的にはAさんの年金は母に管理され、小遣いとして毎月3,000円が渡
されるだけであった。母からは、「何もできない」と否定されることが多
かった。食事も充分にはとっていないようだった。

デイナイトケアでは、1日の食事を確保することがAさんの関心の中
心であった。Aさんは常に話し相手を探し、話しかけていた。考えがう
まくまとまらず、いつも迷い、どもり、言いたいことをうまく表現するこ
とが苦手であった。辛そうなときでも笑顔を浮かべていたが、壁を殴る、
叩く、椅子を持ち上げることなどがあった。親しい女性メンバーと過ごし、
プログラムに参加をすることはほとんどなかった。

［3］アセスメントと支援計画

　Aさんは、過酷な生育環境で育った。両親からの関心はほとんど得られなかったため、**自己肯定感**が低く、強い怒りや満たされなさを抱えているが、辛いときでも笑顔を作り自らを押し殺していた。そのため、ストレスが高じると感情を爆発させ暴力に発展した。生活面では、母に年金を管理され、満足な食事すらできずにいた。そのため、食にしか関心がもてない状態であった。加えて、言葉も不明瞭であったため、デイケア内でメンバーからは馬鹿にされてしまうという悪循環を起こしていた。

　そのような理解のもと、筆者は、Aさんが**安心して話せるように支持的**にかかわった。**明確化**を丁寧に行い、Aさんが抑圧している気持ちを言語化できるようにかかわることを目標にした。そして、言語化した気持ちに共感し、Aさんが気持ちを整理していけるよう努めた。また、Aさんが安心して暮らせる生活環境を確保できるよう、家庭訪問により家庭環境の把握を行い、家族調整を行うことにした。

　グループでは興味・関心のあることに取り組めるようにかかわった。ほかのメンバーとも良好な関係を築けるように、彼がグループでも安心して話せるように、話を真剣に受け止めることをこころがけた。

［4］支援関係の形成

　ナイトケア終了後にAさんは、紅茶のパックを盗ったと告白した。理由を聞くと、「家では、ココアや紅茶は飲むと母や弟に怒られるように感じるため、水道水を飲んでいる」、「母から給食を食べているから、我慢するように言われている」と言う。筆者は彼が辛い状況だと理解していると伝えたうえで、盗みはよくないと伝えた。また後日訪問することを申し出た。盗らないという約束を守るようになった。

　3ヵ月後、突然「新しいスタッフさんたちは僕をわかっていない」、「わかったとしても、またいなくなってしまう」とAさんは悲しげに話した。出会いがあれば別れがあると思うこと、筆者がわかろうと努力していることを伝えた。このやり取りの後、美術グループ、ボクササイズグループ、お悩み解決研究会に参加し始めた。加えて、美術では絵画を通して少しずつ自分を表現しだした。この頃から筆者と週に1度30分位の個別面接または話し合いを行うようになった。

［5］家族への介入

　5ヵ月後、Aさんは1ヵ月で体重が4キロも激減していた。衣食住が保障されていないことが主な要因と推測された。訪問前にAさんが小遣い

を 3,000 円から 5,000 円に値上げしてほしいと希望した。本人が権利を自
覚できるようにという意図もあり、母に対し、これらの証言を基に A さ
んの小遣いを値上げするように**交渉**した。母は怒り激しく抵抗したが、小
遣いが 5,000 円に値上げとなった。A さんも母に対し今の状況に我慢をし
ていたことが言えた。この後グループに対してより**意欲**的になってきた。

［6］ 安心しグループに対して意欲的になった時期

　6 ヵ月を過ぎた頃より、お悩み解決研究会で、他者への共感が見られた。
美術でも、「自分なりの美的センス」という題でコラージュを創作、満足
できたようで、発表時に初めてみんなに積極的に見せていた。「満足いく
ものができたようですね」と伝えたうえで、文化祭への出展を勧めた。

　しかし、ある日のナイトケアにて「**自殺**すると生まれ変われないので、
死んで生まれ変わったら、今度は頑張ってみるつもりです」と語った。
「あの家族で育てばそう思うかもしれないけど、よくやっていると思いま
すよ」と伝えた。この日を境にグループには、積極的に参加するようにな
ってきた。このように**個別相談**と相互に関連しながらグループ内で変化が
見られた時期であった。

［7］ 転機、自立へ向けて

　9 ヵ月を過ぎた頃、母がアルバイト代を生活保護担当者に報告していな
いことが発覚し生活保護が打ち切りとなった。そのため父が退院し帰宅し
た。家では、A さんが寝る場所さえ確保できていない状況となった。そ
のため、保健師に連絡し、**地区担当保健師**からは施設（宿泊型自立訓練事
業所）入所を勧められた。お悩み解決研究会では、家族と暮らすのは苦し
いので、施設見学に行ってみると他のメンバーに話した。ほかのメンバー
から励ましと助言をもらっていた。

　この頃、家族に対する、怒りと貢献したいという気持ち、家を出た後の
家族の心配などを言語化した。筆者は**傾聴**し、安心して家を離れていいの
ではないかと伝えた。また、訪問時には、両親に本人が家族の役に立ちた
いと思ってきたことを伝え、同時に、離れても家族であることを確認し合
った。しばらくして生活保護が再開となった。

［8］ 家からの自立

　1 年 4 ヵ月頃、宿泊型自立訓練事業所の体験入所後、「施設でやっていけ
るか不安です」と A さんは不安を述べたが、その数日後、入所が決まった。
家を出ることに対する不安を抱えながらも入所する決意を固めていった。

宿泊型自立訓練事業所に入所し、障害年金を**自己管理**することになった。「年金が入ると大金なので不安、母に渡した方がいいと思う」と語った。母に預ける必要はないと思うことに加えて、管理の仕方がわからないからこそ入所したのだから、スタッフと練習するように伝えた。

　入所後2ヵ月ほどすると、グループでも以下の変化が見られるようになってきた。ボクササイズグループに意味を見出し、熱心に取り組み、技術の向上、体力の増強が見られた。グループの中で他メンバーの向上した動作を指摘したり、ほめたりと、思いやりのある行動も見られるようになってきた。美術グループでも今までより複雑なバイクの塗り絵を完成させた。

C. 事後評価─Aさんの変化の要因

［1］個別相談による支援

　Aさんは、自己肯定感が低く自己の感情を表現することが困難であった。筆者は時には待ち、時には促し、時には感じた印象や移入した感情を伝えることにより、Aさんの言葉にできない感情や葛藤を**言語化**できるようにかかわった。このように明確化と**浄化法**を共感的にかつ柔軟に行った。Aさんは自己の抑圧された感情を言語化し、現実的な対応を考えることができるようになってきた。

　宿泊型自立訓練事業所の入所が近づいてきた時期には、入所に向けて決断できるように、過酷な家族状況で育ってきた苦労に共感しながら、家族に対する矛盾した感情に**直面化**することを支援した。

浄化法
クライエントの感情表現を促進する技法。

［2］訪問による家族調整

　筆者は家庭訪問により、Aさんの置かれている状況を共有し、小遣いの値上げ交渉を行った。このことにより筆者との信頼関係が深まり、さらにAさん自身が抱えていた不満を直接母に言うことにつながった。

　Aさんは家族に対しいくつかの**相反する感情**を抱いていた。一つは不当に扱われたことへの怒り、もう一つは家族の役に立ちたいという気持ちであった。一つは家族と生活することは苦しい、もう一つは家族から離れていくことに対する不安と罪悪感であった。Aさんは宿泊型自立訓練事業所の入所が近づくにつれ、この感情を強く表現するようになった。筆者は家族に対するAさんの役に立ちたかったという感情を伝え、離れても家族であることを確認し保証した。この過程を経て、Aさんは自分で年金を管理し自分の人生を自分でコントロールし始めた。

[3] グループワークによる支援

ボクササイズグループでは、**言語化できない怒り**を身体で表現することができた。さらに他メンバーから励ましや賞賛をもらうことは、新しい生き甲斐になっただけではなく他者への思いやりを育むことへつながった。美術グループではAさんの興味に応じて創作に取り組み、上達したことを他者から認められた。その過程で**自己表現**がより豊かになった。さらには、より複雑な作品に取り組めるようになった。

お悩み解決研究会ではAさんが直面している問題を、他メンバーと共有し解決に向けて助言をもらうという経験をした。また他メンバーも苦しい思いをしていることに気づくきっかけになった。自己を表現し他メンバーから受け入れられ、認められるという体験は、Aさんにとって自らの人生を意味あるものと感じられる体験であった。また他者への共感性を発達させることが可能となった。

[4] 連携による支援

主治医、相談担当精神保健福祉士、地区担当保健師、宿泊型自立訓練事業所スタッフがAさんの自立という目標を共有し、それぞれの立場から支援を行うことが、Aさんの宿泊型自立訓練事業所入所を支えた。

[5] まとめ─全体関連性と包括的支援

筆者は、個別相談、訪問による家族調整、グループワークによる支援、多職種および地域との連携と一人で何役も行うことになった。Aさんは複合的な問題を抱えていた。そのため、生活の悪循環を打開し自立に向かい生活を再編していくためには、**ストレングス**を意識した密度の濃い包括的な支援が必要であった。クライエントの全体関連性を把握し必要に応じた支援を提供することは、精神保健福祉士の重要な役割であり魅力でもある。

ストレングス
strengths

■ 理解を深めるための参考文献

● ラップ，C. A. ＆ゴスチャ，R. J. 著／田中英樹監訳『ストレングスモデル─リカバリー志向の精神保健福祉サービス（第3版）』金剛出版，2014.
クライエントのもつ希望と選択に重きを置き、共感をすることで信頼関係を築き、クライアントの強みを見出す、リカバリー志向のケースマネジメントを学ぶことができる。

● ギャバード，G. O. 著／奥寺崇・権成鉉・白波瀬丈一郎・池田暁史監訳『精神力動的精神医学─その臨床実践（第5版）』岩崎学術出版社，2019.
DSM-5に沿って各障害を精神力動的精神医学の視点でわかりやすく解説している。また、力動的に志向された個人精神療法、集団精神療法、入院精神療法についても記載されており、デイナイトケアでの支援に役立つ。

ソーシャルワークと家族療法

日本福祉教育専門学校精神保健福祉研究科　スーパーバイザー　坂野憲司

ソーシャルワーカーに限らず、他の専門職の人たちにも、「環境の調整はソーシャルワーカーの仕事、心の問題は心理の仕事」という単純な二分法的な役割分業の発想法を抜け出せない人たちが多い。専門職の境界線を明確にすることは、専門職の権威や職業同一性を保つためにはよいかもしれないが、臨床現場のニーズにとっては逆機能的である。

臨床現場で接する多くのケースは、専門領域を超えて、環境と心の問題とが不可分に関連していることを教えてくれる。各専門領域の重なり合う場所に、「家族療法」という家族介入の技法群が存在している。

家族療法は、「家族の個々人よりも家族というシステムに焦点を合わせた介入方法」と定義されている。家族は、単なる血縁関係の人の集まりではなく、地位や役割によって構成され、情緒的に統合された社会システムである。「お父さん」、「お母さん」、「お姉さん」、「お兄さん」などの名称は、それぞれ社会的地位を表しており、期待される役割を担っている。たとえば、お父さんがお父さんの役割を放棄して、自分だけの欲求充足のために遊び暮らしているとするなら、その家族システムは崩壊するか、お母さんや子供に過重な負担がかかり歪んだシステムが形成される可能性がある。また、障害や疾病により、家族成員が期待される役割遂行ができなくなった場合も、家族システムは大きな負荷を負う。

すべてのシステムは、形態を保とうとする性質（恒常性維持機能）をもっている。家族システムも同様に、システムを維持するため歪みや負荷は、最も弱い立場の家族成員が担わされるといわれている。家族システムの歪みや負荷を背負わされ、健全な情緒的成長が阻害されたり、ストレスに耐えかねて症状形成に至った人たちが精神科医療の対象となっている。家族療法家は、そのような人々を「患者と見なされる人：identified patient」と呼んでいる（本来は家族システムの病という意）。

家族システムは、近隣の人びと（地域社会システム）のサブシステムをなしている。かつて、助け合いの存在した時代には、近隣の人びとによって家族システムが支えられてきた。一方で、地域社会のシステムは、家族システムが有機的に結びつくことによって成り立っていた。現代社会は、都市部においても農村においてもそれぞれの事情で地域社会が崩壊しつつある。支えを失った家族システムは孤立し、その結果地域社会も衰退する。

行政は、さらに大きな社会システムの代表機関であるが、高齢者や障害者などに焦点を当て、「包括的で重層的な地域支援システム」を構想している。そして、その構想には、「地域社会の再構築」の意図が含まれている。しかし、残念ながら個別な事情を抱える家族システムを支えるという視点は薄い。

いずれにせよ、臨床現場で当事者の「家族システム」を支える役割は、ソーシャルワーカーを含む多職種専門家チームが担っている。

「家族療法」の知識は、チームに共通の視点と技術とを提供してくれるものである。

第4章 課題に対応した支援体制

メンタルヘルス領域における精神保健福祉士の実践は、大きな可能性を秘めている。新たな社会課題に対して新たな取組みを切りひらく精神保健ソーシャルワークの可能性を実践事例から提示する。

1. 広がる精神保健ソーシャルワークの実践

●精神保健福祉士のメンタルヘルスへのかかわり

　国の定める「五大疾病」に精神疾患が加わり、メンタルヘルスへの関心は高まる一方である。精神科や心療内科を標榜する診療所も各地に普及して、誰もがメンタルヘルス課題を抱えて受診する可能性をもつ時代となった。うつ病や自殺問題は多くの人にとって身近であり、社会として取り組まざるを得ない課題といえる。東日本大震災以降、毎年頻発する地震や風水害による大規模災害時のメンタルヘルスも、大きく報道されている。

　精神保健福祉士は、人と社会の接点に関心を置き、集団や組織、地域をも支援の対象と捉え、環境に働きかける。具体的な生活課題を通した支援を多く扱う。精神障害者の長期入院を契機に国家資格化された精神保健福祉士ゆえに、幅広いメンタルヘルスへの関与ができる側面がある。

●新たな制度による援助手法の広がりと多様な援助機関

　当初は医療機関や行政機関など限られた機関で実施されていた精神保健福祉士の支援は、**障害者総合支援法**による計画相談、**障害者雇用促進法**に基づく特例子会社での支援、司法領域の支援など、制度の整備によって多様な援助機関で行われている。診療報酬や介護報酬、障害福祉サービス等報酬、補助金などの活用によって、さまざまな事業形態による新しい支援の可能性が広がってきた。新たなメンタルヘルス課題に対して、支援課題を明らかにしてモデル事業を実施することで、制度化される道も開けている。現実の問題から新たな社会課題に柔軟に取り組み、制度化するのは、精神保健ソーシャルワークに対する社会の要請である。

●アディクション領域で得た知見を生かす

　精神保健福祉士は、アルコール関連問題などアディクション領域において多くの実践の蓄積がある。都市部を中心にアルコール専門医療が多く展開され、自助グループをはじめ当事者との協働を重ねてきた。家族や関係者を強く巻き込むという社会関係の特性も、精神保健福祉士の関与が深まった要因の1つである。支援とは何か、回復とは何かを根本から問い直しを迫られる領域であり、すべての精神保健福祉士に深く理解してもらいたい。また、虐待など家族をはじめ緊密な人間関係を援助対象とする際に、この領域で蓄積された知見はとても役立つ。当事者に添って動機づけを高め、有効な支援を行う援助技法についても、学ぶことは多い。

障害者総合支援法
正式名称は「障害者の日常生活及び社会生活を総合的に支援するための法律」。

障害者雇用促進法
正式名称は「障害者の雇用の促進等に関する法律」。

2. 危機的状況への介入

計画相談支援による多職種連携支援　事例11

A. 危機介入について

　キャプランは、**危機状態**について「人生の重要な目標に向かうとき、障害に直面し一時的、習慣的な解決方法を用いてもそれを克服できないときに発生する状態」と定義づけている[(1)]。統合失調症の発症の**好発年齢**は、「思春期から30歳」くらいであると言われており、まさに人生の重要な目標に向かう時期に直面する危機であるといえる。そのような危機に際して、地域精神保健の現場では、集中的・包括的な支援が必要とされると論じられており、24時間365日対応の包括的・多職種者チームによる訪問活動 ACT が日本においても導入されつつあるが、経営上の困難もあり、いまだに広まるに至っていない。一方、**障害者自立支援法**から**障害者総合支援法**への改正の流れの中で打ち出された**相談支援事業の強化**により、**サービス等利用計画**の大幅な拡大がなされ、**ケアマネジメント**を用いた多職種による支援が福祉サービスの側からも行えるようになってきた。ここでは、筆者がまさに危機的状況にあった事例に、サービス等利用計画を作成する**相談支援専門員**としてアプローチした経験を紹介したいと思う。

包括型地域生活支援プログラム
ACT：Assertive Community Treatment
重度の精神障害者の方々の地域生活を支える、多職種によるチーム支援プログラム。原則24時間365日対応で、アウトリーチによる支援を主とする。

サービス等利用計画
ケアマネジメント手法を活用した、総合的・包括的な支援計画

B. 事例の概要と展開

［1］ A 氏との出会いと支援の開始

　指定特定相談支援事業の指定を受けている**地域活動支援センター**の職員である筆者（以下、PSW）に依頼があったのは A 氏が C 病院から退院する前日であった。C 病院で入院費が払えないので退院するのだが、「とても地域の支えなしでは暮らせない。病状も完全に回復している状態ではない」という病院から行政への支援依頼があり、PSW の施設が地域に出た後の支援を行政から依頼された。PSW が前日にわかっていたことは、A 氏がその時点で40歳であったこと。入院中にてんかん発作があったこと。措置入院等の経歴があるらしいこと。IQ（**WAIS-Ⅲ**）が50程度で、近所とのトラブルも抱えているようだというくらいのものであった。そして退

WAIS-Ⅲ
成人知能検査
3つのIQ（言語性IQ、動作性IQ、全検査IQ）と4つの群指数（言語理解、知覚統合、作動記憶、処理速度）を算出する。

院当日に、同行していた父親が、区役所に自立支援医療などの手続きに来たときに声をかけて、訪問することとなった。本人は訪問するとおびえた様子であった。部屋に入るとかなり荒れており、壁には穴が開いており、トイレの扉は壊れて外れていた。症状が悪いときには暴れることもあるとの話であった。また、荷物が天井近くまで積み上がっていて不安定な様子で、倒れたら危険であると思われた。床もごみなどが散乱しており、衛生面はかなり劣悪な状況が窺われた。

父親は日本各地をまわる営業の仕事で家にはほとんど帰らず、必要に応じて金銭を送っているようだった。家に電話もないため、父親との連絡がうまくいかないときには食事ができない日が続くこともあるようだった。ほとんど社会との接触はなく、食事以外はほとんど家で過ごし、20 年近く、近所の嫌がらせなどもある中で、地域の中で孤立した生活を送っている様子であった。「何かこれからやってみたいことはありますか?」と聞くと、「とにかく勉強がしたい。学びなおしたい」と答えた。その他にいくつか質問するが「まあまあです」「大丈夫です」の答えしか返ってこなかった。

医療中断は、かなりリスクが高いと判断されたため、クリニックへの受診同行を PSW で行うことにした。初診時の同行では、ズボンをビニールテープで補修して着用して、電車の中で他の乗客から奇異の目で見られているような様子だった。また、財布だけでなくカバンなどもないため、手づかみで保険証などを持っており、衣食住のすべての面において支援が必要と思われた。受診では、通信制大学へ行っていたが中退した、勉強しなおしたいと医師へ話していた。帰り道にてんかん発作があるため服薬の重要性についてよく説明し、**訪問看護**で薬の管理を行うこと、薬局から訪問看護へ直接薬を送ってもらうことを、本人の了解を得て手配した。

その後も、受診同行や訪問を行うが、受診を忘れて不在のこともあり、PSW のみが病院に行くこともあった。生活衛生面は相変わらずひどかったが、退院後すぐに導入した訪問看護師と連絡を取り合いながら、まずはごみの分別や洗濯などを少しずつ手伝ってできるようになっていた。

[2] 多職種連携のスタート

PSW は受診同行の帰りなどに、一緒にファストフード店で食事をとったりしたが、そのときに、何度も「この先どのように暮らしていきたいか?」と聞いた。「とにかく部屋を片付けたい」「勉強したい」「衣類や靴を買いたい」など少しずつではあるが語れるようになっていった。本人から「とにかく部屋を片付けたい」という希望が出てきたタイミングで、**居宅介護**の導入を勧めたところ乗り気であったため、この時点からサービス

居宅介護 (ホームヘルプ)
障害福祉サービス下の介護給付事業。

調整を行うことになった。また、「トイレがつまった」「テレビが壊れた」などの連絡が訪問看護から入った際にはすぐに訪問して、修繕などを手配した。

　そして、**サービス担当者会議**を、本人、居宅介護事業所の職員、訪問看護師、保健師、PSWで行った。片付けをしたいという本人の希望に沿って「まず、片付けから始めましょう」とみんなで共有し、具体的な支援方法についても検討した。洗濯、服薬支援は毎回行うこと。ごみ箱をしっかり作り、捨てる場所を決めましょう。掃除機、冷蔵庫の購入も検討していきましょうなど話し合った。また部屋の中はかなり荒れ果てていたので片付けていく順番についても話し合った。週３日訪問看護、週２日居宅介護の体制でサポートし、各事業所との連絡やサービスではまかなえない部分の支援をPSWが行っていくこととなった。PSWは、お金がなくなってしまう場合に備えて、あらかじめ保存食の類の購入に同行することや、居宅介護だけではまかないきれない部屋の整理などを行った。

　かなり部屋が荒れていたこともあり、居宅介護事業所から「これは無理かもしれない」「時間がかかる」などの連絡もあったが、筆者としては、今までの他の事例の方の支援の経験から、支援体制が安定してくれば、A氏が地域で生活していけるだけの力をもっているという見通しがあった。その時点での、在宅支援が導入されたことによるよい変化を伝え、長い目で協力してサポートしていきましょうと話し合った。そのことは保健師等にも伝え、他の支援者が諦めないように支援をするのも筆者の大きな仕事であった。以後も、A氏の生活上の変化や各支援者の状況を電話や事業所へ訪問して伝え続けた。

[3] 希望に寄り添うために

　PSWは衣食住のフォローから、まずは支援を組み立て始めたが、A氏にとって大事なことは「大学に行きたい」という人生の目標であると考えた。その目標と支援を行う社会資源を結びつけていきたいと思い、A氏が「勉強難しい」と言ったときに、「大学生などに教えてもらうのはどうか」と聞くと、「お願いします」と答えたので、A氏の近所の大学の先生の研究室を訪ねて、学生のボランティアを依頼した。そしてそれをA氏に伝えると、「〇〇大って偏差値いくつですか？」「勉強頑張ります」と初めて自分からいろいろなことを話しかけてくるようになった。次の日に通院同行だったのだが、家に行くと不在で、仕方なくPSW一人でクリニックに行くと、もう診察を終えて、受付を済ませるA氏の姿があり驚いた。改めて、受診を含めて、社会資源と本人の希望が結びつくことの大切さを

感じた。

　PSW は金銭管理などについても、「大学受験のためのセンター試験の費用等を貯めるためにはどうしたらよいか？」など、なるべく本人の希望と生活上必要な支援を結びつけるように働きかけた。しかし、A 氏の生活面は向上したが、かかわり始めて、数ヵ月後にてんかん発作が 2 ヵ月おきくらいの頻度で生じるようになった。発作は一度起きると、言語等の機能低下が見られ、会話の疎通も数日の間とりづらくなるようだった。入院しての服薬調整が必要であるという主治医の判断ではあったが、金銭的な事情から、入院をすることが困難だった。訪問看護、ヘルパー、PSW で連絡を取り合いながら、とにかく服薬が中断しないようにサポートし続けた。父親は、生活保護の受給には、気が進まないようであった。PSW は 1 年近くかけて、A 氏が、今後地域で生活をしていくためには経済的な基盤が必要であることを訴え続けた。また、在宅支援等が導入されたことによる A 氏の変化を逐一伝えて、適切な支援により、A 氏の人生が前に進んでいることを感じてもらえるように心がけた。

［4］危機を脱し、夢に向けて

　そして、支援開始から約 1 年が経ち、A 氏がてんかん発作で運ばれた。救急病院において PSW が改めて、父親に A 氏の今後に向けて提案を行った。医療的なケアの基盤を整えるために入院による服薬調整を行ったほうがよいと思えること、そのために生活保護を受給することが必要であるという内容である。初めて納得してもらい、次の月には A 氏へ生活保護の受給が決定した。そして 3 ヵ月間の入院による服薬調整の後、退院。以後 1 年以上発作は起きていない。

　退院後は、転居も実現し、ヘルパー、訪問看護の助けを得ながらも、支援開始時からは大幅に改善された環境の中で暮らしている。表情やコミュニケーション、生活の能力が上がっており、ヘルパーの時間も徐々に減らしている。A 氏は筆者に会うと「コーヒー飲んでいきませんか？　いれますよ？」「今日、暑いですよ。熱中症になってしまうのではないですか？」など気遣ってくれるようになった。A 氏は現在大学に行くために単語帳を読む生活を続けているが、「暗記は難しくてなかなか覚えられません」と話している。大学受験までは、もう少し時間がかかりそうである。

C. 考察

[1] サービス等利用計画による包括的な支援

　2013（平成25）年４月の障害者総合支援法の施行を見据えた2012（平成24）年４月の障害者自立支援法の改正法案により、相談支援の拡充と障害福祉サービスの**支給決定プロセス**の見直しがされ、サービス等利用計画の勘案がサービス受給のために必須となった。サービス等利用計画の導入は、障害福祉サービス利用に際してケアマネジメントを導入する方向であるといえる。厚生労働省障害者総合福祉推進事業による「サポートブック」によれば、以下の視点がポイントとされている。①**エンパワメント**の視点が入っているか、②アドボカシー（権利擁護）の視点が入っているか、③トータルな生活を支援する計画になっているか、④連携・チーム計画になっているか、⑤サービス等調整会議が開催されているか、⑥ニーズに基づいた計画となっているか、⑦中立・公正な計画になっているか、⑧生活の質を向上させる計画となっているか、である[2]。

エンパワメント
empowerment

　PSWは、今回のA氏の危機に際して、サービス等利用計画に求められる視点を多分に意識して支援を行っていたが、特にA氏のニーズ「大学に行きたい」という気持ちを中心に据えて、支援を組み立てた。大学の先生に勉強を教えてくれるボランティアを依頼するというPSWの行動は、その後のA氏とPSWの関係の大きな転換期であった。それまで何を話しかけても「大丈夫です」「まあまあです」と答えていたA氏が「○○大って偏差値いくつですか？」と初めて問いかけてきたときは、PSWにとって印象深い瞬間であった。

[2] 支援者をささえる役割の重要性

　A氏にかかわるヘルパーや訪問看護の方々は、毎週決まった曜日と時間に依頼された支援を続けた。１回あたりの60分から90分という時間の中で、いつも決まった片付けやごみの分別、服薬の促しなどをこなしながら、A氏の生活がどのように変化しているのかは、把握しづらい。PSWは、サービス担当者会議による各支援者の役割分担を行っただけでなく、なるべく各支援者と綿密に連絡を取りながら、各支援者の支援がA氏の変化にどのように機能しているかを伝え続け、各支援者を支えるということを心がけた。また、各支援者の様子がわかるように、本人に了解を得て、支援ノートを作り、各々が独立した支援にならないように工夫をしていた。

　A氏を支えるチームを作る過程は、A氏の変化に伴い、PSW自身を含めて、支援者もエンパワメントされるような体験でもあった。現在、サー

ビス等利用計画が拡充されているが、このような支援の輪の広がりを期待
したい。

注)

(1) Caplan, G. "An Approach to Community Mental Health" Tavistock Publications,
1961.（カプラン，G. 著／山本和郎訳／加藤正明監修『地域精神衛生の理論と実
際』医学書院，1968）
(2) 「平成 23 年度厚生労働省障害者総合福祉推進事業『サービス利用計画の実態と今
後のあり方に関する研究』報告書—サービス等利用計画作成サポートブック」特
定非営利活動法人日本相談支援専門員協会，2012.

■ **理解を深めるための参考文献**

● **ラップ，C. A. ＆ゴスチャ，R. J. 著／田中英樹監訳『ストレングスモデル—リカバ
リー志向の精神保健福祉サービス（第 3 版）』金剛出版，2014.**
制度化されたサービスの中のみに障害者を押し込む支援のあり方に対して、本当の意
味で「地域」で生活すること、暮らすことをサポートできるように、ストレングス・
リカバリー・資源の発掘などの視点からケアマネジメントを解説している。
● **萩原浩史『詳論　相談支援—その基本構造と形成過程・精神障害を中心に』生活書
院，2019.**
事業としての相談支援の形成過程の振り返りを通して、近年の福祉サービスの量的拡
大における課題、相談支援の実践的価値について考察している。

3. 就労支援と特例子会社

特例子会社における就労支援と 精神保健福祉士の役割

事例 12

A. 障害者雇用と特例子会社制度

[1] 障害者雇用の歴史

　1960（昭和 35）年「**身体障害者雇用促進法**」が制定され、企業に障害者雇用を割り当てる**雇用率**が定められた[1]。当初は努力義務として 1.1％（民間企業の工場など）、1968（昭和 43）年には民間企業は一律 1.3％と改正された。ただし、障害の対象は法律の名前の通り「身体障害者」だけが対象であった。当初、対象は目に見える障害に限られていたが、その後どこまでが障害なのかという議論が広がり、雇用の義務化やすべての障害を対象とする流れに向かっていった。

　1976（昭和 51）年の改正では、「努力義務」だった障害者雇用が「**義務雇用制度**」に変わった[1]。この背景には大企業で障害者雇用があまり進まなかったという現状があった。この当時、中小企業では障害者が普通に働いていたという時代的背景がある[1]。知り合いや親戚から頼まれて、それぞれに合った仕事に就かせていたのである。また、**納付金制度**や**除外率制度、重度障害者のダブルカウント制**など、現在の法制度の基盤となるものもこの頃にできた。

　1987（昭和 62）年の改正では、法律の名称も「**障害者の雇用の促進等に関する法律**」（以下、**障害者雇用促進法**）となり、対象が身体障害者だけでなく、知的障害者にも拡大された。しかし、精神障害者への対応は大きな課題として残ったままであった。精神障害者を障害者雇用の対象にするかどうかは長年にわたって議論され、ようやく 2006（平成 18）年の改正で精神障害者も実雇用率に算入できることとなった。その後、精神障害者の雇用に対する企業側の意欲が高まりを見せている[2]。2018（平成 30）年 4 月 1 日より、障害者雇用義務の対象としてこれまでの身体障害者、知的障害者に精神障害者が加わり、2021 年 6 月現在、民間企業で働く障害者は 59 万人を超え、過去最高となった。障害別に見ると、身体障害者約 36 万人、知的障害者約 14 万人、精神障害者約 10 万人となっている。

納付金制度
障害者雇用に伴う事業主の経済的負担の調整を図るための制度。法定雇用率を下回っている場合は、納付金の納付が必要となり、超えている場合は調整金が支給される。

除外率制度
障害者が就業することが困難であると認められる職種については、法定雇用率算定時に、労働者数から一定の割合の人数を除外することが認められている制度。

実雇用率も 2.20％ と過去最高となった。

［2］ 法定雇用率と特例子会社制度

　障害者雇用促進法では、障害者雇用率制度、特例子会社制度、障害者雇用納付金制度、各種助成金、などさまざまな支援策が定められている。障害者の**法定雇用率**とは、障害者雇用促進法に基づき定められている障害者雇用の割合で、民間企業、公的機関はそれぞれに相当する数以上の障害者（身体障害者または知的障害者）を雇用することが義務づけられている。精神障害者については、2006（平成 18）年 4 月より雇用率の算定対象になっている。原則として週 30 時間以上の常用雇用者（1 年を超えて雇用が見込まれる者）が対象である。また、重度身体障害者と重度知的障害者は 1 名を 2 名として計算できる（**ダブルカウント制**）。

　法定雇用率は 5 年ごとに算定、見直すことになっているが、現在、民間企業については 2.3％ と定められている（公的機関 2.6％）。つまり、常用雇用者 1,000 人の企業においては、20 名以上の障害者を雇用する必要があるのである。雇用率未達成の企業は、納付金の徴収や企業名の公開などの社会的制裁がある。

　特例子会社制度は、さまざまな事情で障害者の受け入れが困難な場合に、子会社に一定の要件を具備することを条件に、子会社での受け入れを親会社の雇用と見なす法律の特例適用である。親会社の実雇用率に算入することのできる、障害者の雇用に特別な配慮のされた子会社である。認定要件を満たしていれば、この子会社の労働者は親会社の労働者とみなし、親会社が雇用する労働者に加えることができる。2021（令和 3）年 6 月現在、特例子会社の認定を受けている企業は、全国に 562 社で、雇用されている障害者は約 4 万 1,700 人（**重度ダブルカウント**）である。

　特例子会社の認定要件としては、①身体、知的または精神障害者を 5 人以上雇用し、かつ全常用労働者中の障害者が、20％ 以上であること、②雇用される障害者数のうち、知的障害者、精神障害者および重度身体障害者の合計数が、30％ 以上であること、③施設・設備の改善、指導員の配置など、障害者雇用への特別な配慮をしていること、などが挙げられる。また、親会社が特例子会社の実質的な意思決定機関を支配していること、役員派遣、従業員出向があることなど、親会社側の認定要件もある。

［3］ 特例子会社における精神保健福祉士の役割

　筆者は大学卒業後、一般企業に勤務しているが、その後、共同作業所指導員、福祉事務所の精神障害者専門ケースワーカーなどを経験した。現在

の特例子会社に勤務して 15 年目である。筆者の所属する特例子会社は、社員の９割が障害者で、382 名の障害者（2022〔令和 4〕年 1 月現在）が働いている。障害部位別に見ると、内部障害者（主に腎機能障害）が 147 名、肢体不自由者が 89 名、知的障害者が 34 名、聴覚障害者が 14 名、精神障害者が 67 名、視覚障害者が 6 名である。

　社内には専門職として保健師 4 名と精神保健福祉士 2 名が常駐しており、社員を心身両面からサポートしている。専門職の主な業務としては、身体やこころの相談（精神障害者への定期面談含む）、日々の体調管理への助言、健康診断結果のデータに基づくフォローアップ、休職中の社員へのフォローアップ、またフリーダイヤル、メールで全国にいる社員からの相談も受けている。本人を直接サポートするだけでなく、部署長や人事課と連携しながら、本人のサポートに当たることも多い。

B. 特例子会社における事例

　以下は筆者が作業所に勤務していたときから現在まで、精神障害者の就労支援にかかわってきた経験に基づいて、プライバシー保護のために作成した架空の事例であるが、特例子会社での支援の実際を充分に反映している。

［1］ 事例概要と入社面接での出会い

　A さんは、C 県で生まれ、小学生のときに両親が離婚。2 歳年上の兄がいるが、兄は父が引き取り、A さんは母親が引き取り、以降は母親と 2 人で D 県に転居し生活していた。元来真面目な性格であり、母親に苦労をかけたくないという気持ちから高校は夜間に通い、昼間はアルバイトをしながら生活していた。高校時代の成績は大変優秀で、アルバイト先でも周囲から評価されていた。高校卒業後は、簿記の専門学校へ入学した。しかし、在学中にクラスメートからいじめに遭ったことを理由に、不登校になり 1 年で中退した。以降外出することはほとんどなくなった。20 歳のときに母親に対し、「外で誰かが見張っている」「ニュースで自分のことを言っている」などの発言があったため、心配になった母親が同行し近くのメンタルクリニックを受診、**統合失調症**と診断された。

　しかし、主治医の言うことをよく聞き、治療にも前向きだったことから入院することもなく、自宅で療養しながら治療に専念していた。半年後、主治医の勧めでクリニックの**精神科デイケア**の利用を開始した。当初は週2 日の利用からスタートし、徐々に日数を増やし、2 年後の 22 歳のときに

は週5日の利用となった。スポーツや音楽のプログラムにも積極的に参加し、順調に回復していった。デイケア利用から3年が過ぎた頃、スタッフの勧めもあり、クリニックの近くで喫茶店を運営している**就労移行支援事業所**への通所を開始した。ここでもAさんは休まずに通所し、時々はクリニックの**ナイトケア**にも顔を出すなど、生活リズムも安定していた。通所から3年ほど過ぎた頃から、スタッフに「正社員で働きたい」という希望を述べるようになり、**障害者就業・生活支援センター**の就労セミナーへ積極的に参加した。主治医とも相談の結果、利用から5年後にハローワーク主催の**障害者就職合同面接会**でB社の面接を受けた。このとき、Aさんは28歳であった。

　B社は、大手電気メーカーの特例子会社である。現在、身体障害者、知的障害者を中心に30名ほど障害者を雇用している。2006（平成18）年に精神障害者も雇用率に反映されることになったことから、精神障害者の雇用を積極的に行っていく方針を固め、精神保健福祉士も採用した。PSW採用後は、初年度に2名の精神障害者を雇用、翌年も2名雇用し、現在4名の精神障害者が働いている。

　合同面接会はいつも人事部の採用担当者が対応しているが、ここでは会社や業務内容の説明、履歴書の内容確認など、簡単な一次面接を行う。この日は全部で30名ほどの面接希望者がおり、その中から5名が本社での2次面接対象者となった。そのうちの1名がAさんである。後日、人事の採用担当者から×月×日、Aさんの2次面接を行うので、PSWに同席して欲しいとの連絡があった。

　×月×日、2次面接は本社会議室で、人事部採用担当者とPSWで行われた。時間通りに現れたAさんは、かなり緊張している様子だった。面接では最初に自己アピールをしてもらった。企業への面接は今回が初めてであり、非常に緊張しているということ、就労移行支援事業所での仕事内容、週5日休まずに通所していること、また自身の病気についても話してくれた。

　採用時の面接は、基本的に人事の採用担当者を中心に行う。PSWの役目は面接官と本人とのやり取りを客観的に見ながら、表情や口調、また全体的な雰囲気を観察し、病状の自己管理ができているか（病識の有無、睡眠や生活リズムの状況確認）、支援機関など本人のサポート体制は充分か（主治医、家族の協力、社会資源の利用）などを、採用する際の判断材料としておくことである。

　採用時の面接で企業側が必ず確認することがいくつかあるが、なかでも一番大切なのが本人の就労意欲である。時々、支援機関の方が面接に同行

してくることもあるが、支援機関の方ばかりが熱心で、本人にあまり就労意欲がない場合も稀にある。また、面接時には PSW の視点から、自分なりのストレス解消方法、職場で困ったときの相談相手、体調を崩すときの**注意サイン**など、質問することも多い。

　A さんは挨拶もきちんとしており、口調もしっかりしていた。自分自身の病状についても理解しているようで、ここ１年は病状も安定しており、就労移行支援事業所のスタッフやクリニックのデイケアスタッフなど、支援機関との関係も良好で、人事採用担当者の評価もよかった。面接後は、採用担当者と PSW で、A さんの印象や配属部署などについて意見を交わし、A さんは３次面接に進むことが決まった。

　×月×日、３次面接は、A さんの配属予定となっている部署の部署長、人事部採用担当、実際に業務を A さんに教えることになる社員の３名で面接を行った。３次面接での評価も高く、A さんは**トライアル雇用**で、１日６時間、週５日の契約社員として採用が決まった。**精神障害者ステップアップ雇用**についてもこちらから勧めてみたが、すでに就労移行支援事業所でも１日５時間、週５日の喫茶業務ができているということで、今回は利用しないこととなった。

［2］ トライアル雇用から正規採用へ

　A さんは、配送部門への配属となった。配送部門は全国にある営業所に向けて、パンフレットや名刺などの印刷物を梱包し配送する部署である。比較的作業系の仕事が多く、すでに知的障害者、精神障害者合わせて 10 名が働いていた。A さんには、業務を直接指示したり指導する担当者として、**ジョブコーチ（職場適応援助者）**の資格をもった社員がつくことになった。また、人事部、部署長と相談の結果、本人のストレスを軽減するため、最初の１週間は毎日、その後も必要に応じて随時、業務終了後に健康管理室にて PSW が面接を行うことになった。

　初日の業務を終えた A さんは、緊張感からか表情も硬く、さすがに疲労感を隠せない様子であった。「A さん、お疲れ様でした。勤務初日はいかがでしたか。緊張したでしょう？」とこちらから声をかけると、その言葉に少しホッとしたのか A さんの表情が少しほころんだ。そして、「とても緊張しました。初日からとっても疲れてしまって、これじゃ３ヵ月もたないんじゃないかと……」と述べた。PSW は、「新しい環境ですから、無理もないと思いますよ、誰だって最初は緊張するものです」と応答し、「何か気になったことはありますか？」と質問した。A さんは、「なかなか皆さんの名前が覚えられなくて……」と述べ、PSW は「新しい職場、

トライアル雇用
企業と障害者がお互いに適性を確認したうえで、常用雇用に進むかどうかを決められる短期の試行雇用制度。

精神障害者ステップアップ雇用
精神障害者の就労に対する不安を軽減し、事業主と相互理解を深めながら常用就労を目指す制度。週 10 時間以上から始め、週 20 時間以上の勤務を目指す。

ジョブコーチ（職場適応援助者）
job coach
障害者の職場適応を容易にするため、障害特性を踏まえた直接的、専門的な援助を実施する者。

109

新しい人間関係ですものね。少しずつ顔と名前が一致してきますよ。わからないことがあれば、いつでも顔出してくださいね。また、明日もありますから、今日は早めに眠れるといいですね」と応答した。たった15分ほどの面接ではあるが、その日のストレスを少しでも軽減し、明日の勤務につなげるというのがPSWの面接の目的でもある。

　この時期、精神保健福祉士の役目としては、本人のストレス軽減が主である。新しい環境に適応することや新しい人間関係の構築は、本人の思っている以上に大きなストレスがかかりやすく、生活リズムも乱れやすい。また、統合失調症の方にとって、1度に複数の課題が与えられることや、それらが矛盾した課題であった場合には、混乱してしまうことも多いため、仕事上の課題を交通整理する必要がある。職場環境に慣れるまで、体調を崩すことがないように、いつでも相談に乗れる体制作りや本人との関係作りが大切である。そういった体制があれば、彼らの能力は最大限に発揮できるのである。さらに将来、正規採用する際の参考に、自己管理能力、就労意欲、周囲の社員との人間関係など、採用面接時にはわからなかった実際の職場での様子を、PSWの視点から見ておくことも大事な職務である。

［3］正規採用後のケア

　トライアル雇用期間の3ヵ月、Aさんの勤務は順調で、2週間に1回の通院時に早退する以外、遅刻や欠勤は一度もなかった。休日には以前通所していた事業所に顔を出したり、また通院時には、主治医にも仕事の様子をきちんと伝えるなど、Aさんなりの気分転換やストレス解消ができているようであった。PSWとしても時折、部署に顔を出して声をかけたり、また面接時にはストレスケアに努め、本人が安定して業務につけるようサポートしていった。その結果、無事に正社員としての登用が決定した。

　無事に正社員となったAさんであったが、正社員としての気負いもあった。今まで以上に頑張っている様子であり、かえって頑張りすぎが心配された。直属の上司がその様子に気づき、PSWに相談があった。その結果、本人のオーバーワークを防ぐためにも、週に1回、本人、上長、PSWの3人でミーティングの機会をもつこととなった。上長からは率直に「頑張り過ぎているんじゃないか。体調が心配だ」という話があった。また本人からも「正社員なんだから頑張らないといけないと気負っていた」という話があった。お互いに思っていることを率直に話す場としてミーティングを活用していった。ミーティングが始まってからのAさんは、少し肩の力も抜けた。また業務に対する責任感も生まれ、積極的に仕事をこなすようになっていった。何か困ったときには、自分から上長や健康管

理室へ相談するようになっていた。

　同じ時期に他部署の社員から「精神障害について勉強したい」という声が上がり、Aさんにも協力をしてもらいながら、社内研修という形で勉強会を開いた。社員の中に病気について理解してくれた方が増えたことにより、Aさんも安心したようで、今まで以上に社員の皆さんとコミュニケーションを取るようになった。また業務で困ったことがあったときなどは自分から上長に相談するようになり、健康管理室へ来る回数も徐々に減っていった。

　Aさんが就労を継続できた理由としては、もともとの本人の能力の高さもあるが、職場内での強力な支援体制、特に上長やPSWとの強い信頼関係がその要因となったのである。

C. 特例子会社で働く PSW の今後

[1] 産業ソーシャルワーカーとしての PSW

　特例子会社で働く PSW の業務は、先の事例のような精神障害者の職場適応のためのサポートに限ったことではない。メンタル面で課題を抱えた他障害の社員や健常者の社員のメンタルケアも業務である。多くの社員を抱える部署長やマネージャーからの相談も多い。PSW は、職場のメンタルヘルスにかかわるあらゆる問題に対処することを期待されている。

　また、メンタル不全で休職となった社員の**リワークプログラム**を作成したり、復職後のメンタルケアも大事な仕事である。企業で採用されているPSW は、産業ソーシャルワーカーとしての役割を自覚していかなくてはならないであろう。

産業ソーシャルワーカー
企業の中で従業員の福祉向上のためソーシャルワークを行う者をいう。

リワークプログラム
うつ病などで休職している方の職場復帰に向けたプログラム。

[2] 社員の能力が最大限に発揮できるために

　特例子会社といっても一つの独立した企業であり、そこでは多くの社員が働き、それぞれの社員には家族もある。それゆえ、企業として利益を追求するための努力もしなければならない。一般企業と何ら変わることがないのである。PSW も一企業の社員である。社員の個別のニーズだけではなく、会社が PSW に何を求めているのかを理解し、専門職としての知識と経験を発揮しなければならない。社員一人ひとりが最大限もっている力を発揮できるよう、本人や上長と協力しながら心身面からサポートすることが大きな役割である。つまり、個々の社員と会社とのよりよい適合を図ることが、産業ソーシャルワーカーとしての PSW の役割である。

　また、社員はどんな障害をもっていようとも、同じ会社で働く大切な同

僚である。そこには支援者と支援される者という関係ではなく、もっと対等な関係が存在するように感じている。

特例子会社でPSWを採用しているところはまだ多くないが、今後精神障害者の雇用が拡大される中、採用の機会が増えることが期待される。

注）
(1) ATARIMAEプロジェクト「企業のための障害者雇用促進法読本」
(2019年12月26日取得).
(2) 厚生労働省ウェブサイト「障害者雇用対策」
(2022年5月19日取得).

■ 理解を深めるための参考文献

● 川島薫『障がい者の能力を戦力にする―新しいカタチの「特例子会社」』中央公論新社，2018.
楽天グループの特例子会社楽天ソシオビジネス。採用から人材育成、組織作りなど、惜しみなく公開しています。
● 高齢・障害・求職者雇用支援機構『精神障害者と働く―理解と思いやりの職場環境づくり』高齢・障害・求職者雇用支援機構，2020.
企業が精神障害者を採用するに当たっての支援制度や雇用管理上の問題点などをコミックでわかりやすく解説。職場のメンタルヘルス対策にも触れている。
● 高齢・障害・求職者雇用支援機構障害者職業総合センター編『精神障害者雇用管理ガイドブック』高齢・障害・求職者雇用支援機構障害者職業総合センター，2021.
精神障害者の特性、雇用管理上の配慮点についての理解を深め、また職場復帰に関する情報や雇用事例なども書かれている。

4. アルコール依存・薬物依存

依存症と回復支援　事例13

A. 依存症について

［1］依存症者を取り巻く状況

　2013（平成25）年の厚生労働省の調査[1]では、日本で治療が必要とされるアルコール依存症者が107万人いると推計された。しかしアルコール専門医療を受けている人はわずか8%しかいないという現状が浮き彫りとなった。

　依存症については2013年に**アルコール健康障害対策基本法**が成立、2016（平成28）年6月に**刑の一部施行猶予制度**が施行され、2018（平成30）年には**ギャンブル等依存症対策基本法**が成立するなど、対策が進みつつあるが、未だ地域において、アセスメントが行き届かず見逃され、適切な支援が行き届かないことが多い。

［2］自己治療としての依存症

　近年では、アルコールや薬物だけでなく、ギャンブル、買い物、窃盗、インターネットやゲーム、セックス、役割などさまざまなものが、物質、行為過程、人間関係の**嗜癖（アディクション）**の観点から捉えられるようになった。診断として確立していないものもあるが、アディクション全般の共通する理解としてその中心には社会状況や生育史上からのさまざまな生きづらさがある。そして、その生きづらさを緩和させようとする、いわば自己治療の手段としてアディクションが使われているといわれる。

　自己治療として行われる依存行為は長い時間をかけて定着する。その過程は徐々に進行し、家族関係を始めとする人間関係や生活習慣、健康上の問題、職業や経済的な課題、DVや虐待などの暴力や犯罪にかかわる問題、そしてさまざまな意味合いからの孤立の問題が折り重なって山積していく。依存症者やその家族の多くは援助の場に登場する以前に、しばしば自身や家族内でどうにか課題を解決しようとする試みを繰り返している。その結果、挫折感や絶望感をもち、自己肯定感や自己効力感を著しく低下させていることが多い。援助者は生活支援だけでなく、長い時間をかけて定着し

アルコール健康障害対策基本法
アルコール対策の基本理念と国や自治体などの責務を定めた法律。

ギャンブル等依存症対策基本法
ギャンブル等（公営競技、ぱちんこ屋に係る遊技その他の射幸行為）依存症対策を総合的かつ計画的に推進することを定めた法律。

嗜癖（アディクション）
ある習慣に不健康にのめりこみ、やめようと思ってもやめられないコントロール障害。物質嗜癖、プロセス嗜癖、人間関係嗜癖に分けられる。

た依存症者やその家族の歪んだ関係性を修正し、あるいは依存行為から離れて生きていくための新たな関係性や生活習慣、いわば「新しい生き方」が定着していく過程を歩む「回復支援」を意識し、また自己を肯定し「新しい生き方」に希望がもてるようにかかわることが必要である。

　また、依存症は進行する病気であり、そのダメージは蓄積していく。ゆえに早期に発見し、かかわることが大切である。筆者のかかわりの中でも、依存行為をやめた後に癌や心筋梗塞などの関連疾患で亡くなったり、どうにもならない絶望感に打ちひしがれ自ら命を絶った人が少なからず存在する。援助者は関連問題から依存症の可能性に気づき、早期に介入できる課題を見つけ、援助を開始することが重要である。

B. 事例Aさん―事例概要と背景

［1］事例概要

　本事例は筆者が依存症専門病院のPSWとして出会ったものである。プライバシーを考慮し、事例の趣旨を損なわない程度に加工している。

　Aさんは当時30代の男性で、診断は**薬物（市販薬）依存症**。アルコールの乱用も見られた。前任のPSWの退職により筆者が引き継ぐことになったが、身勝手な外泊要求や院内での女性問題、仲間と無断離院しての飲酒・薬物使用などの問題行動で自己退院や強制退院を繰り返していた。退院後も仲間の面会と言って来院しては仲間を連れ出して飲酒や薬物使用を繰り返す、いわば「問題児」として有名な患者だった。

　Aさんは多くの失敗をし、家族も失ったが、時間をかけて治療者や生活保護担当者、**ピアサポート**等、さまざまな人間関係を再構築し、自身と向き合い、回復に向けた生活を形作っていった。

ピアサポート
ピア（peer）とは仲間、同等の人の意味があり、同じような体験や悩みをもつもの同士の支え合い活動を指す。

［2］見逃されるサイン―Aさんの背景

　Aさんはある地方都市で生まれた。父は酔うと暴力を振るう人で、酒代やギャンブルによる多額の借金があった。母は暴力に耐えながらパートで家計を支えていたが、Aさんが6歳のとき、一人で家を出ていった。

　家にも居場所のなかったAさんは、次第に不良仲間と遊び歩くようになり、中学に入ってからは次第に学校にも行かなくなった。リストカット、根性焼きなどの**自傷行為**が始まった。高校には進学したが、ほとんど行かなかった。仲間に頼って泊まり歩く中で飲酒も始まり、17歳のときに仲間に勧められて初めて薬物に出会った。**覚せい剤**を含めいくつかの薬物を経験したが最終的に彼の嗜好に合ったのは簡単に手に入れやすいアルコー

ルと市販薬の乱用だった。高校を中退し、アルバイトを転々としていたが、父がＡさんの給料を職場に前借りしに来るようになった。精神的にも追い詰められ、20代半ばで父から逃げて母のところに転がり込んだ。しかしその間も酒や薬は止まらなかった。Ａさんが26歳のとき、母が薬物使用に気づいた。母はＡさんをＸ病院に連れて行き、Ａさんは医療保護入院となった。2年以上の入院をしたが、退院後すぐに酒や薬を再開し、ドラッグストアで薬の万引きを繰り返して窃盗による執行猶予を受けた。困り果てた母は依存症専門病院があることを知り、Ａさんを説得して当院に来院した。Ａさんは30歳になっていた。

ここまでの経過の中でＡさんはただの不良の「問題児」でしかなかった。

サインはたくさんあった。酔った父の暴力の音、突然いなくなった母、隣近所に響く借金取りの怒声、不登校や非行、リストカットや根性焼きの痕、薬物使用、万引き、アルバイト先にまで金を無心に来る父。

また、視点を変えれば、酒もギャンブルも止まらない父にも、子どもを置いて逃げるところまで追い詰められた母にもまた、何の援助の手も伸びていないことにも気づかされる。

C. 家族への支援と治療への動機づけ

Ａさんは問題を繰り返すばかりで、治療をする気が見られなかった。一方で酒や薬に酔ったＡさんと日々向かい合う緊張や、暴言を伴って繰り返される金銭要求、薬の万引きや女性問題、警察からの呼び出しなど、母の悩みは尽きることがなかった。Ａさんの顔色を窺い、そして周囲に迷惑をかけられないという想いから、問題に振り回されながら世話を焼く母の行動はＡさんの負うべき責任を肩代わりし、感情的な説教はかえってＡさんを苛立たせ薬物使用の理由になっていた。PSWは医師と相談のうえ、母に「**依存症家族教育プログラム**」（以下、家族プログラム）の参加を勧めた。

[1] 家族の健康な選択を援助する

「家族プログラム」ではPSWの司会進行のもと、それぞれの家族が今の悩みや想い、生活について話し合い、対応の仕方を学び、家族自身の生き方を見つめ直していた。

当初母は「息子が問題なのに、なんで私が治療を受けなくてはならないのか」と強い抵抗感をもっていた。しかしプログラムでさまざまな立場の家族の話を聴く中で、次第に母自身がＡさんの病気に巻き込まれている

ことに気づいていった。ある日、母は「子どもを置いていった罪悪感や、夫のように暴れる息子への恐怖から、何とかしなくてはと機嫌を取ったり、言われるままにお金を渡していた。とても辛かった」と涙ながらに語った。周囲からは「私も同じだった」と共感が寄せられ、「面倒を見続けることがかえって薬を使い続けられる環境を作ってしまっていた」と内省が語られ、「本人を手放せないのは私の問題だった。回復を信じて距離を取ったら、本人なりに歩み始めた」と体験が語られた。PSWはグループ内の対話を大切にしつつ、「まずはお母さん自身が健康的な生活を取り戻せるといいですね」と伝えた。

　また、母は回復者の体験談を聴くプログラムにも参加するようになった。回復者との出会いを繰り返す中で、母はAさんも「回復するかもしれない」と希望をもつようになった。そして今の関係のままではお互いにとってよくないと考え、Aさんと離れることを決意した。

　母はPSWも立ち会う家族セッションでAさんに、今後は同居できないこと、そして経済的な援助についてもできないことを伝えた。母の考えが変わらないことを知ったAさんは、「きちんと通院して回復に取り組むので、一人暮らしのアパートを借りる費用と３ヵ月間だけ最低限必要な生活費の支援をしてほしい」と頼み込み、母は以降一切かかわりをもたないことを条件に提案を受け入れた。Aさんの一人暮らしが始まった。

［2］ 治療への動機づけ

　Aさんは生活費欲しさに、どうにか１、２週間に１度の通院を続けていた。PSWは受診のたびにAさんに声をかけ、生活の様子を聞いた。当初は３ヵ月あればどうにかなると思っていたAさんであったが、どうしても酒も薬も止まらなかった。働き口も探せなかった。母に頼ろうとするが、母は一貫して「病気の手伝いはできない。きちんと治療を受けてほしい」と距離を取り続けた。金銭管理もままならず、食べるものにも事欠く生活となり、Aさんはみるみる疲弊していった。そして自分が依存症により追い込まれていることを認めざるを得なくなった。まさに「生きる」ことに困ったAさんはPSWに生活保護を申請したいと相談した。PSWは「薬や酒を使うための生活保護申請では、病気の手助けにしかならない。あなたがきちんと病気に向き合い、自立に向かって努力することが条件になると思う」と説明し、Aさんも了解した。事前にPSWから福祉事務所に母との話し合いの経過や依存症治療機関として病状の説明を行い、相談窓口にはAさんが一人で行った。数度の相談を経て、母からの経済的な扶養は受けられないことを前提に生活保護が開始された。福祉事務所から

も入院治療を行うよう指導され、Aさんも自ら入院を希望した。

　生活保護担当者が同席した入院時診察では、これまでの経過からアパートは早々に引き払い、退院後は薬物依存症の**回復支援施設**へ入所をすることが入院の条件とされた。Aさんは「今回は本気で治療します。お願いします」と述べた。これが初めて自分から希望した入院だった。

D. 「回復」に向けた援助

[1] 援助関係の構築

　入院して体力が回復すると、プログラムに出ず、女性への接近を繰り返すチャラチャラした生活ぶりが再発した。

　Aさんの行動は一時的な楽しさに重きが置かれ、とても衝動的だった。またその場限りの希薄な人間関係のもち方は、スタッフとの信頼関係を築く妨げにもなっていた。信頼関係をうまく築けないAさんの**行動化**のようにも思われた。そうした見立てを踏まえた定期面接では、Aさんが主治医に何を話していいのかわからず戸惑い、またスタッフに見張られていると感じていることがわかった。一方で、他の患者が気の合う看護師と相談している姿をうらやましく思っていることも見えてきた。PSWは医師との面接で話したいことを一緒に考え、一緒に看護師に声をかけに行き、安心できる治療関係とAさんが伝えたいことを言語化することをサポートした。医師との疎通性が改善され、話しやすい看護師も増え、治療関係が改善すると、「見張られている」から「見守られている」という意識に変わっていった。相変わらずふらふらと女性に近づく姿も見られたが、看護師を含めて話し合い、女性に近づきすぎたときには看護師に「くっつきすぎ！」と注意してもらうことになった。Aさん自身からも「今あの子に手を出しそうだから、まずいなと思ったら言って」と自ら申し出るようになった。

[2] プログラムの効果と自助グループ

　治療関係が落ち着くと、援助者の勧めにも耳を傾けるようになり、病院の治療プログラムや**自助グループ**（セルフヘルプグループ）への参加も増えていった。特に自助グループについては「何回か参加したうえで判断したらよいと思う。コツは聴くこと。話そうと思うと話が聴けなくなる」と伝えた。これはPSW自身が自助グループに参加し、メンバーから学んだことでもあった。また、機会あるごとに自助グループに参加している「先行く仲間」を紹介した。当初自助グループに否定的だったAさんだが、

回復支援施設
依存症からの回復を支援する施設。スタッフも回復者であることが多い。代表的な施設としてはマックやダルクなどがある。

自助グループ（セルフヘルプグループ）
アルコールについては断酒会とAA（アルコホーリクス・アノニマス）があり全国各地で活動している。薬物問題についてはNA（ナルコティクス・アノニマス）がある。

間もなく自助グループに居場所を見つけた。仲間の話を聴き、また自身の体験を語る中で、Aさんはこれまで「酔い」で解消していたさまざまな葛藤や想い、薬物欲求の苦しさを伝える「言葉」を獲得していった。また面接では、自助グループで仲間が「また来いよ」と声をかけてくれたことやフェローシップの様子などが話されるようになった。PSWは意識して自助グループ体験に耳を傾け、その参加継続を支持した。自助グループへの参加や回復支援施設の仲間との交流も増える中で、病いを共通項にしながらともに支え合い、薬や酒などを使わない素面の関係性と生活体験が増えていった。

[3] 生きづらさに向き合う

　Aさんには笑いながら話す癖があった。ある日の面接で、PSWは「あなたは辛い話を笑って話すよね。辛い顔してもいいのに」と尋ねた。Aさんは一瞬戸惑った後に「楽しくなきゃいけないと思っていたから」と話した。

　Aさんは父からの虐待を受け育っていた。水風呂に入れられたり、手錠でつながれたり、時には借金の取り立ての相手をさせられていた。父はアルバイト先にも現れ金を無心した。「酔い」「楽しむ」ことは慢性的なストレスから彼を解放したが、同時にその世界に彼をひきこもらせ、ストレス耐性を奪っていった。

　家族関係の話題が増えた頃に彼は**スリップ**（再飲酒・再使用）した。

　スリップの振り返りでは、女性問題と薬の関連が語られた。女性とのスキンシップは好きだが、「セックスは相手を気持ちよくさせなければならないと気を使ってしまう」と話した。甘えたいが自身が受け入れられることについては緊張感があり、薬の酔いはその緊張感を解放した。Aさんが、幼少期から母がいなくなったことによる「寂しさ」をずっと抱えていたこと、一方で「受け入れてもらえないのではないか」という怖れと自己肯定感の傷つきを抱えていることが見えてきた。

　Aさんは「そうか。俺寂しいのか。そうだよね。楽しくなくちゃいけないってずっと思っていた」としんみりつぶやいた。PSWは「この寂しさとはきちんとお付き合いしていこうよ。薬でなくしてしまうのは悲しい」と話すとAさんもうなずいた。

　スリップの過程は、向き合うことが多くなった過去の寂しさに対応した**リラプス**とも考えられ、PSWはリスクマネジメントができていなかったことに直面させられた。

［4］ 人間関係の選択の変化とコーピングスキル

　この面接を境に、Aさんは「彼女」との関係をよく話すようになった。Aさんには進行性の難病を抱える年上の彼女がいた。彼女はAさんの薬物や女性問題に悩みながらも、彼を見守り続けた。Aさんは、彼女がまるで「母親」のように自分を大切に見守ってくれていることに気づき、日々身体が不自由になっていく彼女との時間を大事にするようになった。

　また数多くの刹那的な関係よりも、寂しさを共有したり、埋め合わせてくれる安定して健康的な付き合いのできる仲間との関係を大事にするようになった。「あなたを見守ってくれている人たちがいたね」とPSWもその関係を繰り返し支持した。Aさんの女性問題は急速に落ち着いた。病棟では、やたら人とベタベタすることはなくなり、時には一人で静かに読書をするAさんの姿を見かけるようになった。寂しさを自覚することで、感情を大切に抱えたり、想いを共有できる仲間に会いに行くなど寂しさに対応したAさんのコーピングスキルが増えていった。

［5］ 安定した関係性の維持と一人暮らしの再開

　いくつかの回復支援施設の体験入所を済ませたAさんから、「やっぱり施設に入所しなくてはダメかな」と声をかけられた。体験入所を経て、「メンバーとの距離が取りづらい入所施設では、恐らく自分は仲間の顔色を窺い、問題行動にも巻き込まれると思う。だから、仲間と距離が取れる一人暮らしをしながら、仲の良いEさん（回復者の施設スタッフ）の施設へ通うのと自助グループ参加を続けたい。今後のためにもEさんたちとの良い関係を維持していきたい」と述べた。PSW、主治医ともに彼の考えの妥当性を認め、生活保護の担当者にも説明した。意見書を提出のうえ、処遇方針が変更された。再度Aさんの一人暮らしが始まった。

　Aさんの希望で外来でも面接は継続された。また、Aさんは疲れたり、薬物欲求が高まると自ら短期の入院を希望するようになった。入院は「実家に帰るような気分」だと話した。福祉事務所にもこまめに顔を出し、近況を報告するようになった。外来での面接では、仲間と野球観戦や買い物を楽しむ時間も大切にしつつ、一人で本を読んだり、1匹ずつ熱帯魚を買って大事に飼育する様子など、個人の時間を大切にする丁寧な生活ぶりが語られた。また生活保護担当と相談し、定時制高校にも通い始めた。生活が少しずつ彩りを取り戻す一方で、過去の状況が「あのときはひどかったよね」と今の生活の大切さをかみしめるように話されるようになった。

　すっかり安定したAさんにPSWは中学や高校での**薬物乱用防止教室**での体験談を依頼した。Aさんは自分が寂しさや辛さから逃げるために薬

コーピングスキル
対処技能。

薬物乱用防止教室
薬物乱用防止教室は、「第五次薬物乱用防止五か年戦略（平成30年8月3日薬物乱用対策推進会議決定）」において、学校保健計画において位置づけ、すべての中学校および高等学校において年1回は開催するとともに、地域の実情に応じて小学校においても開催に努めることとされている。

を使い、自分や周囲の人を傷つけてきたことを説明し「逃げてもよいと思うけれど、薬には逃げてほしくない」と語った。帰り道、「話せてよかった」「薬をやめて、よかったと思えた」と笑うAさんがいた。

E. 考察─回復の支援とは

依存症者への援助では「つなげる」「つながる」という言葉がよく使われる。その背景にあるのは「酔い」による自己治療（自己解決）ゆえの「つながりの希薄さ」がある。

レジリエンス
回復力、復元力、ストレスや逆境に対し適応し再起する力。逆境を跳ね返す力。

Aさんは援助者や仲間と「つながる」中で、**レジリエンス**を発揮してきた。適切に支えられることは、人が自身の力を発揮する重要な要素である。「つながる」ためには、動機が必要であり、信頼が必要である。そしてそこにもまた援助が必要である。本事例では特に仲間とのつながりが大きな役割を果たしてきた。仲間は体験を分かち合いながら孤独を解消し、感情と言語を与え、時には回復のモデルとなり回復への希望となった。

一方でアルコールや薬への「酔い」の感覚がなくなったわけではなく、再発のリスクはいつでも抱えている。しかし、たとえ再発したとしても回復の過程での学びや経験、気づきは無駄になることはない。援助者は、依存症者が依存行為をやめた後にこそ不自由があり、回復し続けるための援助が必要なことを理解する必要がある。

注）

(1) 樋口進（研究代表者）『WHO世界戦略を踏まえたアルコールの有害使用対策に関する総合的研究』厚生労働科学研究費補助金 疾病・障害対策研究分野 循環器疾患・糖尿病等生活習慣病対策総合研究, 2013.

▌理解を深めるための参考文献

- 窪田暁子『福祉援助の臨床─共感する他者として』誠信書房, 2013.
  福祉援助について実践と理論を結びつけ丁寧に深く解説された、ソーシャルワークへの理解が深まる一冊。
- 上岡陽江・大嶋栄子『その後の不自由─「嵐」のあとを生きる人たち』シリーズ ケアをひらく, 医学書院, 2010.
  依存症、特に女性の依存症の生きづらさや回復について当事者、援助者両方の視点から生々しく描かれている。

5. 貧困、低所得、ホームレス

複合的な問題を背景にもつ ホームレス支援

事例14

A. 日本の貧困

[1] ホームレスの増加

　日本経済は、1990年代初めにバブルが崩壊した。その影響は、経済的基盤の弱い人びとに大きかった。大勢の日雇い労働者は、仕事がなくなり、**ホームレス**となった。それまでも、日雇い労働者で病気や高齢のため働けなくなり路上に出る人びとは少なからず存在したが、バブル崩壊時、全国で数千人の働ける日雇い労働者が一気にホームレス化した。

　1990年代後半からは、不況の長期化により、さまざまな職業の人が失業して、住む家を失い路上生活を始めるようになった。借金を抱えて倒産した会社の社長や店の経営者もいる。

[2] 貧困の背景

　2000（平成12）年に入ると、**ニート**や**ひきこもり**と呼ばれる若者の存在が注目を集めるようになった。20代、30代の働いていない若者たちである。不登校からそのままひきこもっている人たちもいる。さらに、働いても働いても生活保護費以下の収入しか得られない**ワーキングプア**、定住地をもてない**ネットカフェ難民**などの貧困問題が次々と登場した。

　背景にあるのは、非正規雇用の問題である。**非正規雇用**とは、フリーターやアルバイト、パートタイム、派遣労働者といった正社員以外の就労形態で生計を立てている人たちである。正社員で働きたいのに非正規でしか働けない人たちが急増し、現在、労働者の約3分の1が非正規雇用となっている。1999（平成11）年には**労働者派遣法**が改正され、日本全国で日雇い派遣が急増した。企業側にとっては仕事の量によって人数を調整しやすくて便利ではあるが、雇用される側にとってはいつ失業するかわからない不安定な雇用である。

ニート
NEET：Not in Education, Employment, or Training
進学も仕事もしておらず職業訓練も受けていない人びと。

労働者派遣法
正式名称は「労働者派遣事業の適正な運営の確保及び派遣労働者の保護等に関する法律」。

[3] 貧困の連鎖

　2014（平成 26）年、厚生労働省は、子どもの 6 人に 1 人が貧困状態にあると発表した。貧困家庭に生まれた子どもが、成人してやはり貧困家庭を築いてしまうという貧困の連鎖という問題もある。

　2014（平成 26）年 1 月に「**子どもの貧困対策法**」が施行された。子どもの貧困に対して、教育の支援、生活の支援、保護者の就労支援、経済的支援が打ち出され、文部科学省は、**学校プラットフォーム**という制度的枠組みを提案している。

　2015（平成 27）年 4 月には「**生活困窮者自立支援法**」が施行された。全国の福祉事務所設置自治体に、相談支援センターを設置することが義務づけられた。従来の福祉は、高齢者、母子、子ども、障害者等、対象者の年齢別、類型別に制度や窓口が分かれており、縦割りであった。総合相談を実施するためには、従来の「福祉」の領域からはみ出した就労支援も含めた相談に対応していかなければならない。そのためには、地域を基盤としたソーシャルワークが必要である。

　日本には生まれながらのホームレスはいない。みな、屋根のある家に生まれ育っている。路上に出ざるを得なくなるに至る、それぞれの長いストーリーがある。どの方のお話を伺っても、「**自己責任**」という言葉では片づけられないものがある。**セーフティネット**が機能する社会を実現していかなくてはならない。個人が貧困に追い込まれるプロセスとして、**湯浅誠**は、教育課程からの排除、企業福祉からの排除、家族福祉からの排除、公的福祉からの排除、自分自身からの排除の五重の排除という構造的な問題を指摘している。

　次の事例は、ホームレス支援 NPO 法人の支援スタッフがかかわった、数ある中の一つのストーリーである。なお、事例は当事者が特定されないように工夫されていることをご承知おきいただきたい。

B. 事例―20 代のホームレス

[1] A さんとの出会い

　A さんが公園の炊き出しに並ぶようになったのは、2009（平成 21）年 9 月頃からであった。その年は、**派遣切り**が始まって比較的若いホームレスが急増した年であった。まだ 20 代前半に見える A さんは、その若さのため、NPO 法人の支援スタッフにとって気になる存在であった。何人かのスタッフが声をかけたが警戒心が強く、「僕にかまわないで」というように手を振って去っていった。しかし、毎回顔を合わせ、「おいしい？」

と聞くと「うん」と頷いたり、「これを食べてあったまってね」というと「ありがとー」という返事が返ってくるようになった。そして、スタッフとの間に、少しずつ会話が増えていった。そのやりとりから、素直で穏やかな人柄がうかがえた。

次第に寒さが厳しくなっていく中、スタッフの中で福祉相談を担当するBさんがAさんの話をじっくり聞くようになり、これまでの経緯がわかった。Aさんは、中学校のときにクラスメートにいじめられてつらかったこと。高校は、Aさんと同じように電車好きの友人ができ、楽しく過ごせたこと。家は貧しく、卒業すると自動車工場の派遣工として寮に入って働き始めたこと。ある日、突然解雇されてしまい、寮を追い出されてしまったこと。東京に来れば何とかなるかと思ったが、所持金がすぐになくなり路上に出ざるをえなくなったと、とつとつと語ってくれた。Bさんが、生活保護を受けないかと誘うと、**生活保護**という言葉を聞いただけで、「絶対嫌だ」とその場から去って行ってしまった。

[2] 生活保護を嫌がる理由

いよいよ年末年始の越冬活動が始まった。行政が休みとなる年末年始の1週間、NPO法人では、毎日炊き出しとともに、医療相談、生活相談を行い、緊急事態に備えた。全国各地のホームレス支援団体で同様の活動が行われていた。その年は、派遣切りによって路上に出る人が急激に増えたこともあり、日比谷公園では**年越し派遣村**が展開されていた。

しばらくはBさんを避けるようにしていたAさんだが、「Aさんが嫌なら無理にとは言わないけれど、なぜそんなに嫌なのか教えてもらえないかな」というと、しばらく黙ったままだったが、Bさんのねばり強くやさしい問いかけに、重い口を開いてくれた。

半年ほど前に、2人組の男の人に「生活保護を受けると屋根のあるところに入れてベッドで寝られるし、小遣いももらえるよ」と言われ、いろいろと説明を受けた。公園では、段ボールで暮らしていたが、酔っ払いに傘でつつかれたり、子どもたちに石を投げられたりして怖い思いをたくさんしたので、ベッドで眠れるならよいかと、言われるままについていった。すぐに食べ物もくれてシャワーに入ることもできて、親切にしてもらった。区役所に行って生活保護の手続きも一緒にやってくれた。ところが、しばらくして正式に保護費がおりるようになると、男の人の態度が一変し、言葉づかいも荒くなった。小遣いもほとんどもらえず、2段ベッドがぎちぎちに並んでいる狭い部屋に入れられ、同じ部屋の人からも嫌なことを言われるようになって、逃げだしてしまった。だから、もう生活保護はこりご

生活保護制度
さまざまな理由により生活に困窮している人びとに対して、生活保護法により、憲法が定める健康で文化的な最低限度の生活を保障し、積極的にそれらの人びとの自立した生活ができるよう援助する制度。生活保護の申請は国民の権利である。

年越し派遣村
自立生活サポートセンター・もやい、全国コミュニティ・ユニオン連合会などが中心となって組織された実行委員会が2008（平成20）年12月31日～2009（平成21）年1月5日、東京都千代田区の日比谷公園に開設し、炊き出しや生活・職業相談、生活保護申請のサポートを行った。期間中に派遣村を訪れた失業者はおよそ500人、参加ボランティアは1,680人、マスコミの報道により、多くの人が生活困窮者の実態を知ることとなった。

123

りだと言った。Bさんは、**貧困ビジネス**にだまされたのだと思った。

　しかし、いったん生活保護は嫌だと思い込んでいるAさんの誤解をとくのは、並大抵のことではなかった。Aさんが所持しているポーチには、Aさんにとって大事な書類がきちんと折りたたんで入っており、その順番にもこだわりがあった。Bさんは話を進めながら、Aさんに発達障害か、何らかの精神的な問題があるのではと思うようになった。

［3］シェルターでの生活から生活保護申請へ

　次第に寒さが増していく中、BさんはAさんに生活保護は申請しなくてもいいから、とにかく屋根があるところに行こうと誘った。Aさんは、それならと重い腰をあげた。Bさんが連れていったのは、NPO法人が所有する<ruby>シェルター</ruby>であった。他にも数名の人が保護されていた。数日間、一緒に過ごすうちに、Aさんは入所者のCさんと話をよくするようになった。Cさんも派遣切りにあった若者で、他の方よりは年齢が近いこともあったと思われる。路上にいたときの苦労話もお互いにして大いに共感しあったりしていた。全員が年明けに、役所に生活保護の申請に行くことになっていた。しかし、その日の朝、Aさんだけは役所に行くことをこばんだ。Bさんは、「ここにいたら、いいよ。追い出すことはしないから。役所に行く気になったら言ってね」と伝えた。

　区役所に行って手続きをした人たちは、シェルターから簡易旅館など、行政の指定する宿泊所に移っていった。そして3ヵ月ほどが過ぎると、アパートに入ることができたCさんがシェルターにやってきて、Aさんにいまの暮らしを話してくれた。アパートに入れて自分の部屋ができたCさんは、とてもうれしそうだった。Aさんは、シェルターにすっかり慣れて、食事づくりに参加した。お皿を洗うのは得意で、自分から手をあげてやってくれるようになっていた。シェルターでは、路上から保護された人が数日間泊まっては、出ていくという出入りが頻繁にあった。Aさんはその人たちを温かく迎え、見送っていた。

　Cさんから話を聞いたAさんは、ようやく自分の生活保護を申請するという気持ちになった。Bさんは、Aさんを連れて役所の生活保護課に行った。Aさんがケースワーカーの質問をなかなか理解できないところを、Bさんはわかりやすく説明した。BさんはAさんが知的にも障害があるのではと思った。きっとこれまでにも、貧困ビジネスの件だけではなく、いろいろな場面で騙されたり、いいように利用されたりしてきたであろうことが推測された。

［4］ Aさんの生育歴

　申請が受理されたAさんは、宿泊所で過ごしながら、支援者と一緒に不動産屋を回り、アパート探しをした。Aさんは、両親と姉の４人家族で育った。父親は、普段はおとなしい人だったが、酒を飲むと人が変わったように暴れ、母親を殴ることもしばしばだったという。その暴力は時にはAさんに向かうこともあった。小学校の頃から成績は悪く、通信簿にはエントツとアヒルが並んでいたと言って笑う。中学校でいじめにあい、廊下ですれちがいざまに他の生徒から殴られたり蹴られたりということが続いた。Aさんが怒るとおもしろがって、ますますエスカレートしていったという。学校に行きたくないと思ったが、父親が怖くて休めなかったという。高校を卒業したら早く家を出たいと思っていたし、２度と家には戻りたくないと思っていた。工場で、同じ作業を黙々とやるのは苦ではなかったし、手先が器用なので作業スピードが速いことを褒められたこともあると得意そうに話してくれた。しかし、ある日、勤務先で「今月いっぱいでクビだ」と言われ、寮も出るように言われた。

　生活保護の申請に当たっては、家族に職員から連絡が行くことになっている（**扶養照会**）。Aさんは父親に知られることを嫌がったが、実家に連絡をとったところ、父親はすでに亡くなっていた。母親は姉と同居し、細々と生計を立てていることがわかった。

［5］ 安心できる居場所

　Aさんは、生活保護の受給が決定し、アパートで暮らせるようになったものの、路上で暮らしていたときの不安がよみがえり、夜、眠れないときもあるようだった。Bさんは精神科への受診をすすめた。そこで精神安定剤と睡眠導入剤を処方されて少し落ち着いて生活できるようになった。主治医は、たまにNPOの医療相談に、ボランティアで来てくださる先生であった。Aさんの話をよく聞いて安心できるようにわかりやすく話をしてくださった。精神科クリニックのデイケアに通うことをすすめられるが、集団が苦手なAさんは１度利用しただけで行けなくなってしまった。その頃に筆者は、**地域サロン**でAさんに出会った。安心していられる居場所になればと、Bさんが連れてきてくれたのだ。最初に来たときは、不安でいっぱいの少しおびえたような表情だったが、次第に慣れて、他の利用者とも話ができるようになっていった。

　この頃、Aさんは自分が世話になったシェルターに顔を出し、調理を手伝ったり、お皿を洗ったりするようになっていた。そして、他の利用者に「大丈夫だよ」「何か困ったことはないですか」と声をかけたりしてく

扶養照会
生活保護を申請した本人の親族に、援助が可能かどうかを行政が問い合わせるもの。他人に迷惑をかけたくない、自分の窮乏を身内に知られたくない申請者は、この扶養照会によって申請意思が委縮し、多くが辞退に追い込まれている。2021（令和3）年2月に厚生労働省は、援助が期待できない＝扶養照会は不要、と判断する際の具体例を改めて整理し、通知で示した。DV（家庭内暴力）や児童虐待が背景にある場合のほか、家族がおおむね70歳以上の高齢者や専業主婦（主夫）である場合、10年程度音信不通など著しく関係が悪い場合、などのケースだ。

地域サロン
地域の方がだれでも利用できるフリースペース。お茶を飲んだり、おしゃべりしたりすることができる。

れた。スタッフよりも、Aさんとのほうが話がはずむという人もいた。自分を必要としてくれている人がいる、誰かの役に立っている。そんな実感がAさんを**エンパワメント**していった。

［6］愛の手帳を取得し、作業所へ

Bさんは、Aさんが一般の就労につくことはむずかしいのではと考え、筆者に相談があった。生活保護を受けると、次に若くて健康であれば仕事を探すことを福祉事務所のケースワーカーから求められる。そこで、**愛の手帳**がとれないか検討してみることになった。通常は、愛の手帳は子どものときに申請し、児童相談所で検査を受けて認定される。大人になってから愛の手帳をとるのはむずかしいとされるが、まずは知能検査を受けてもらうことにした。すると、手帳がとれる範囲という結果が出たので、Bさんは、Aさんの母親と連絡を取り、小学生の頃の通知表などを送ってもらった。それを資料として添付して申請し、愛の手帳を取得することができた。

愛の手帳をもとに、Bさんは知的障害者を対象とした作業所に通えるようになった。作業所の職員とも連携を図っているが、いまのところ順調である。紙折りなどの作業が速くて丁寧なので、高い評価を得ている。作業所で仲間もできたようである。仕事が終わると、地域サロンに顔を出して、いろいろと話をしてくれるようになった。最初にお会いした頃とは見違えるような生き生きとした表情となってきた。

C. 地域で暮らすということ

地域で暮らしていくためには、住む場所があるだけでは不充分である。私たちは、日々の暮らしの中で、さまざまな**居場所**をもっていることに気づく。それらは、家族であったり、職場であったり、趣味のサークルであったり、昔の仲間との飲み会であったり。そういった人との関係性に支えられて日常生活を送っている。長年、路上生活を送ってきた人は、それまでの人間関係を失っていることが多く、新しい地域で自分の居場所を見つけ、人間関係の再構築をしていかなければならない。

2008（平成20）年末、**ぼとむあっぷ研究会**による調査が、池袋で行われた。調査協力したホームレスのうち6割に不眠、不安、抑うつなどの精神症状があることが明らかになり、半数以上に自殺のリスク、24％が特に危険な状態、32％が過去に自殺を企図したことが判明した。2009（平成21）年末の調査では、調査に協力した路上生活者168人のうち、3割以上

がIQ70以下であるという結果が出た[1]。このような軽度知的障害のある人たちは、日常生活のさまざまな場面で生じる問題を自力で解決することがむずかしい。生活保護を申請するときに、書類を書いて担当ケースワーカーと交渉することや、近隣の人たちと適切なコミュニケーションのやり取りをすることが困難である。自分の力で居場所を見つけることができず、地域で孤立化し、**再路上生活への道**をたどってしまう。

　このように、ホームレスと呼ばれる人たちの中には、精神障害や知的障害をもち、さらには発達障害を抱えている方がたくさんいるのである。彼らは支援なくしては、路上から脱出できない。ホームレス支援は、精神保健福祉士の新しい職域となる可能性があるといえよう。

注)

(1)　認定NPO法人世界の医療団『世界は、ここから—障がい者の「ホームレス」状態回復プログラム（東京プロジェクト）実践報告集』2011.

▌理解を深めるための参考文献

● 湯浅誠・茂木健一郎『貧困についてとことん考えてみた』NHK出版新書，2012.
　社会活動家と脳科学者という異分野の2人が日本を縦断、新たな貧困支援策＝パーソナル・サポートの現場を訪ねた。多くの生活困窮者と支援者の生の声に耳を傾けることから見えてきた、貧困の現状、そして本当に必要とされる支援とは……。

● 飯島裕子・ビッグイシュー基金『ルポ　若者ホームレス』ちくま新書，2011.
　近年、20〜30代のホームレスが激増している。彼らはなぜ路上暮らしへ追い込まれたのか。貧困が再生産される社会構造をあぶりだすルポルタージュ。

● 北村年子・生田武志／一般社団法人ホームレス問題の授業づくり全国ネット編『子どもに「ホームレス」をどう伝えるか？—いじめ、襲撃をなくすために』太郎次郎社エディタス，2013.
　ホームレス問題をわかりやすく解説。子どもたちのいじめの心理とホームレスへの襲撃の意外なつながり。ハウスはあってもホームレスな子どもたちもいる。

6. 自殺問題

「またとないチャンス」が「背水の陣」に

A. 本事例の趣旨

生きづらさ
「障害」ということの限界から出現した表現。

Aさんは、長年にわたって何らかの精神的不調による「**生きづらさ**」を抱えていたと思われるが、仕事に行き詰まったことをきっかけに精神科医療機関につながり、そこで筆者がPSWとして出会った。

ストレングスモデル
クライエントの能力や環境の「強み」を引き出す支援法。

しかし、Aさん自身の変化をきっかけに環境が整っていき、当時の筆者はAさんのプロセスを「**ストレングスモデルといえるかもしれない**」と感じた。そのため、数ヵ月後にはAさんの将来に希望を見た思いで、一旦、支援を終えたのだが、その約3ヵ月後、Aさんは突然、自ら命を絶った。

その後の両親の話によると、Aさんは、誰にも「死」の予兆を見せておらず、遺書も見つかっていない。そのため、今となってはAさんの死の理由を特定することはできない。

語り
近年、福祉や心理学、医学等の領域において重視する概念。

そもそも、支援中からAさん自身によって話された過去のエピソードや自らの思いについての「**語り**」は少なく、かつ断片的だったため、筆者が理解したAさんの全体像は、結果的には両親の話によるところが多い。

しかし、筆者なりにAさんの歩みを整理したうえで、Aさんが死を選んでしまった心情を察してみたい。

B. Aさんの人生

[1] Aさんの家族

Aさん（男性・23歳）は、東京近郊で生まれ育った。両親との3人家族で、父親は、小さい事業所の重役であることにプライドをもっていた。

一方、母親は、Aさんが小学校高学年になった頃からパート勤めに出ており、以後、何度か職場を変えながら、ずっと仕事を続けている。

［2］幼少期から大学入学まで

　両親によると、Aさんは「幼い頃から活発さがないうえ、自分から話すこともほとんどなく、何を考えているかわからない子」であったが、学校の成績は上位で、高校は地元のトップ校を卒業した。野球やサッカーにこそ興味を示さなかったものの、スポーツも苦手ではなかった。

　ただし食事の好き嫌いが非常に多かった。発育には問題なかった。父親によると「勉強している姿は見たことがないが、成績が良いので、頭が良い奴だと思った。だから、ほっておいて大丈夫と思ったし、第一、子どもの教育は妻に任せていたので、自分は学校や将来のことなど、話したことはない。高校も、私には手が届かなかった学校だった。私は充分満足だった。ただ、高校の成績はさんざんだったが、それでも優秀な学校にいるわけだから、その後は気にならなくなった。しかし、大学を決める時期になって全国模試を受験すると、偏差値は相当低かった。結局、卒業時に受験した大学は全部ダメで、浪人する羽目になった」。

　浪人することになったAさんは「予備校には行かない」と言ってゆずらなかった。父親は、Aさんを有名予備校に通わせたかった。Aさんを強く叱り「最初で最後」というほど激しく言い争った。母親がとりなした結果、父親が「好きにしろ」と投げ出す形で、Aさんは「宅浪」となった。

　浪人中は、ほとんど自室にひきこもった生活で、両親も、Aさんがどのくらい勉強しているのか、知ることができない状況が続いた。

　模擬試験なども受験しようとせず、父親は腹立たしかった。秋頃には、父親のほうが、つきものが落ちたように「Aのことは、もうどうでもよい。勝手にしろ」というようになった。

　母親によると、以前から父親にはそういう側面があり、「飽きっぽいのか潔いのか、わかりませんが……あるとき、それまでに言っていたことがコロッと変わり、人が変わったように感じるときがあります」ということである。

　そのうちに、Aさんは母親に「地元のB大学を受ける」と言い出した。B大学は新設されたばかりの大学で、Aさんの高校からは進学していない大学であったため、母親は、父親が気に入らないといって怒るのではないかと思いながら、恐る恐る、父親にAさんの話を伝えたところ、父親は「B大学でもどこでも、俺には関係ない」と、素っ気ない返事であった。

　そしてAさんは、B大学のみを受験して合格し、何らためらう態度を見せず、淡々とB大学へ入学した。

［3］ 大学を退学して就職

　両親にとっては「無口な息子」が当たり前になっていた。詳しくは不明であるものの、それでも入学3ヵ月後の7月頃まで、Aさんはほぼ毎日、大学へ通っていたようであった。

　しかし夏休みに入った頃、Aさんはめずらしく、自分から両親が揃っているところへやって来て「大学の授業は知っていることばかりで意味がない。学費の無駄なので退学した」と言った。そのときのことについて父親は「自分でも意外なほど驚かず、やっぱり、という感じだった。本心から、もう本当にお前のことは知らん、とだけ言い返した」という。母親が大学へ問い合わせると、1ヵ月以上も前に退学手続きは終了していた。

　大学を退学した後、Aさんは自室にひきこもっていることが多かったが、半年ぐらい経ったある日、「就職が決まった」と言って両親を驚かせた。大手運送会社の地元支店に事務職の正社員として採用されたという。

　就職したAさんは、相変わらず家で仕事の話をすることなども一切なかったが、必ず自宅で食事をするなど、それなりに規則正しい生活となり、1年が過ぎた。両親とも「大学は中退だが、安定した会社だし、まあよいだろう」と、諦めの気持ちを交えつつも、安心感をもつようになった。

　Aさんは、平日は帰宅すると自室でゲームをし、休日はほぼ1日中、ゲームセンターへ行って過ごしているようであった。

［4］ 仕事の行き詰まりから精神科医療機関へ

　Aさんが就職して2年近くになった頃、会社の上司からAさんの自宅に電話が入り、両親に話があるという。母親が大筋の内容を聞くと、社内でAさんの勤務態度が問題になっているということであった。それを聞いた父親は「俺が行く」と言い、次の日には両親揃って会社へ出向いた。

　会社では、「実は、Aさんの問題は今に始まったことではなく、入社直後から多くの社員が感じていたことでした」と始まった。「無口なことは別にいいのですが、なんとなく変わった人、という感じでした。しかし最近、仕事ができなくなってきています」そして「こちらを見てください」と、Aさんの机に案内したが、そこは荷物の散乱場所というべき状態であった。

　加えて、最近は、業務時間中にパソコンでゲームをしている姿が明らかに多く目撃されており、それまでは「何とかこなしていた」というレベルのトラックの荷物確認と伝票の処理もミスばかり、という状況であった。同僚や取引先からは、クレームというより、心配の声が上がっているという。

上司は「申し上げにくいのですが……Ａさんは、何か精神的な病気ではないかと感じます。私を含め、多くの人間が感じています」と切り出した。上司の誠実な話しぶりから、両親は、「本当に病気かもしれない」と感じた。両親にとって、初めての「家族の深刻な危機」であった。

帰り道、両親は相談のために喫茶店へ立ち寄った。互いに「２人で喫茶店に入るなんて、何十年ぶりだろう」と言いつつ、「とにかく２人で力をあわせてなんとかしなければ」という気持ちを一つにした。特に父親は反省的な態度を強く見せ、「俺がＡに話をするから、お前も一緒にいてくれ」と母親に伝え、母親も父親に頼もしさを感じて同意した。

その夜、父親はＡさんに、「お父さんとお母さんがついているから、大丈夫だ。病院へ行こう」とＡさんに話した。するとＡさんは、拍子抜けするぐらい素直に、こくりと頷いた。両親とも「少しあどけない表情だったのが、いまだに忘れられない」という。そして父親が情報収集し、「とりあえず、かかりつけ医に相談」という結論に達し、次の日には、３人で内科医院を受診した。そして数日後、医師から紹介された精神科を受診した。

紹介された精神科では「Ａさんが病気かどうかについて判断するには、しばらく通院が必要です」と言われた。両親は「病気かどうかまだわからない」という希望を感じ、Ａさんに「先生は、真剣にお前を診てくださろうとしている。ここへ通ったらどうだ」と聞くと、Ａさんは「そうする」と答えたため、通院が決まった。そして医師は、Ａさんと両親に「これから、今までの生活について、詳しく話を伺わせていただく必要があります。それについては、こちらのPSWが担当させていただきます。生活面の相談もお受けしますので、遠慮なくご要望をお申し付けください」とPSWを紹介した。

こういった経緯により、ＡさんとPSWはかかわりをもつこととなった。

[5]「またとないチャンス」となった再就職

会社からは休職を勧められていたが、父親は「一度こういう状況になったら、職場には戻りづらいものだ。会社には迷惑をかけたのだから、すぐに退職したほうがよい」とＡさんに話した。PSWとしては「様子を見ながら結論を出しても遅くないのでは」と提案したが、Ａさん自身が「もう、いい」（退職してもよい）と意思表示をしたため、退職となった。

両親からPSWに福祉制度について聞かれたため、いくつか説明した。父親は「**障害年金**」という言葉に驚いた様子で「年金って、高齢者がもらうものじゃないですか？　親にそこそこの収入があっても、もらうものな

家族の危機
ここでいう危機とは、各家族が個別的、具体的に問題状況に直面していること。

障害年金
一般的には、あまり知られておらず、驚かれることも少なくない。国民年金と厚生年金がある。

んですか？」と言ったうえで「それよりも、まずは病気を治さなくては」
と、結局、あまり関心を示さなかった。その一方で父親は、以前、Ａさ
んに対して無関心な態度であったとは思えないほど、Ａさんのために「奔
走している」と言ってよかった。「精神科は、初めてです」と言いながら、
周囲にも「息子が職場で精神的な病気になったのだが、よい治療の情報が
あったら教えて欲しい」と積極的に相談しているようで、時折、PSW に
電話をしてきては、得た情報について意見を求めるのであった。Ａさん
の状態については、「病気なら治せる」とやや短絡的に考えているようだ
ったが、実際に父親がどのようなイメージをもっているのか、PSW とし
ては確認するのはまだ早いと思い、経過を見守りながら聴き取りをしてい
こうと考えていた。

　そして通院が始まって３〜４ヵ月ほど経ったある日、父子で通院した帰
りに、２人で父親の仕事の取引先である大きなレストランに立ち寄った。
父親が社長と打合せをしている間、Ａさんは、熱心に調理場を見つめて
いた。その様子を見た社長は、「ぜひ、うちに来なさい。私には、Ａくん
と同じ年頃の身体障害の息子がいて、ここで仕事をしている。いわゆる**障
害者雇用**だ。社員は障害者への対応に慣れているので、通院中のＡくん
にも配慮しながら、仕事を教えられると思う。ちょうど、人を探していた
ところだ」ということであった。その頃、以前よりはＡさんの表情が和
らいでいたため、父親は「こんな話はまたとない。ありがとうございま
す」と社長に即答した。

　後日、再度見学に行ったＡさんは、PSW に対し、「みんな優しくて、
もう僕が行くのが決まっているみたいでした。『次はいつ来る？』と聞か
れたので、悪いと思って、明日も来るって言ったら、『待ってるから！』
と言ってくれました」「またとないチャンスです」と話した。

　PSW がＡさんとの面接を振り返ったとき、このときのＡさんが、そ
れまでになく自分から話をしていたのは、間違いなく、印象的であった。

　レストランでは「働くからには、保険や年金にも入ったほうがよい」と
いう配慮のもと、時間は短めではあったが、初日から「正社員」であった。
父親は「こんなに良い再就職ができて、奇跡です」と朗らかであった。

　それから１ヵ月ほど過ぎた通院の日、父子で PSW のところへ立ち寄り、
父親から「すっかり仕事にも慣れました。まだしばらく通院はしますが、
仕事の都合もありますので、こちらでの相談は終了させていただきたいと
思います。主治医の先生にも、そうお話ししました」と申し出があった。

　PSW としては、新しい会社に入って「まだ１ヵ月」という感触ではあ
ったが、申し出を撤回してもらうのは難しいと感じたことと、Ａさんが

障害者雇用
障害者雇用促進法（正式
名称は「障害者の雇用の
促進等に関する法律」）
により、障害者の積極的
雇用が進められている。

穏やかな表情だったため、一旦はそれでよいだろうと考え、父子を見送った。

　しかしその後、診察予約の日時にＡさんが来院せず、そのまま２ヵ月ほど経った頃、様子を気にした主治医からPSWに状況確認の依頼があった。自宅に連絡を入れたところ、Ａさんの自死を知ることとなった。

C. 考察

　本事例は、Ａさんの突然の自死を知るまで、PSW自身は「Ａさんのストレングスによって、良い方向へ向かったのではないか」と理解しかけていたものである。Ａさん自身の変化が両親を動かし、そこへ好機といって差し支えない「またとないチャンス」、つまり「再就職」という出来事が起こり、「好機に乗った」というストーリーが成り立っていたからである。

　しかし、猛省すべき点として、とにかくＡさん自らの「語り」の量は、PSWを含め、Ａさんの周囲の人びととの口数に比べて、明らかに少なかったことを挙げなければならない。

　当然のことながら、PSWと周囲の人びとは、都度、Ａさんの希望や意思を確認しながら動いたことは、言うまでもない。しかし、どこかで「Ａさんは無口」という見方に慣れてしまい、話しかけや質問に、ほとんど非言語のレベルでしか答えなかったＡさんの「語り」を聴くことが、不十分になっていた可能性がある。

　運送会社で行き詰まってから後、Ａさんと両親との関係性は「よくなった」。そして、父親が介在した「再就職」は「またとないチャンス」に見えた。

　しかし、だからこそ、この再就職は、Ａさんにとっては「背水の陣」となってしまったのではないだろうか。亡くなる直前のレストランでの様子は、表立って何かあったわけではないが、「確かに、最初の頃よりは少ししんどそうだった」ということである。

　「チャンス」も「不完全」であるのが自然であり、「またとないチャンス」という「完璧な」チャンスなどはない、と考えてよいであろう。

　クライエント自身が、主体的に何かに挑戦するための動機づけとして、遭遇した機会に「またとない」という価値づけをすることは、いけないことではないだろう。場合によっては、安心要素にもなるかもしれない。

　しかし、ソーシャルワーカーの態度としては、クライエントのポジティブな姿勢に励ましを伝えつつも、「しかし、仮に今回、うまくいかなくて

も大丈夫だから。必ず、また次の機会があるから」という「**保証**」を伝え続けるべきなのだろうと思う。

　自殺は、その多くが「追い込まれた末の死」と理解されているが、これは「誰も自殺に追い込まれることのない社会の実現を目指す」として2006（平成18）年に制定された「**自殺対策基本法**」の理念と通ずる捉え方でもある。「またとないチャンス」が「背水の陣」になっては、ならないのである。

理解を深めるための参考文献

● 松本俊彦編『「死にたい」に現場で向き合う─自殺予防の最前線』日本評論社，2021.
　　近年の日本において、さまざまな事情から「追い込まれる」という立場になってしまった人びとの支援者たちが、それぞれの現場から、「自殺」とその「予防」についての知見を述べた書。
● 平塚良子編『ソーシャルワークを「語り」から「見える化」する─7次元統合体モデルによる解析』ミネルヴァ書房，2022.
　　「価値・目的」「視点・対象認識」「機能・役割」「方法」「空間（場と設定)」「時間」「技能」という7次元の相互の動きや関連から、ソーシャルワーク実践を立体的に捉える方法論を紹介している。

7. 司法ソーシャルワーク

司法の人間観と
ソーシャルワークの人間観

事例 16

A. 出口支援と入口支援

　2003（平成15）年、元衆議院議員の山本譲司氏による『獄窓記』の出版を契機に、刑事司法の対象となる人の中に、福祉の支援を必要とする人がいることが広く認識されるようになった。法務省と厚生労働省が連携して、刑事施設・少年院への社会福祉士、精神保健福祉士の配置、各都道府県への**地域生活定着支援センター**の設置等が行われてきた。

　刑事司法の領域で、高齢あるいは疾病・障害があり、福祉的な支援を必要とする人に、刑務所など**矯正施設**を出る段階で「**出口支援**」と呼ばれる実践が行われている。また、刑事司法手続きで、被疑者・被告人に疾病・障害があると明らかになった場合の福祉的支援を「**入口支援**」と呼んでいる。

　出口・入口といった司法手続きから見た呼称の是非について議論の余地はあるが、そもそも犯罪行為に至る理由に社会的な背景があれば、精神保健福祉士が関与すべき領域と言える。罪に問われた事件において、被疑者・被告人が保健・医療・福祉サービスにつながっていれば、犯罪行為に至らなくて済んだであろう事例もある。

　本事例は、精神保健福祉士と弁護士が連携した入口支援、地域に戻り生活を再構築するための判決後支援である。

B. ケースとの出会いと情報収集

[1] 国選弁護人からの依頼

　Aさんは、「現住建造物等放火」という罪名で、裁判員裁判の対象となった人だった。Aさんは、事件後に救急搬送された医療機関の精神科医師から「うつ病」と診断された。それが、**国選弁護人**となった弁護士から、精神保健福祉士への**連携依頼**の契機である。

　精神保健福祉士は、国選弁護人と弁護士事務所で打合せを行った。Aさんは自分の住んでいたアパートに放火し、全焼させてしまったために罪

地域生活定着支援センター
高齢または障害により支援を必要とする矯正施設退所者が、釈放後に必要な福祉サービスを利用できるように、矯正施設、保護観察所および関係機関と連携して社会復帰を支援するための機関。2009（平成21）年度、厚生労働省によって事業化された。

矯正施設
刑務所、少年刑務所、拘置所、少年院、少年鑑別所および婦人補導院のこと。

国選弁護人
刑事被告人が経済的な理由その他で自ら弁護人を依頼できないときは、国の費用で弁護人が選任される（日本国憲法37条3項）。

連携依頼
弁護士会の事務局を通じて、精神保健福祉士協会に連携の依頼があり、ソーシャルワーカーの選任が行われる。地域によって取組みの状況は異なる。

に問われていた。幸い、死傷者はいなかった。放火の理由は、「死にたいと思って火をつけた」というもので、前科・前歴はなかった。弁護士が把握している情報には、生育歴、生活環境、職場の人間関係、物事の捉え方の特徴など、Ａさんの生活や人生を理解するための情報は少なかった。

弁護士が精神保健福祉士に期待する活動は、「住まいの確保など生活環境調整」だった。精神保健福祉士からは、支援活動に際して、Ａさんの意向を最大限尊重する旨を弁護士に伝えた。

［2］ Ａさんとの面接

Ａさんと初めて会ったのは警察署だった。面会では、精神保健福祉士の役割を「判決後の生活支援」として、活動内容の具体例を説明した。Ａさんの表情から感情は読み取りにくかったが、精神保健福祉士がかかわることについては「お願いします」と言い、支援を受け入れる意思を示した。

放火の理由は、事件の1ヵ月程前から「得体の知れない怖さ」に襲われるようになり、その「怖さ」から逃れるために、死ぬしかないと思ったと語った。初回面接は、30分と時間が限られていたため、踏み込んだ質問はしなかったが、Ａさんの切羽詰まった精神状況を推察することができた。

その後、拘置所に移ってからの面接等で、Ａさんの生活状況が明らかになってきた。

［3］ Ａさんの人となり

Ａさんは50代後半の男性で、事件当時、生活保護を受給しながら一人暮らしをしていた。内科の疾患（肝臓の悪化、糖尿病の疑い）があり、50歳になる頃、身体を壊して働けなくなり生活保護を申請した。精神科受診歴はなかった。

Ａさんは10代の頃家出し、その後転職を繰り返し、アルバイト、派遣社員の仕事で生計を立ててきた。短期で数ヵ月、長期であれば数年間の勤務経験があった。人との交流が薄く、読書が趣味であった。親族はいるが、関係は希薄だった。心理検査では、「自分の殻に閉じこもって他者に何か怖さを与える印象」と「実は繊細で人懐っこい感じ」のギャップが報告されていた。

あるとき、面接の中で、ぽつりと「何もいいことなんてなかった」とＡさんがつぶやいた。精神保健福祉士が、自力で生計を立ててきた苦労は想像できないほどだと伝えると、「いや別に」と目を伏せた。他にも言葉の端々から、Ａさんは自分の人生に価値がないと思っていて、じっと耐え忍んできたのだろうと精神保健福祉士は推量した。

自己決定の尊重
弁護人は、精神保健福祉士の実践に「弁護側に有利な証拠」を期待する傾向がある。一方で、精神保健福祉士は権利擁護と自己決定を軸に、本人と判決後の生活を考える。司法と福祉の連携に当たって両者の視点が異なるのは当然で、役割分担を明確にする必要がある。

本人の同意
身体の自由が拘束されて（拘禁）、なおかつ公判を控えた状況で、本人が同意したと捉えていいのか課題は残る。権利の制限を前提とした司法領域で、ソーシャルワークが成り立つのかという問題提起がなされている。

判決後の暮らし方について、Aさんは「今後についてはまだ考えにくい」と述べていたが、面接を重ねるうちに「また一人暮らしがしたい」「誰も自分のことを知らない土地でやり直したい」と話すようになった。

［4］関係者との面接

福祉事務所の生活保護担当者に連絡をしたが、事件を起こした人の代理人という扱いを受け、Aさんの今後の生活相談をすることはかなわなかった。同時に、精神保健福祉士は担当者のAさんに対する敵意を感じた。まだ寒い季節にアパートの火事で焼け出された人たちを担当者は熱心に支援しており、行政の立場として感情を整理できなかった可能性がある。

通院していた内科の医師、事件後に救急搬送された医療機関の精神科医師には面会が許可された。精神科の診断名は「うつ病」、糖尿病については食事制限のみで入院中の服薬はしていなかったが、今後は要観察とのことだった。

C. 見立て（支援計画の策定）

［1］生活支援チームの必要性

刑事裁判の期間はさまざまだが、**裁判員裁判**では**公判前整理手続**の期間が長い。この事例では、事件から裁判が始まるまで約1年間が経過していた。事件後、入院していたAさんが退院すると、逮捕され、弁護人の選任、精神鑑定、起訴、公判前整理手続を経て公判に至る。精神保健福祉士の活動期間は、裁判まで約半年間であった。

その間、精神保健福祉士は、Aさんとの面接と関係者の話を通して、今後の支援計画を検討した。Aさんの今後の生活に必要なのは、「Aさんの生きづらさ」を理解し、それを共有する支援チームだと確信した。それによって、Aさんが、「自分が生きていってもいい」と思える環境になる可能性がある。具体的には、一定の距離感を保ちながら、必要なときに相談できる支援者と、自死のリスクを含めて診てくれる医療機関が必要である。課題は、第1に、人付き合いが苦手だというAさんが他者からの支援を望むか否か、第2に、「放火」という犯罪に至った人を受け入れてくれる、居住地の選定であった。

［2］Aさんの意思

Aさんに医療・福祉の専門家（相談相手）の必要性を提案すると、「うーん」と考え込んでいた。これまでは一人で頑張ってきたけれど、これか

犯罪被害者等支援
長らく犯罪被害者は、刑事手続きの中で証人・証拠として扱われ、支援の対象ではなかったが、犯罪被害当事者の会、支援団体による活動が社会に影響を与え、被害者に配慮する仕組みが整えられていった。1996（平成8）年、警察庁は被害者対策要綱を定め、1999（平成11）年、検察庁は被害者支援員制度や被害者等通知制度を始めた。2004（平成16）年には犯罪被害者等基本法が成立し、犯罪等の被害を受けた者およびその家族または遺族のための施策が推進されている。

裁判員裁判
地方裁判所で行われる刑事事件の中で、特定の重大犯罪を対象に実施される。国民から選ばれた裁判員が、裁判官とともに審理に参加し、有罪かどうかや量刑を判断する。

公判前整理手続
最初に公判が行われる日の前に、検察官、弁護人の争点を明確にしたうえで、証拠の取扱いや公判の日程を立てる。裁判員制度の対象となる事件では必ず行われる。

らは誰かの助けを得てもいいのではないかとＡさんに提案すると、「ずっと人とやってこなかったから（……沈黙……）やっぱり人とかかわっていかないとダメだね」と述べた。

　Ａさんの意思は明確に示されなかったが、司法手続きのスケジュール上、判決後に地域に戻ることを前提として環境設定を進めなければいけない。また、公判では再犯防止が問われるのであって、Ａさんの希望する生活かどうかが評価されるわけではない。このとき精神保健福祉士は、Ａさんのプライバシーが守られる個室と、意思尊重のできる支援者が側にいる環境を模索していた。

［3］住居の設定

　Ａさんは、「新しい土地」でやり直すことを希望した。そこで、居住地域の変更を視野に入れて、住居設定を進めた。起訴後、Ａさんの生活保護は廃止になっていた。元の住居の自治体と、居住を希望する自治体間で情報照会と引継ぎを行う旨、調整を依頼した。なお本人は身柄拘束中で、福祉事務所の窓口を訪れることはできない。精神保健福祉士は「個人情報取扱いの同意書」を持って、Ａさんの意思を代弁することになった。

　判決後すぐに直面するのは、寝る場所がない、お金がない状況である。事前に、生活保護の再申請までどう過ごすのかを準備しておく必要がある。仮に執行猶予付きの判決が出れば、判決当日に釈放される。支援とつながらなければ、その日から生活困窮の状態に陥ることも危惧された。

D. 公判での証言

［1］裁判員裁判への証人出廷

　公判では、検察官がＡさんに**責任能力**があることを含めて**公訴事実**の立証を行った。弁護側は事実を争わず、環境設定が整っていて再犯可能性が低く社会内処遇が妥当と主張する方針だった。精神保健福祉士は、**情状証人**として、Ａさんの生活支援について証言した。検察官、裁判所からの尋問も含めて約30分間だった。居住予定地域の生活支援センターへの相談状況、福祉事務所との打合せ内容、通院予定の医療機関などについて説明した。

　これを書面にまとめたものを「更生支援計画」と呼び、その中で「支援によって適切な形で問題解決が可能で、再び罪を犯す行為には至らないだろう」と記述した。

　これが公判では「本当に再犯を防ぐための有効な支援といえるのか」が

責任能力
刑法39条には「心神喪失者の行為は、罰しない。心神耗弱者の行為は、その刑を減軽する。」とある。仮に事件当時、心神耗弱の状態にあったと認められた場合、法定刑が減刑される。

公訴事実
検察官が起訴状に記した「被告人が行った犯罪事実」のこと。刑事裁判では、検察官に公訴事実の証明を行う責任がある。

情状証人
被告人の生活状況、社会復帰に向けての支援など、広く酌むべき情状を立証する証人。

論点になった。

　検察官からは、「役所（福祉事務所）に確約はとれているのか」「支援者はどの程度の頻度で本人と接触するのか」と反対尋問があった。裁判員からは、「この計画によって再犯につながるおそれはなくなるのか」と質問があった。これはAさん本人ではなく、精神保健福祉士から「今後、問題は起こらない」という確証を得たいのだろう。このときは「福祉的支援はAさんの生き方を支えるもので、本人が罪を犯さない生活を選んでほしいと考えています」と説明した。裁判官からは生活保護の受給について、今後の方針を確認された。

[2] 司法とソーシャルワークの人間観の違い

　検察官は、再犯防止の確証を問い、弁護人は地域に戻ってからの生活環境が整っていると主張した。そこには、Aさん個別の事情や生まれ育った環境の考察は含まれず、触法行為に至る悪循環への論点もなかった。

　私たち精神保健福祉士は本人主体から始まり、その人が決めることを手伝う。一方、司法の世界での被告人は、犯罪行為を選んだ「信用できない人」という前提がある。したがって、被告人にどの程度の責めを負わせるべきかが公判の焦点になっている（**量刑**）。疾病・障害による影響と支援体制の有無が量刑に反映されるべきという考え方である。刑事司法における「被疑者・被告人」の捉え方と、ソーシャルワークの人間観は、決定的に異なっている。

E. 判決とその後の支援

[1] 判決と釈放

　判決は懲役3年、執行猶予5年であった。前述の通り公判で責任能力は争われず、**刑の減軽**もなかった。判決が出たのは午後で、精神保健福祉士が拘置所まで迎えに着いた頃にはもう暗くなっていた。Aさんはサンダル履きで、大きな紙袋2つを抱えて出てきた。もう夜になり、公的機関も閉まっている。Aさんと同じように拘置所から出てくる人が、途方に暮れるのも無理はないと想像した。

　この日は電車で移動して、電話で空きを確認していた**簡易宿泊所**にAさんは泊まった。1週間程度なら、残っていた所持金でまかなえる見込みである。翌日は、精神保健福祉士と待ち合わせ、新たな地域で不動産屋に行きアパート探しを始めた。そして生活保護を申請して居住実態を証明するために、賃貸借契約書を福祉事務所に提出する準備を始めた。

量刑
量刑（刑罰の重さ）は犯罪事実によって決まるが、その行為に関する事情（犯情）とそれ以外の事情（一般情状）も考慮される。犯情に障害の影響が認められた場合、意思決定への非難の程度は弱めるべきとされる。一般情状では被害弁償のほか、支援体制の整備が評価される。

医療観察法
正式名称は「心神喪失等の状態で重大な他害行為を行った者の医療及び観察等に関する法律」。重大な他害行為で心神喪失または心神耗弱の状態にあったと認められると、検察官は、医療観察法による処遇の要否と内容の決定を求める申立てを行う。地方裁判所は、裁判官1人と精神保健審判員（精神科医）1人による合議体で審判を行い、必要に応じて精神保健参与員から意見を聴く。

簡易宿泊所
低額で宿泊できる民間の宿所（旅館業法2条の4）。日雇いの肉体労働者が利用することが多かったが、いまは高齢化が進んでいるほか、外国人観光客向けのところもある。

139

［2］社会生活の壁

　アパート契約のために必要になるものが、身分証明書、連絡先となる電話番号、保証人である。保証人の代わりに保証会社を利用する場合であっても、親族など連絡先、転居理由、仕事先といった情報が必要であった。Aさんに親族がいることは確認していたが、連絡は取れなかった。また、利用できる携帯電話すら所持していなかった。事件から約1年振りに社会復帰したAさんにとって、厳しい試練であった。

　やっと必要書類を整えて、物件を借りるために指定の銀行口座を作りに行ったときのことである。窓口で、新規口座開設のお客様に入力をお願いしますと、タブレットPCを手渡された。Aさんは困惑した表情で、隣にいた精神保健福祉士のほうを見た。Aさんはタブレットに入力をした経験がなかったのだ。アパートの下見に行き、川沿いの道を歩いていると桜が咲き始めていた。「また桜を見ることができると思っていなかったな」とAさんは静かに言った。

［3］加害者と社会環境

　アパートで一人暮らしを始めたAさんが、裁判中に差し入れた小説を見せてくれた。嬉しくて何度も読んだという。これまでAさんが積極的に話す場面はなかったので印象に残った。

　放火という犯罪行為は許されない。しかし、どうして加害者になるまで追い込まれてしまったのか。Aさんの人生のどこかで社会的な支援が届いていれば、罪を犯すまでには至らなかったのではなかろうか。触法行為に至る人の中には、ソーシャルワークを必要としている人がいるはずである。

犯罪被害者等に関わる専門職の養成
本事例は加害者支援の立場から述べたが、同じく重要な社会的課題として被害者等の支援がある。残念ながら犯罪被害者とその家族等は、社会的な支援の対象として十分認識されていなかった経緯がある。第4次犯罪被害者等基本計画には、「犯罪被害者等に関する専門的な知識・技能を有する専門職の養成等」として、また犯罪被害者等の生活支援を効果的に行うために、地方公共団体が働きかける専門職の一つとして、精神保健福祉士が挙げられている。

▌理解を深めるための参考文献

● 日本司法福祉学会編『司法福祉（改訂新版）』生活書院，2017.
　司法福祉領域の基本文献の一つ。藤原正範が「司法機関の有する権力性と権威との関係は避けて通れない問題」とした権利の制限をめぐる議論など、ソーシャルワークの観点から検討すべき内容が多く紹介されている。

● 水藤昌彦編／関口清美・益子千枝『当事者と援助者の「共助する関係」―刑事司法領域での対人援助の基本』現代人文社，2020.
　罪を犯した人に対して指導や管理をしようとするのではなく、援助するにはどうすればいいか、基本となる援助者の視点がまとめられている。水藤は「当事者への援助的なかかわりの目的は、多様で複雑化したニーズに応え、社会的に排除された状態を改善することにあり（中略）犯罪をせずに生きていくことができるようになれば、それが再犯防止につながる」と述べている。

災害支援について

家族相談室ドラセナ　主宰　板倉康広

　私は群馬県の「こころのケアチーム」の一員として、東日本大震災被災から2ヵ月たった5月初旬に福島に派遣された。

　「こころのケアチーム」は医師、看護師、保健師、精神保健福祉士、県の事務職員の5名で構成される。放射線量計測器を見ながら、まだ凸凹する高速道路を北に向かった。主な業務は県内の避難所を回り、心の相談室を開き、声をかけて回ることだ。たくさんの人の心が悲鳴をあげているに違いないと、覚悟をしてあちこちを巡ったが、ほとんど人が来ることはなかった。すでに被災から2ヵ月経ち、被災者たちは毎日のように「大丈夫ですか」と尋ねられ続けることに疲れ果てていた。声をかけられること自体にうんざりしている人も多かった。また、連休を利用して県外の親せきなどを頼って一時的に避難所を離れている人も多かったようだ。

　体に触れ、血圧を測り、薬の相談に乗ることができる医師、看護師、保健師は忙しく動いているが精神保健福祉士である私にできることは限られていた。恥ずかしながら私は時間をもて余した。そんなとき、避難所の片隅でけん玉を見かけた。手持ち無沙汰だったので、ちょっと遊んでみた。こころのケアチームの一員がけん玉をしている光景は、おそらく珍しいものだったのだろう。最初に子どもたちが遠巻きに眺め始めた。一緒にやってみないかと誘うと、わらわらと集まってくる。今度はその光景を大人たちが遠巻きに見てい

る。私は大人にも声をかけ「昔取った杵柄なんじゃないですか？」などと冗談を言いながら、皆でけん玉に興じた。求められていたのは「大丈夫ですか」という問いかけではなく、被災の事実から少しだけでも離れられる、気持ちを切り替えられる、ちょっとした日常の感覚に戻ることができる、そんなことなのかもしれない、と気づかされた瞬間だった。

　また、もう一つ行ったことがあった。それは避難所のごみ箱を見て回ることだ。高いストレス下でアルコール問題が起こり始めているのではないかと予感していた。実際に1ヵ所のごみ箱から同じ銘柄のビール缶が大量に見つかった。状況を報告し、次のケアチームに引継ぎを行った。

　他にも日本アルコール関連問題ソーシャルワーカー協会からの派遣で、宮城県石巻市の支援にもかかわった。こちらは紙面の都合もあり、詳細には触れないが、現地の保健師とともに仮設住宅を回りアルコール問題のある被災者への訪問支援を行った。一緒に現地を回る保健師自身もまた被災者であり、深い傷つきの中にいた。懸命に職業意識を高くもち、支援を行う姿は胸を打った。私ができたことは、生活者としての被災者に関心をもち、話を聴くことぐらいだった。それでも訪問のたびに少しずつ会話が増え、表情が豊かになった。

　私がどれだけ役に立てたのかはわからない。しかし、何かが確実に変わり、次の支援者にバトンが渡された。そんな体験だった。

第5章 子どもから高齢者までのメンタルヘルス課題

精神保健ソーシャルワークの広がりとともに多様な課題に応じた支援が求められている。ライフサイクルに応じた課題に向き合う支援の実践から、精神保健福祉士の視点を理解できる事例を提示する。

1. メンタルヘルス領域の実践

● ライフサイクルと精神保健ソーシャルワーク

精神保健ソーシャルワークの広がりを実践する際、ライフサイクルの観点が有効である。私たちは、生まれてから成人に達し、高齢を迎え、死にゆくまで、年代に応じたさまざまな課題に直面することになる。

精神保健福祉士は、利用者や家族、取り巻く人たちがどのライフサイクルに位置して、どのような課題を抱えているのかを捉えて、支援する。個人や家族のライフサイクルと、地域や社会の課題、制度利用や生活上の課題をその都度理解して、利用者が自己決定できる環境整備、関係づくりを行う過程を、どのように実践していけばよいのか。事例を読み解いて、理解を深めていきたい。

● 多様な課題に向き合うために

メンタルヘルスの課題は社会生活のありとあらゆるところに存在する。精神保健ソーシャルワークの可能性も幅広い。ここでは、実績のある領域の事例を読み解くことから共通する視点や支援課題、働きかけの姿勢などを考えてみるとよい。

虐待や暴力による問題は、前出のアディクション領域から得た視点や技法を活用したい。精神保健福祉士の核である権利擁護の実践を、複雑に絡まった人間関係を整理しながら、利用者の困り感や動機づけを高めていくことで実現できるとよいだろう。

スクールソーシャルワークは、教員や他機関との連携から予防、早期発見が期待できる分野である。家族にメンタルヘルス課題がある事例も多く、精神保健福祉士の経験を活かした実践が多く生まれることを期待したい。

児童思春期を対象とした支援では、精神保健福祉士においても発達の視点は欠かせない。また、近年は子どもであれ成人であれ、発達障害を視野に入れた支援は現場では必須となっている。

EAP
employee assistance
program
従業員支援プログラム。

成人では、産業メンタルヘルスにおける **EAP** 実践に注目したい。どの職場でもメンタルヘルス不調の従業員がいて当然という現代社会において、精神保健福祉士の視点や技術が活かせるポイントは数多い。

高齢者を支える地域包括支援センターにおいても、精神保健福祉士が配置される例が出てきた。精神保健ソーシャルワークの視点がどのように活かせるか、事例をもとに考えてみよう。

2. 児童虐待

虐待への介入と精神保健ソーシャルワークの視点　　事例 17

A. 児童虐待の定義と学校

［1］児童虐待に関連する法的な定義

　児童相談所における児童虐待の対応件数は、厚生労働省の統計では、2020（令和 2）年の速報値で、年間 20 万件を超えている[1]。児童虐待防止法では、身体的虐待、心理的虐待、ネグレクト、性的虐待の 4 つを児童虐待の定義としている。

　児童虐待の発生する背景、リスク要因は、厚生労働省によると、保護者の要因、児童の要因、援助側の要因、養育環境の要因が複雑に絡み合っているとされる[2]。児童虐待を受けた子どもには、対人関係が困難、多動・衝動的等の特徴がある。この特徴は、注意欠如・多動性障害（ADHD）、自閉症等、発達障害の子どもと共通している。しかし、虐待を受けた子どもの背景は多様であり、発達障害であるか否かについては多角的な視点での判断が必要となる。状態を正確に把握できる専門家の見立て（アセスメント）もなく、発達障害と決めつけるのは当事者を傷つけるだけであり、厳に慎まなければならない。児童虐待への対応として、①児童虐待の予防、早期発見、通告・相談、②調査、援助・指導、③家族再統合、支援という流れがある。

　精神保健福祉士の養成では、カリキュラムに児童分野の科目が含まれておらず、精神保健福祉士が児童虐待の事例に対応するためには、実践者自身が個別に学習して研修を受講し、実務経験を積んでいく必要がある。しかし、虐待の原因と影響には情緒や精神病理の問題が付随しているため、精神保健福祉士の活躍が期待される分野でもある。

［2］早期発見とマルトリートメント

　児童虐待の早期発見には、特に保育所、学校等で職員がさまざまなサインや兆候を見逃さないことが重要である。たとえば、①プール等で着替える際に体にあざや傷がある（身体的虐待の可能性）、②最近、笑顔が少な

児童相談所
児童相談所は、児童分野の中核的な相談機関である。児童相談所の対応には、①虐待通告、相談（「虐待」から「虐待と思われる」場合に変更。児童虐待防止法 5 〜 7 条）、1 調査等（安全確認、立入調査、出頭要求、再出頭要求、臨検・捜索等）、1 一時保護（児童福祉法 33 条。職権や保護者の同意）、④援助、指導（在宅指導、施設入所措置・里親委託等）、1 親権喪失・停止の制度（児童虐待防止法 14 〜 15 条。親権の中でも特に民法 822 条の懲戒権との関係が問題となる）がある。

児童虐待防止法
正式名称は「児童虐待の防止等に関する法律」。

くて、喜怒哀楽の表情が乏しい（**心理的虐待**の可能性）、③給食を何度も
おかわりしてむさぼるように食べる（**ネグレクト**の可能性）、④体操時に
着替えする際に、いつも下着が汚れている（ネグレクトの可能性）、⑤更
衣や排泄の際に下着を脱ごうとしない（**性的虐待**の可能性）等のサインや
兆候である。児童虐待と不登校、貧困、少年非行、いじめ等の問題との関
係性が指摘されており、その背景への対応が不可欠である。

マルトリートメント
maltreatment

　マルトリートメントは「児童虐待」よりも広い概念であり、子どもに対
する大人の不適切なかかわりのことである。マルトリートメントに対して
も早期に適切に対応するという考え方が重要視されている。

　マルトリートメントの事例として、①共働きの両親が、仕事の後で食べ
物を購入するため、夜遅くにコンビニエンス・ストアへ乳幼児を一緒に連
れて行く（子どもの休養・睡眠する権利を侵害する行為）、②食材が不足
しているため、12歳以下の子どもだけで留守番させ、保護者が食材をス
ーパーマーケットへ買い物に行く（年少児だけでの留守番は、転落事故や
火事発生等の危険にさらす行為）、③高校生の子ども2人と両親の家族4
人で居酒屋に行って食事をする（規範や道徳を重視する必要のある未成年
を飲食店に親自身が連れていき、その観念を乱す行為）等が挙げられる[2]。

［3］児童虐待へのソーシャルワーク介入

　すべてのソーシャルワークと同様に、児童虐待においても専門家、実践
者が子どもとその家庭がもつ課題を解決するのではなく、生じた課題に対
処するのは、あくまでも子どもやその保護者自身であるということが実践
の原理である。したがって、ソーシャルワークは、子どもとその保護者そ
れぞれのニーズをくみ取り、彼らが課題を改善していくことを側面的にサ
ポートする実践を行う。その意義は、当事者である子どもや保護者の考え
を最大限に尊重することによって、彼らがエンパワメントされることを期
待するからである。しかしながら、児童虐待においては、命の危険が生じ
る等、子どもの利益が損なわれることも少なくない。細心の注意を払いな
がら、適切に専門的に介入する必要がある。

　児童虐待の分野は、司法、教育、保育、福祉、医療など多分野の専門職
が協働する場である。日本の場合は、この分野の歴史が浅く、どの専門職
においても充分な経験をもつ専門的実践者が育っていないと言われている。
それぞれの立場を尊重しながら、共に研鑽を積み、当事者の方々を含むさ
まざまな人たちから謙虚に学ぶという態度が必要であると言われている。
それは、権威主義的態度の真逆である。特に経験が少ないと思われる人た
ちの話も丁寧に聞き、一緒に工夫し、資源や技術を創造していかなければ、

この分野は社会的に確立していかないであろう。

B. マルトリートメントが疑われた事例

[1] A君の長期欠席

　本児、A君は小学5年生、A君の母親は28歳、父親は数年前に失踪しており、ひとり親家庭であった。同胞はいない。母親は精神科に通院中で、生活保護を受給していた。A君の祖父母（母親の両親）は、近所に住んではいるものの、母親と祖母との関係が悪く疎遠であった。A君は小学3年生頃から不登校傾向であったが、長期にわたる欠席をしたことはなかった。小学校5年生になってから、長期の欠席が増えており、夏休み明けからは2週間以上登校してこないので、担任の教員から**スクールソーシャルワーカー**（以下、SSW）に相談があった事例である。

　A君は、ひとり親家庭であり、生活保護世帯でもあるため、各学年の担任はそれなりに注意深く見守っていた。しかし、A君は欠席が多かったものの成績は普通以上で、学校が提示する課題はきちんとこなす子だったため、問題視されることはなかった。おとなしく控えめな子にもかかわらず、運動能力が高く、容姿も整っているため、クラスの子どもたちからは一目置かれているとのことだった。ただ、無表情なことが多く、教員にもクラスメイトにも心を開かないことが気になると担任は述べていた。清潔の保持や給食の食べ方には問題はなかった。

　担任からの相談があった当初、担任もSSWもマルトリートメントを想定していたわけではないが、母親の病状や生活状況とA君の不登校が関連しているかもしれないと感じた。とりあえず、A君が直面している状況を確認するため、A君がすぐに登校するようであれば、SSWが面接して話を聞くこと、登校しないようであれば家庭訪問を実施することを担任と打ち合わせた。

[2] 家庭訪問

　担任から依頼のあった次の日、A君は登校せず、SSWが母親に電話すると、何回目かにやっと母親が電話に出てくれた。自己紹介の後、SSWがA君の様子を聞くと、SSWの質問を遮るかのように、「Aが学校のクラスメイトや教員らにいじめられている。そのせいで学校に行けなくなった。どうしてくれるのか」と一方的に怒鳴り始めた。SSWは、母親の訴えを十分に傾聴し続けると、落ち着いてきて、A君が母親と口をきかず、部屋に閉じこもっている状態であることが確認できた。母親もA君の不

スクールソーシャルワーカー
SSW: school social worker
学校等において、児童の悩み（学校でのいじめ、家庭での虐待など）に対して、関係者・関係機関と連携をとって対応に当たる専門職。

登校を心配しており、「学校でいじめられたのか」と問い詰めると、かすかにうなずいたことが「いじめ」の根拠であるらしかった。SSW は、「学校でのいじめ」について調査することを約束し、その報告も兼ねて SSW が家庭訪問したいと提案した。母親は訪問されることを渋っていたが、SSW が母親を注意したり批判したりする意図はなさそうだと思ってくれたようで、最後には承諾してくれ、訪問日時の約束をした。

SSW は、さっそく「いじめ」についての調査を行った。担任の教員らに確認しても、A 君がいじめられているような事実を発見することはできなかった。担任教員は、「私が欠席について何回か注意をしたためではないか」と責任を感じていたが、「A 君の不登校は、もっと複雑な背景と経緯が絡み合っていると思う」と伝え、不登校について「母親や本人が学校側から責められていると感じないよう気をつけましょう」と提案した。

SSW と担任の教員で、約束した日時に A 君の自宅（貸家）を訪問した。しかし、インターフォンを鳴らしても、なかなか母親が出てこなかった。ちょうど通りかかった近所の方が、「この前、ここのお宅に警察の人が来て大変だったんですよ」と話しかけてきた。「ここの奥さんは、近所から嫌がらせされるといって、時々 110 番通報するんです」と。「ところであなたがたはお役所の方ですか」と質問されたので、その日は言葉を濁して早々に引き上げた。

学校に戻り、母親に電話してみると、「SSW がひとりで訪問すると思っていたら、担任が一緒だったので迷っていた。そうしたら、近所の人が出てきたのでとてもドアを開けることができなかった」と述べた。SSW は、率直に配慮が足りなかったことを詫びて、次回訪問の予約をした。

[3] 不登校の理由

次の訪問時、すんなりと居室に招き入れてくれた。住居は、居室 2 間と台所という間取りで、奥の四畳半が本人の部屋になっていた。居室は、物が多く乱雑であったが、それなりに片づいていた。A 君も部屋から出てきて、3 人で面談した。母親は、「学校でいじめにあっているので A は登校できない、それは調査して分かったはずだ」と主張を繰り返した。SSW がどう答えてよいか困惑していると、母親は「A がいじめられていると言っている」と声を荒らげた。すると、それまで緊張した様子で黙っていた A 君が、「言っていない、SSW さんが困っているでしょ」と母親を足でつついてたしなめた。母親は A 君をにらみつけ、A 君は黙った。

母親は、「うちが生活保護世帯だから、教師も他の生徒も A を馬鹿にしていじめているはずだ」、「同じ理由で、近所の住民も私を監視して嫌がら

非審判的態度
non judgmental attitude
ケースワークの原則の一つ。他の専門職に具体的に伝えるとすると、このような言葉になる。

秘密保持
confidentiality
ケースワークの原則の一つ。利用者の不名誉になるような事柄は明かさないよう気をつけること。たとえば、法人のロゴが入った車で乗りつけないことなども含まれる。

[2] 児童虐待にかかわる機関・制度と人材

　保育所、幼稚園、学校、児童相談所以外の機関では、**福祉事務所、児童家庭支援センター**等も児童虐待を相談対象にしている。他の組織・制度として、①**要保護児童対策地域協議会**（個別ケース検討会議、実務担当者会議、代表者会議）、②**乳児家庭全戸訪問事業**（こんにちは赤ちゃん事業。生後４ヵ月までの乳児のいる家庭すべてを訪問して不安や悩みを聞き、子育て支援の情報提供・養育環境等の把握を行い、支援が必要な家庭に適切なサービス提供を結びつける）、③**養育支援訪問事業**（養育支援が必要と判断した家庭に保健師、助産師、保育士等が訪問して指導助言を行う）、④**地域子育て支援拠点事業**（公共施設や保育所・児童館等で、乳幼児がいる子育て中の親子の交流や育児相談、情報提供を行う）等がある。子育て支援サービスについても児童虐待の予防に活用することができる。

　課題としては、家族システムと子どもの発達についての知識を持ち、当事者の考えや置かれた状況を十分に把握し、実践において、「個人と社会資源、環境の相互作用」という視点からアセスメントを行い、利用者の物理的ニーズだけではなく、情緒的・発達的ニーズを把握することのできる人材の確保である。

[3] 児童虐待の実践に関するまとめ

　社会を驚かせるような児童虐待の事件を起こした保護者の場合は、一定の罰と償いが必要である。しかし、児童虐待としつけ、日常の行為は連続性の中で起こりうることであるので、加害者である保護者を憎み、厳罰を与えて社会から排除するのでは抱える問題が解決しない。まず当事者である子どもの思いをくみ取り、「①生活の視点も重視した総合的なアセスメントによる背景の把握（ケース会議）、②支援チームの協働による福祉実践」を行うと、結果的に児童虐待の背景に対しても効果的に働く。

　精神保健福祉分野も含めて社会福祉の実践は、地域性や対応する職員の専門性・技術の深化に左右されるのが現状である。子どもの発達、教育を受ける権利を含め、子どもの最善の利益を保障するために人的・物的な社会資源を適切に把握し、必要があれば新たな社会資源を創造して活用することのできる人材が求められる。

注)

(1) 厚生労働省ウェブサイト「令和2年度福祉行政報告例の概況」(2022年5月20日データ取得).

(2) 立花直樹「児童虐待の防止と対策」立花直樹・渡邊慶一・中村明美・鈴木晴子編『児童・家庭福祉』ミネルヴァ書房, 2022.

▌理解を深めるための参考文献

●日本弁護士連合会子どもの権利委員会編「子どもの虐待防止・法的実務マニュアル（第7版）」明石書店, 2021.

児童虐待の対応について、実務家の立場からまとめられた内容である。1998年に初版から法改正がある度に改訂されてきた。児童虐待に対する法的な事柄（親権停止・喪失、養子縁組、民事・刑事事件等）にとどまらず、児童虐待の定義、背景、機関連携、児童虐待の種類別、非行、DV、乳児等のさまざまな事例と対応等が記載されている。

●ブローハン聡「虐待の子だった僕」さくら舎, 2021.

児童虐待について、本書で「虐待・児童養護施設出身の当事者」と記す著者が、一当事者として、体験で感じたこと、考えたことをまとめた内容である。生い立ち、家族、自分のルーツ、施設での暮らし、社会での生活、過去との対峙、現在の活動といった事柄の一例について、当事者の立場から具体的に感じることができる。

●鈴木博人・横田光平編「子ども虐待の克服をめざして─吉田恒雄先生古稀記念論文集」尚学社, 2022.

児童虐待の背景、防止、介入と支援等のテーマについて、主に法律、福祉の側面からさまざまな執筆者による研究をまとめた内容である。児童虐待に対して多角的な視野、知見を得ることができる一冊である。

3. 不登校とスクールソーシャルワーク

「困難」と捉えられた学校事例への対応　事例 18

A. はじめに

　2008（平成20）年度より、都道府県・指定都市・中核市を実施主体として「スクールソーシャルワーカー活用事業」が開始されている。いじめ、不登校、暴力行為、児童虐待などの問題に対して、社会福祉等の専門的な知識・技術を用いて支援を行うことがスクールソーシャルワーカー（以下、SSW）に期待されている。SSWの業務として、①問題を抱える児童生徒が置かれた環境への働きかけ、②関係機関等とのネットワークの構築、連携・調整、③学校内におけるチーム体制の構築、支援、④保護者、教職員等に対する支援・相談・情報提供、⑤教職員等への研修活動が挙げられている。令和3年度には、スクールソーシャルワーカーによる教育相談体制の充実として、SSWの全中学校区への配置やいじめ・不登校対策、貧困対策、虐待対策のための重点配置も推進された。

　本事例は、**不登校**を主訴としているが背景にさまざまな事情を抱えていた。いわゆる問題ケースとして見られがちな事例であり、そのために社会資源の活用や関係機関との調整にも多少の困難があったものである。なお、事例には検討に差し支えない範囲で大幅に変更を加えている。

スクールソーシャルワーカー活用事業
教育と福祉の両面に関して専門的な知識や技術を有するスクールソーシャルワーカーを配置し、教育相談体制の整備を支援する事業。

不登校
学校を30日以上連続して休んでいる状態を指す。

B. 事例の概要と展開

[1] 支援の依頼、インテークから家庭訪問開始へ

　小学校5年生男子A君。母親、中学1年の兄、高校3年の姉、21歳の兄の5人暮らし。学校からの情報提供によると、A君は小学校4年の終わりごろから学校をぽつぽつ休み始めたという。母親は身体の持病に加え、アルコールの問題も抱えていたようである。学校側は、単なる不登校ではなく家庭環境に大きな問題があるケースと捉えており、筆者であるSSWに支援を依頼してきた。

　学校側の大きな要望は、SSWによる家庭訪問であった。A君の置かれた環境を見て、支援の方法を一緒に考えてほしいという。学校側はA君

よりも母親を問題視しており、本事例のことではかなり困っているようであった。学年主任教諭は、話を少ししただけで今から早速担任教諭と一緒に訪問してくれないか、担任の授業は他のものが代わりをするからと言う。その勢いにも押され、訪問について母親の了承を得てもらうことだけはお願いしてそのまま担任教諭とともに家庭訪問をすることになった。

　5人暮らしにしては手狭に思われる団地の一室に、本人と母親が在宅していた。玄関先には飲みかけのビールが置いてあった。出てきた母親は親しげに先生に話しかけた。担任教諭は男性で、母親より少し年上くらいの年齢に見えた。母親は先生に対し、「相変わらずイケメンだね」と大層気に入っている様子であった。本人は後ろの壁際に立ったまま、じっと母親と先生のやりとりを聞いていた。色白で、かわいらしい顔をした男の子である。SSWと目が合い、こちらがほほ笑むと恥ずかしそうにかすかにほほ笑み返した。担任教諭が、言いづらいことでもなんでも話をしていい人だよとSSWを紹介した。SSWが「月に1回か2回くらい来てもいい？」と尋ねると、A君は少しにっこりして黙ってうなずいた。担任教諭が母親に、A君のためにもお酒はやめるように、A君がまた学校に来られるように一緒にやっていこうという話をした。次回の訪問の約束をしてこちらが帰ろうとすると、母親は「お酒はやめるよ。ほんとにやめる」と口にした。

　学校からの情報によると、父親については何年か前までは同居していたが、それ以上のことは学校側にも詳しくはわからないとのことだった。父親の言動が問題となって**児童相談所**に通告されたこともあるという。母親はA君の不登校に対して危機感がなく、学年主任教諭や学校長が話をしてもA君が行かないならそれでいいと答えたようだ。またいつ接触しても飲酒しているようなので、母親の養育能力を疑問視し、児童相談所に支援を依頼したこともあった。しかし身体的な暴力などがなく子どもの衣食住にも問題がないこと、また子どもが母親になついていることを理由に即座の支援は断られたとのことであった。

　担任教諭は家庭訪問や放課後を用いて、週に1度はA君と会うよう努力をしていた。A君も放課後なら登校するという。A君は不登校の理由についていじわるがあったからと話しており、担任教諭がクラスで確認をしたところ、たしかにあだ名で呼ばれたりしていたようだった。しかしそんなにひどいものとは思われず、いじわるは不登校のきっかけであり、家庭環境の問題のほうが大きいのではないかと担任教諭も考えているようだった。

　当面の支援計画として、家庭訪問を継続することによりA君に親以外にも心配している大人（担任教員、SSWなど）がいることを感じてもらうこと、また家庭状況を知り母親への支援を探ることを学校側と確認した。

児童相談所
18歳未満の子どもに関するさまざまな問題についての相談に応じる。必要に応じて専門的な調査、判定を行ったうえ、個々の児童や保護者の指導を行う。また児童福祉施設等の入所措置や児童の一時保護を行う。

SSWによる家庭訪問初日の朝、母親より、母親の体調不良を理由に家庭訪問キャンセルの連絡が学校に入った。家庭訪問ではA君に会わせてもらえればいい旨を担任の先生から伝えてもらい、次回の約束をしてもらった。3〜5度目の家庭訪問ではA君と話すことができ、放課後や土日には友達と出かけていることや友達の家との行き来があることを聞いた。この頃の会話では、A君はまだ聞かれたことに答える程度であった。4〜5度目の訪問時には母親が同じ部屋におり、SSWと本人が話をしているところへ何度か話に割り込んできた。母親が出す話題はいつもそれまでの会話の文脈に関係のないもので、専ら母親自身が興味のある内容であった。母親から子どものことを心配するような話題が出ることはなかった。

A君は訪問を重ねるごとに口数が増え、自分の好きなゲームや本を見せてくれたりもするようになった。また担任教諭からの誘いにも、3回に2回程度は応じて放課後登校していた。担任教諭およびSSWとの**ラポール**が形成されつつあり、こちらの思いも伝わり始めているように思われた。

母親に関しては、SSWは母親がどのような話のときに会話に割り込んでくるのか注意深く観察を行ったが、割り込んでくる会話の場面に共通のものは見当たらなかった。また訪問時にはいつもビールの空き缶やグラスが置いてあり、飲酒は続いているようだった。

ラポール
援助の基盤となる信頼関係。

[2] 保健福祉事務所への協力依頼

A君は放課後の登校や友達との外出など、周囲の誘いに対しては外に出る力があることから、A君の積極的な外出や登校する機会の増加を促し、母親と2人きりで家にいる時間を少しでも減らすことを次の目標とした。そのために、SSWは**スクールカウンセラー**（以下、SC）や養護教諭、他の学年所属の教諭などにも支援を求めていくことを提案した。

また母親を問題視していた学校側は、母親をなんとかしなければと考えていた。母親は、学年主任教諭や学校長に対しても会うと親しげに声をかけ、好んで個人的な話をしていた。しかしA君の話になると「わかったよ」と言うだけで態度が変わらないため、母親自身に話をする相手がいたほうがよいのではないかというのが学年主任教諭や学校長の意見であった。

家庭訪問によって見えてきた家庭状況からは、児童相談所の言うように子どもの衣食住に関して生命の危険にさらされるような大きな問題はなかったが、子どもが育つ環境としては改善されたほうがよい点は多く目についた。特に子どものことよりも自分の生活や欲求を優先させてしまう母親に対して直接的なサポートがあったほうが、A君の家庭環境は改善され、間接的にA君への支援につながる可能性が考えられた。

スクールカウンセラー
いじめの深刻化や不登校児童生徒の増加などの問題を受け、学校におけるカウンセリング機能を充実させるために全国に配置されている。

地域において保健・医療・福祉に関する情報提供や各種健康相談、食品や環境の衛生に関する相談、障害者や母子家庭等の福祉に係る相談などを行う。

そこで学校側と協議し、地域の**保健福祉事務所**保健予防課のPSWに連絡して母親への対応を相談した。SSWが保健福祉事務所を訪問してPSWに本事例について話をしたところ、訪問指導を検討してくれることになった。SSWはこの母親は長い間必要な支援を受けられないままになっていること、学校側が懸命に支援を行ってきているが、母親にそれを活用しようという気持ちが少ないこと、専門機関として母親の支援に対するモチベーションが高まるように話をしてほしいことなどを伝え、ぜひ訪問指導をしてもらえるようお願いした。訪問指導については担任教諭から母親に、自分の体調や生活のこと、いつも自分たちに話しているようなことを専門の人に話して相談してみては、と説明してもらい同意を得てもらった。

訪問当日には、PSWではなく保健師が来校した。訪問には担任教諭とSSWも同行した。保健師は母親に「こんにちは、おじゃまします」と挨拶した後、自己紹介をしないまま決められた順番に質問するように話を聞いていった。尋問のような雰囲気に母親は明らかにとまどっていたが、自分よりも年輩女性である保健師に対し、聞かれたことに素直に答えているように見えた。訪問は25分で終了し、その様子からSSWは、PSWに相談した内容が保健師に正しく伝わってないのではないかと不安になった。

保健師によると、対応を協議して近日中に学校に連絡をくれるとのことだったが、1ヵ月過ぎても連絡はなかった。SSWからの3度目の連絡でつながり、以下のような回答があった。第1に、母親になんとかしようという思いや困り感がないのが一番問題であること、第2に、この母親のように本人の問題がどこからきているのか、アルコールの問題なのか発達の問題なのか、あるいはパーソナリティの問題なのかわからないケースは介入が非常に難しいこと、第3に、アルコールの問題の場合はよほどの状況か本人からの申し出がない限り訪問指導はしていない、上記のことを考えると、母親の**底つき体験**や入院せざるを得なくなるなど、どうしようもない状態になるのを待つしかない、そうならないと母親がどこかに相談に行ったり治療につながったりするようなきっかけがない、とのことであった。

SSWは、母親の底つき体験を待つという対処は理解できるがそれを待っている間も子どもは生活し成長していく、既存の社会資源で学校に対して支援を行ってくれるようなところはいくつもない、何らかのサポートをしてもらえないかと伝えた。そういうご家庭が地域にあるということは把握しておきますということでその日は終わり、保健福祉事務所からのそれ以上の協力は得られなかった。

実のところ、保健福祉事務所はあまり支援に乗り気ではないのではないかとSSWは感じていた。PSWは親切な感じの男性で、あまりできるこ

底つき体験

このままでは大変なことになるという意識が芽生えること。ターニング・ポイントとも呼ばれ、アルコール依存から立ち直るきっかけとなることが多い。

とはないかもしれないですがやれることはやってみましょうと引き受けて
くれた。訪問に来た保健師の言動や態度は、またやっかいなケースをもち
こまれたと言っているように感じられてならなかった。

　振り返れば、SSW も切実な思いであった。母親のことではもう他に頼
るところがないのではないか。これではまたなにも変わらない。この先
SSW としてどうしたらいいのか。そして面倒な母親だ、やっかいなケー
スだと感じ始めていた（これでは保健師の態度も非難できないではないか）。

　これは学校の思いと同じものであったろう。学校はどこに頼っていいか
わからず SSW に支援を依頼してきた。学校として何かしなければいけな
いと感じていた。そして A 君よりも母親を問題視していた。SSW 自身も
母親を問題視するようになっていた。そのことに気づき、大事なのは A
君が少しでも安心して生活できるようになることだと SSW は再確認した。

［3］ 教育支援センターとの調整

　A 君に対する支援を中心に計画を立て直し、これまでと同様 A 君が外
出する時間や接する大人を増やすことで、A 君にどんな状況でも生きて
いく力をつけることを目標とした。計画していた SC や他の教員へつない
でいく方法はうまくいっていなかった。担任教諭が誘っても、A 君は他
の児童が帰宅した放課後でないと登校したがらないため、SC らに会うタ
イミングが合わないままでいた。そこで SSW は、登校がこれ以上は難し
いようであれば**教育支援センター**の利用も考慮することを提案した。

　教育支援センターについては、担任教諭および SSW からそれぞれ母親
と A 君に話をした。家庭訪問時に SSW が A 君に教育支援センターの話
をすると、横で聞いていた母親が先に「この子はそういう所へは行かない、
そういうタイプの子じゃない」と口をはさんだ。「A 君はどう思う？」と
SSW がたずねると、A 君は困ったような顔をして黙っていた。

　教育支援センターには、学年主任教諭から連絡を入れて相談をしてもら
った。しかし後日、教育支援センターから SSW 宛に学校に電話が入り、
教育支援センターの利用について SSW にもよく理解してほしいので一度
連絡をしてほしいとの伝言を受けた。どういうことなのかよく意味がわか
らなかった。教育支援センターの活用についてなにか誤った理解をしてい
たのだろうか。早速連絡をして話を聞いてみると、学年主任教諭は相談の
際にあまりの困り感からか A 君の話よりも母親についての話ばかりをし
たという。教育支援センターの先生方は、母親をなんとかしてほしいとい
う依頼をされたのだと理解してしまったとのことであった。学校でもでき
ないことをこちらにしてほしいというのは困るので、話を学校にお返しし

教育支援センター
適応指導教室とも呼ばれ
る。2003（平成 15）年
より教育支援センターと
いう名称となっている。
不登校の問題を抱える児
童生徒を受け入れるため
に教育委員会が設置して
いる公的施設。通室した
日数は、在籍する学校の
出席日数として扱われる。

ようと思っていたという。SSW は誤解であることを説明した。確かに学校側は母親に対して困っている気持ちが強いが、今回お願いしたいのは A 君への支援であること、家庭の状況はどうあれ A 君も不登校の問題を抱えた小学生の一人であるので、それに対する支援を他の不登校の子どもに対するのと同じようにお願いしたいことを伝えた。

[4] 教育支援センターへ

　7〜8回目の家庭訪問の頃には、A 君は部屋を片づけて待っていてくれたり、描いた絵や漢字の練習をしたノートを見せてくれたりするようになっていた。SSW は A 君の変化をうれしく思い、決して能力も低くない A 君に将来に対する夢をもってほしいと思った。

　9回目の訪問の日、母親は不在であった。SSW は思い切ってもう一度、教育支援センターの話を A 君に伝えてみた。そして、A 君には将来があること、仕事の範囲ではあるが A 君のことを心配し、サポートしてくれようとする大人は家の外にもいることを再度話した。「どんなところ？」と A 君が教育支援センターに興味を示したため、SSW はより詳しく具体的にイメージしやすいように話をした。そして、次の訪問日には資料をもってくることを約束した。

　教育支援センターからは理解を得ることができ、保護者の承諾を得て教員が A 君を連れて見学に来てはというところまで話が進んでいた。母親に対しては、母親が好意をもつ担任教諭から再度話をしてもらうことにした。話の仕方としては、このまま子どもをどこにも行かせないで家に置いておくと養育に問題のある母親と見られてしまう、そうなってしまうのが心配だ、と担任教諭が母親自身を心配しているかたちをとることを提案した。

　10回目の訪問日は、SSW の派遣最終日であった。教育支援センターの資料を A 君に渡し、見学に行きたいと母親に言ってみてはどうかと伝えた。どのような言葉で母親に伝えたらよいか、具体的な言葉も 2 人で考えた。

　後日聞いたところによると、A 君はその後母親とともに教育支援センターを見学に訪れ、5 年生の春から正式に通室を始めたという。

C. 事後評価

　本事例は、学校だけで支援することが困難なケースであった。学校には外部機関に協力してもらって支援に当たるという意識が充分に根づいておらず、活用できる外部機関も多くはないために、現在もなお問題を学校だけで抱えてしまうことがある。関係機関の活用の仕方を学校に知ってもら

い、積極的な活用を提案していくことが重要となる。学校の中だけにとらわれずに、地域の資源を積極的に活用して支援を行うことを提案するSSWの姿勢は、子どもたちの安心した生活だけでなく、学校の過度な負担の軽減にもつながることが期待できると考えられる。

しかし本事例では、学校や関係機関などが支援について困難だと捉え過ぎてしまい、問題の多い事例という見方を強めてしまったために、関係機関を活用した支援がより円滑に行われなかった面があったことは否めない。しかし学校においてはたいていの場合、SSWのような専門家に支援を依頼するまでの間に事例に対してさまざまな指導や支援を行っているものである。そのようにしても思うような結果がなかなか得られないために、よりいっそう困難なケースだと捉えてしまうのである。まずはこのような学校の思いや動きに寄り添うことも大切であろう。そして困難事例という見方を捉えなおし、支援に役立つような見方に転換していく機会を得るためにも、SSWが学校現場に介入する意義は大きいと考えられる。

しかし本事例においては、SSWも支援を困難だと捉えていた場面もあった。SSW自身の困り感に学校の困り感が加わり、それがよりいっそう母親を問題視することにつながっていたと思われる。学校においてはクライエントに巻き込まれるという体験だけではなく、時に学校に巻き込まれる、地域に巻き込まれるということも起こりうる。しかしこのような体験が一概に悪いというわけではない。このような体験は学校や地域の困り感、そして支援対象となっている子どもや家庭の困り感を理解するのに役に立つこともある。巻き込まれた体験のままで終わるのではなく、その体験をよく吟味し、支援に役立てていく姿勢をもち続けることが、専門家としてのSSWに求められるのであろう。

また本事例では関係機関との連携も円滑にいかなかった面もあった。子どもや学校が関係機関を活用しやすくなるように、家庭と学校、学校と地域、また家庭と地域などをつないでいくことは、スクールソーシャルワークにおいて大切になる視点である。

そして、学校が必要に応じて地域の関係機関等を円滑に活用できるように、日常業務において常にソーシャルサポートのネットワークづくりを重視した活動を行っておくことも、SSWの重要な役割であろう。

本事例では、対象校へのSSWの派遣は月に１〜２日であった。そのような限られた日数の中でどのように上記のような役割を果たし、地域でのサポートネットワークを構築し、広げていくか、また逆に限られた日数であることをどのように活かして児童生徒、家庭、学校、地域に対する支援を行っていくかが今後の課題として挙げられよう。

■■■■■■ **理解を深めるための参考文献**

● ミアーズ，P. A.，ワシントン，R. O. & ウェルシュ，B. L. 編著／山下英三郎監訳／日本スクールソーシャルワーク協会編『学校におけるソーシャルワークサービス』学苑社，2001.

米国のスクールソーシャルワークについて詳細に説明している。日本と共通する問題も多く、スクールソーシャルワークを進めていくに当たり参考となる一冊である。

4. 発達障害のある方への支援

精神科クリニックにおける 発達障害者支援の一事例

事例 19

A. 発達障害の概要

　発達障害と聞いて、各々がイメージする発達障害者の像には幅があるのではないだろうか。ある人は、深刻な病気を抱えている印象を受けるかもしれない。一方で、誰でも個性があり、発達障害も同じようなものではないか、と考える人もいるかもしれない。その通りであり、発達障害は一人ひとりの個性の延長線上にあるものである。しかし、個性だからといって放っておいてよいのかというとそれも違う。なぜなら、個性の延長線上にあるとはいえ、それが原因で日常生活にさまざまな支障をきたすレベルのものが「発達障害」だからである。発達障害を抱えた個々人がいきいきと生活していくためには、この特性を理解したうえでの支援が必要である。そうすることで、その人のプラスな面も活かすことが可能となる。

　発達障害は、**発達障害者支援法**の２条において「自閉症、アスペルガー症候群その他の広汎性発達障害」「注意欠陥多動性障害」「学習障害」を中心に定義されている。

　「**自閉症、アスペルガー症候群その他の広汎性発達障害**」とは、①社会的コミュニケーションおよび対人的相互反応における持続的な欠如、②行動、興味、または活動の限定された反復的な行動様式を特徴としている[1]。**ICD-10** では「**アスペルガー症候群**」や「**小児自閉症**」を含む「**広汎性発達障害**」、**DSM-5** では「**自閉スペクトラム症（ASD）**」に該当する。なお、2019 年に世界保健総会で ICD-11 が承認され、ICD-10 の「広汎性発達障害」は ICD-11 では「自閉スペクトラム症」へと病名が変更され、DSM-5 と共通するかたちとなっている[2]。

　「**注意欠陥多動性障害（ADHD）**」とは、①注意・集中統制力の欠如、および、②多動性・衝動性を特徴としている[1]。ICD-10 では「多動性障害」、DSM-5 では「注意欠如・多動症」に該当する。

　「**学習障害（LD）**」とは、全般的な知的発達に遅れはないが、読み・書き計算など特定の学習能力に障害を示すことを特徴としている[1]。ICD-10 で

発達障害者支援法
2005（平成 17）年に施行、2016（平成 28）年に一部改正されている。

ICD-10
世界保健機関（World Health Organization: WHO）の「疾病及び関連保健問題の国際統計分類」（International Statistical Classification of Diseases and Related Health Problems）の略称。ICD-10 とは第 10 版を指し、ICD-11 とは第 11 版を指す。

DSM-5
アメリカ精神医学会（American Psychiatric Association: APA）の「精神疾患の診断・統計マニュアル」（Diagnostic and Statistical Manual of Mental Disorders）の略称。DSM-5 とは第 5 版を指す。

自閉スペクトラム症（ASD）
Autism spectrum disorder

注意欠陥多動性障害（ADHD）
Attention deficit hyperactivity disorder

学習障害（LD）
Learning disability

は「特異的読字障害」「特異的綴字（書字）障害」「特異的算数能力障害」を含む「**学力の特異的発達障害**」、DSM-5 では「**限局性学習症**」に該当する。

　発達障害者像に多様性が生まれている背景には、こうしたさまざまな診断名が存在するとともに、その症状の度合いが一人ひとり異なることが影響していると考えられる。発達障害は、その人と社会との関係や立場によってその特徴の現れ方や困り感が異なる。

　次に挙げる事例は、大学生になり日常生活で困り感が大きくなり、発達障害と診断された方を取りあげる。なお、個人を同定できないよう、事例の一部に加工を加えている。

B. 発達障害者支援の事例

［1］事例の概要とインテーク

　これは、筆者が精神科クリニックのソーシャルワーカー（以下、SW）として出会った、男子学生 A さんの事例である。家族構成は A さんと両親であるが、A さんは大学の近くで一人暮らしをしていた。母親が A さんについて**発達障害者支援センター**に相談し、そこで精神科クリニックを紹介された。初回のインテーク面接では、以下の内容が母親から語られた。

　幼少期は、ひとり遊びをしていることが多かった。自己主張もほとんどせず、母親としては手のかからない子どもであった。小・中・高生時代は、成績も問題なく順調に進級し、特にどこかへ相談することはしなかった。

　大学生になり、問題なく過ごしていると思っていたが、大学 1 年生の夏休みに、帰省していた A さんから「辛い」と発言があり、具体的に聞いてみると、数日前に駅のホームで急に涙が止まらなくなり苦しくなったこと、そして大学の単位がほとんど取れていなかったことがわかった。

　面接室に入室する A さんは、「よろしくお願いします」と挨拶をしつつも、表情は暗く、うつむきがちであった。本人としては「とにかく辛い」ということであった。しかし、具体的に何が辛いのか A さんもわからず、数日前になぜ涙が溢れ出たのかわからないという。ただ、後期の授業が始まることについてとても不安であること、単位が取れていないことで両親に迷惑をかけているという気持ちが強く、「死にたい」、「自分はいなくなったほうがいい」と思っていることを話してくれた。

　SW から見た A さんは、元気がない様子ではありつつも、礼儀正しく挨拶をし、一見一般的な大学生と変わらない印象であった。

発達障害者支援センター
発達障害者（児）とその家族が豊かな地域生活を送れるように、保健、医療、福祉、教育、労働などの関係機関と連携し、地域における総合的な支援ネットワークを構築しながら、さまざまな相談に応じ、指導と助言を行う機関で、都道府県や政令市などが運営する。

［2］ 診断と治療および支援方針

　Aさんの認知的特徴を把握し診断の参考とするために、**WAIS-Ⅲ**が実施された。その結果、本人の能力の中では、言語能力が長けており、言葉を操ることが得意である一方、ワーキングメモリが弱く聴覚的情報を記憶しておくことが苦手なこと、視覚的課題において難易度の高い課題を正当している一方、簡単な問題でも不正解が目立ち、正確性と注意・集中力にムラがある可能性が指摘された。

　検査結果および、幼少期から現在までの様子から「自閉スペクトラム症」および「注意欠陥多動性障害」と診断された。検査結果や診断を受けてAさんは、「これで対処方法がわかるかもしれない」と前向きに捉えている様子であった。

　医師、心理士、SWによるAさんのケース会議が行われ、急に涙が溢れる、辛い気持ち、死にたいという**二次障害**には薬を処方することになった。そして大学単位が取得できていない状況の一因には、発達障害の特性が何か影響していると考えられた。そこで大学の単位を取得するという目標にSWがAさんと一緒に取り組むことで、どのようなところでつまずいているのか具体的に整理を行い、それらに対する策を講じ、状況をAさんと一緒に改善していくこととなった。

［3］ 生活の視点で捉えていく

　面接を通して、Aさんの状況を把握すること、そしてそれを本人と整理することから始めた。最初にSWがAさんに、なぜ思うように単位が取れなかったのかを尋ねたが、数分の沈黙となり、本人もその原因が分かっていなかった。SWは、これを解明するには、彼の生活の様子から一つひとつ具体的に把握していく必要があり、そうして見えてきた要因への対策を講じていくことが必要であると考えた。

　月に2回、1時間の定期面接を行っている中で、ある日、朝の支度に時間がかかって授業に遅刻したという報告があった。そこで、起床から家を出るまでの様子を具体的に聞き取ると、朝食作りに時間がかかっていることが分かった。味噌汁を作った後に、魚を焼いて、その後おひたしを作って、卵焼きを焼いて、と順に行い、朝食作りは1時間半にも及んでいた。これは、発達障害の特性として挙げられる同時処理の苦手さからくるものであると考えられ、また、先の予定を考慮して行動することが難しいという時間管理の苦手さという特性も相まって、授業に遅刻していると考えられた。そのため、本人と相談のうえ、朝食は前日の残り物や納豆ご飯など時間がかからないものにすることとし、大学の授業に遅刻しないよう調整

WAIS-Ⅲ
ウェクスラー式成人知能検査。Wechsler Adult Intelligence Scale の略称で、発達障害の診断の参考に使われることの多い心理検査。WAIS-Ⅲとは第3版を指し、第4版まで出版されている。

を図った。

　1学期の授業への出席および課題提出の状況を振り返ると、風邪のため授業を1回休んでしまったときに、次の回に参加しづらい気持ちになり、そこからずるずると他の授業も休み始めてしまっていた。これにより、授業の内容および課題が把握できなくなっていた。そして、これらに関して尋ねる学友もおらず、先生にも確認することもできずにさらに大学から足が遠のいていた。また、履修科目について確認すると、彼の所属する学科の必須単位となる授業や教養科目として必須の授業が履修できておらず、自分の関心のある授業を中心としていることがわかった。本人はどれが1年生のうちにとるべき必須授業なのか正確に把握できていなかった。

　SWは、大学で孤立せずつながりをもつことで、これらの状況を改善することができるのではないかと考え、Aさんの人間関係や環境を強化するために大学と連携を図ることとした。

　Aさんの在籍する大学は、学生支援課において履修登録や単位取得などについて相談ができる仕組みであった。また、**障害学生支援室**もあり、そこでは障害のある学生に対して助言や相談を行っていた。そこで、Aさんの了承を得て、SWが障害学生支援室へ連絡をとった。すると学生支援課と障害学生支援室を兼務している職員とつながることができ、その方とこれまでのAさんの状況を共有した。これにより、大学職員が、Aさんが卒業するために必要な単位や授業を本人と確認しながら、1年生後期の履修登録を行ってくれた。加えて、大学から足が遠のくことを回避するために定期的な面接を実施してもらい、大学とのつながりを強化した。

　これらのように、SWは、生活面から大学生活に支障が出ないよう、本人と相談し取組みの工夫を実践するとともに、本人の環境を調整していった。

　大学の単位取得の鍵となる授業への出席状況という点では、上記の対策により改善することができていった。しかし、実際の1年生後期における取得単位は、20単位履修中10単位と半分であった。単位取得状況をSWへ報告するAさんは、うつむき加減で、声が小さかった。SWもAさんも、もう少し単位が取得できていると期待していたが、実際は思うようにできていなかった。それはなぜなのか、一層詳細まで踏み込み、理由を解明する必要があった。

［4］継続的なかかわりと具体的事象から捉える

　Aさんの自信を回復するため、また、単位取得においてAさんが何にどのようにつまずいているのかを明確にするために、さらに踏み込んだ介入を行うこととし、これまで月に2回1時間であった面接を、2年生の前

期では週に1回1時間と頻度を上げ実施した。

これまで自己申告での出席と課題提出の把握にとどまっていたが、今回は、Aさんの授業を管理する大学のサイトを一緒に確認しながら、一つひとつの授業の状況を継続的に確認した。すると課題提出に関して、以下の点でAさんが情報を正確に把握できておらず、そのため期待される行動ができていないことがわかった。以下の①から④はその具体的内容である。

①課題提出のファイルの表題は「学籍番号＿氏名＿課題名」とするように、という指示が記載されているにもかかわらず、学籍番号や名前が抜けたファイルを提出していた。

②「6月10日18：00迄」という締め切りを「6月10日」と勘違いして18時を過ぎて提出しようとしたがすでに締め切られていた。他の授業では提出締め切りが23：55迄のものが多いため、この課題も同様と思い込んでいた。

③課題がたまにしか出ない授業で課題が出されたとき、その課題のことで頭がいっぱいになり、他の授業の課題について認識できておらず、提出できていなかった。

④課題の作成を完了したところで「終わった！」と思いPCを閉じてしまい、提出するのを忘れていた。しかしAさんは提出済みであると認識しておりそのようにSWに報告していた。

①から④の失敗は、ADHDの特性である注意の問題から現れているようであり、指示通りに課題を遂行できていないことにつながっていた。

また、①と④については、本人は求められている通りに課題を提出していると認識しており、SWが指摘したことで本人はその誤りに初めて気がついた。このように課題提出において本人としては、「できている」つもりでいた一方で、授業担当の教員からは、「できていない」という評価になっていたことがわかった。

そこで、Aさんと一緒に、授業で出される課題について、その指示を一つひとつ確認することや、提出締め切りが近づいた際にSWがリマインドするなど継続的にかかわることで改善を図っていった。加えて、不注意を減らすという観点で、医師からADHDの薬の処方が提案され、本人も服用してみたいということで服薬が開始された。

こうした継続的な取組みを経て、2年生後期の終わり頃には、上記に挙げたような注意に関するミスは次第になくなり、安定して課題を提出できるようになっていった。Aさんからも「自分のやり方ができてきた」と発言があり、「提出されている課題の確認、課題への取組み、提出の際の

確認」という不注意を補うための確認ルーティーンができていった。そして、以前より課題に対する疲労感が軽減されたという感覚をAさんは得ていた。こうして、生活リズムとともに授業課題へ取り組むAさんのリズムが確立してきたことを受け、SWによるAさんの課題提出に関するダブルチェックの頻度も徐々に減っていった。そして、2年生の後期では履修単位のすべてを取得することができた。この頃には、本人からこんな仕事に就きたいという将来の話も出るようになり、表情も柔らかい印象となっていった。SWがAさんに、以前死にたいとよく口にしていたが、最近はそのようなことを考えるか尋ねると、「そういえば、そんなこと、ここしばらく考えてないですね」と笑いながら答えた。

　このように、継続して踏み込んだ形でAさんの課題の提出状況を捉えることで、発達障害の特性からくる彼のつまずきが明るみとなり、具体的に対応することができた。そして、一定期間一緒にその対応策へ取り組むことで、次第に本人なりの工夫や習慣が確立し、SWの介入量も減っていった。こうした継続したかかわりや、本人の行動や成果物を具体的に確認することが時には必要であり、そこからその人にあった対応策を実践していくことができる。発達障害の人が一概に同じところでつまずいているとは限らず、SWは、一人ひとりの環境や状況を丁寧に見ていく必要がある。

C. まとめ

　発達障害者の支援においては、本人や家族の困り感や状況を把握する際、その方が置かれている環境とあわせて、困りごとの背景に彼らのどのような特性が影響を与えているのか捉えていかなくてはならない。そのためにSWは、一人ひとりの営む生活の視点から、継続的にかかわることが必要である。そうすることで、ようやくそれらを改善する方策が見えてくる。

　今回の事例では、なぜ単位の取得に失敗しているのか、大学のサイトも利用しつつ継続的にモニタリングすることで、Aさんの特徴である注意の問題が大学の授業の課題提出に影響していることが把握できた。また、生活の様子を詳細に確認することで、朝食作りの時間配分が影響し、授業への遅刻を招いていることが判明した。こうした生活の視点で実際の状況を丁寧に把握していくことによって、本人の特性への対応が可能となり、困り感の解決へとつながっていくのである。

　加えて、発達障害の特性が直接的に影響を及ぼしているものと、そこから派生した二次障害の状況を整理し、それぞれに適したアプローチを、医師や心理士など他職種と相談・連携しながらチームで働きかけていくこと

も必要である。

(1) 高橋三郎・大野裕監訳／染矢俊幸・神庭重信・尾崎紀夫・三村將・村井俊哉訳『DSM-5 精神疾患の診断・統計マニュアル』医学書院，2014.
(2) 高岡健「ICD-11 における児童青年精神医学（特集 ICD-11）」『児童青年精神医学とその近接領域』61 巻 1 号，日本児童青年精神医学会，2020, pp. 1-7.

▌理解を深めるための参考文献

● 榊原洋一『最新図解発達障害の子どもたちをサポートする本─支援のしかたで子どもが変わる』ナツメ社，2016.
　　発達障害の子どもたちの特徴、知っておきたい基礎知識について、わかりやすく解説されている。また、声かけや接し方のコツ、自信につなげられるようにする学習のヒントを紹介している本。
● 本田秀夫『あなたの隣の発達障害』小学館，2019.
　　発達障害の専門医として多くの患者の幼少時代から成人するまでを診てきた医師が、発達障害をもつ人は、何をどう考えているのかを説明しつつ、周囲の人たちはどう対処していけばいいかを、具体的に説明している一冊。

5. ひきこもり

対象者とその家族とともに歩む支援 　事例20

この事例は、筆者が所属する精神科クリニックの訪問看護部における事例である。ひきこもりの事例の多くが医療を必要としながら医療につながらないだけではなく、いかなる支援サービスともつながらないことが多いため、積極的な**アウトリーチ**戦術が必要であった事例である。

アウトリーチ
out reach

また、長期にわたるひきこもり事例の多くは、その家族との関係上の悪循環を伴っていることがほとんどである。したがって、単に利用者本人に対するアプローチのみでは問題の解決に至らないことが多い。本事例は、医療だけではなく、ピアサポート等、あらゆる社会資源を積極的に活用しながら、家族関係の再構築と本人との支援関係の構築とを試みた事例である。そして、本人とその家族に同時にかかわる際の困難や留意点、家族関係の再構築の難しさを教えてくれた事例であり、一方でその醍醐味を教えてくれた事例である。なお、本事例は、プライバシー保護のため事例の趣旨が損なわれない程度に事実を変更している。

A. アセスメント―事例の概要

［1］ Bさんの育った家庭―ずっと孤独だった

この事例は、筆者（以下、PSW）が精神保健福祉士として勤務し、訪問看護を担当してわずか3ヵ月ほどで受けもったケースである。

PSWが受けもった当時、Bさんは30代半ばであった。彼女は、小学校高学年から不登校となり、中学2年生から**ひきこもり**状態となっていた。そのため、不登校受け入れ中学に転校し、中学を卒業したが、小学校から、めまい、吐き気、発汗、動悸、不安などの症状が続いていた。そして、医療機関において、ようやく**バセドウ病**の診断を受けたばかりであった。

ひきこもり
仕事や学校に行かず、かつ家族以外の人との交流をほとんどせずに、6ヵ月以上続けて自宅にひきこもっている状態。

バセドウ病
甲状腺機能が亢進し、甲状腺ホルモンが過剰に作られる自己免疫疾患。不眠、動悸、発汗、息切れ、精神不安、イライラ、集中力が低下するなどの症状を伴う。

彼女の父親は、一人息子で育ち、子育てには無関心で仕事と趣味に没頭していた。まるで子どものような性格だったとBさんは父親のことを評していたが、数年前に他界していた。母親は、兄5人の末娘として厳格な家庭に育ち、女性の自立に執着心が強く、教師の仕事に専念していて、家庭を顧みなかったらしい。両親の間では、口論が絶えず父親は母親に暴力

をふるうこともあった。両親のコミュニケーションは、婚姻直後より破綻していたようである。

彼女の同胞は1歳上の姉（一度は自活し、現在は同居している）が一人。姉は気が強く、幼少のころから陰で彼女をいじめ続けた。たとえば、何か気に食わないことがある度に、Bさんを土下座させ足で頭を踏みつけながら「あんたが悪いんだから謝れ」と、いわれのないいじめを中学入学まで続けたという。姉は、Bさんが家に連れて来た友だちまでいじめるため、彼女には友だちも自然といなくなった。家庭でも学校でも孤立していった。

Bさんは、自分の不登校やひきこもりが、両親の不和や姉のいじめなど、家庭内の恐怖や緊張と関連していることをわかってもらいたくて何度も母親に訴えたが、彼女の気持ちが母親に伝わることはなかったようである。母親は、Bさんの訴えを聞き流すかのように曖昧に処理し、姉からはかえって反感を抱かれ同胞関係は悪化した。家族の中で、Bさんは一人だけ「問題児」扱いされるようになった。Bさんの訴えにもかかわらず、幼少のころから家族関係は改善されることはなかった。

対人関係に不安と恐怖を抱くBさんは、家族の言葉にも他の人たちの些細な言葉にも傷つきやすかった。30代で通い始めたバセドウ病専門病院の医師の言葉にも容易に傷つき通院もままならず、誰にも助けを求められず、家族からも、地域社会からも孤立した状態のままひきこもり続けていた。そして、小学校時代から陶酔し始めたアニメの世界の中に浸っていた。

［2］ 彼女との出会い─初回訪問の違和感

PSWの勤務する診療所に最初に相談に来たのは、彼女の母親だった。母親は、憔悴しきっており、不眠や抑うつの症状も存在した。そして、まさに藁をも掴む感じで「訪問していただいて娘のひきこもりを何とかしてほしい」と訴えた。

このような場合、クライエントは母親である。主治医と検討した結果、母親のために訪問看護を行うこととした。そして、母親の悩みの源となっているBさんへのアプローチが必要であると判断された場合には、Bさんへの訪問看護に切り替えることも考慮することにした。その方針を母親は快諾し、週に1回の訪問が開始されることになった。

初回訪問時、案内された家の中には人気がなく、冷たい感じが伝わってきた。母親に対する**インテーク**としてこれまでのいきさつを聞くと、Bさんへの気遣いと、Bさんの状態を言い捨てるような冷たさという矛盾した感情が同時に表現され、強い違和感をもった。この母親と家から感じる冷

インテーク
intake
受理面接、初回面接。

169

たさと違和感とが、この家庭の抱える問題を表していたといえるが、このときは知る由もなく、PSW は母親の話に耳を傾けた。

［3］最初のアセスメント

　母親の情報から、母親は B さんに振り回され、疲れきっていることが確認された。母親の不眠やうつ的な症状は、B さんの状態によって左右されていた。そして、母親は自分が年老いた後の B さんの行く末を案じていた。PSW は、母親と協力して B さんに接近し、B さんの生活の建て直しを図る必要性を感じた。

［4］B さんへのアプローチ

　数回目の訪問時、母親から B さんがパソコンの使い方を知りたがっていることを聞いた。そこで、PSW は、母親が利用している訪問看護のPSW が、パソコンを教えてくれるが、一緒に教わらないかと声をかけることを提案した。

　母親は、PSW に背中を押されて B さんの部屋の前に立ち、ドア越しに声をかけた。すると意外にも返事があり、B さんは部屋から姿を現した。母親は、驚きを隠しながら、「パソコンの先生。お母さんも教えてもらうことにしたの、あなたも教えてもらえば」と PSW を紹介した。PSW が「よろしくお願いします」と挨拶すると、彼女は「はぁ」と頷いた。この瞬間から PSW はパソコンの先生となってしまった。これが本人との出会いである。

［5］パソコンの先生として──信頼関係を築くまで

　ところが、次の週訪問をしても B さんは一向に部屋から出て来なかった。
　数週間が経った。すると B さんのほうから「パソコンについて聞きたい」と訪問を待っていた。ほっと胸を撫で下ろした PSW は、まず始めにPSW の身分と役割を明かした。B さんは薄々気づいていたようで、驚きもしなかった。数週間は心の準備のために費やしたようである。「何でも相談してほしい」と気負う PSW に B さんは「パソコンからでいいです」と短く答えた。PSW は B さんとの温度差を感じ、支援が一人歩きしないよう自分をたしなめた。

　B さんと一緒に父親が残したという旧型のパソコンに向かってみると、思いの外大変であった。インターネット、プリンター、スキャナー、希望のソフトの設定の可否や、バージョンの新旧などさまざまな問題が発生した。PSW は、応えられなければ関係が終わってしまう焦りを感じ、一つ

ひとつ必死で解決していった。気づくと彼女は必ず訪問を待っているようになっていた。この共同作業が、いつの間にかBさんとPSWとの信頼関係の形成となっていたのである。

［6］再アセスメント―家族機能不全

　3ヵ月が経過するころ、PSWの中でBさんの家族像がつかめてきた。それは、「大きな子どものような父親」と「仕事はできるが非共感的な母親」とが創りあげた機能不全家族の像であった。表面的には家族の形態は維持していながら、情緒的には深いつながりのもてなかった家族ではないかと思われた。このような家族には、率直なコミュニケーションが成立しない。PSWがインテーク時から感じていた違和感は、表面上の言葉と、非言語的な態度との矛盾したコミュニケーションのあり方に対して感じた事柄であった。これは、明らかに母親による**ダブルバインド**であった。

　それでは、Bさんはどのように感じていたのだろうか。彼女が見せてくれた手記には、たとえば、「父親、姉には『ブタ』『ばか』『ずうずうしい』『気に食わない』と、彼らの気分次第で言われ続けた。母はそのことを知ろうともしなかった」、「姉のいじめのことは誰にも言えない。もっといじめられるから」など、家族への不信と強烈な孤独、コミュニケーション上の悩み、閉ざされた未来、それらだけが記されていた。

　Bさんの問題は、このような家族関係の歪みを表現していると思われた。Bさんは、この家族のスケープゴートの役割を担い、**IP**となっていたのである。Bさんは、アニメの世界に逃避し、そこでかろうじて生き残ってきたと思われた。

　PSWは、ここまでBさんを孤独にし続けた家族への怒りと、悔しさを覚えた。しかし、その気持ちはすぐにBさんへの全面的な味方と支援の強い動機づけとなった。そして、少なくとも母親とBさんとの情緒的な安心感と率直なコミュニケーション回復のための支援という目標が明らかになった。

［7］支援目標の設定―家族療法的かかわり

　上記の支援目標を母親に提案したところ、母親は大いに賛同してくれた。情緒的な安心感と率直なコミュニケーションとは、Bさんが生まれてから今まで、この家庭では一時も存在しなかったものであったと、母親は振り返った。次に、Bさんと2人きりでこの支援目標について話し合うと、苦しそうに「コミュケーションはとりたくないです」、「母は口で言っても、後で絶対に変わるんです」と母親への不信感をPSWに突きつけた。しか

ダブルバインド
double bind
二重拘束。2人以上の人間間で繰り返される、言語、非言語を通しての矛盾するメッセージから逃れられない状態。

IP
identified patient
歪んだ家族関係上の問題の犠牲として、患者の役割を担わされた人。

同時過程
concurrent process
ミニューチンの家族構造
療法で利用される家族療
法の一形態。家族と環境
システムの重要な構成員
を2つ以上に分け、同時
期に別々に治療的介入を
行うこと。

し、これらのことこそが問題の核心であると、PSW は確信した。そこで
PSW は、それまで曖昧だった B さんの支援と、母親への支援を分離し
（**同時過程**）、以下のように再編成する提案をした。

　① PSW は、全面的に B さんの希望を支援する立場に立つこと。

　②母親支援としては、B さんとのコミュニケーションを支援する立場に
　　徹すること。

　そして、PSW は B さんに対して常に①の立場を通すことを説明すると、
「それなら安心しました」と納得してくれた。

B. 援助関係の展開

［1］ 親子の相互作用と自己決定—飛翔に向けて

　それから半年。B さんは、PSW がかかわり始めてから申し込んだパソ
コンの通信教育をやり遂げた。そのことが、B さんの何かを動かした。次
の目標をともに話し合うと「アニメの専門学校に通いたい」とのべた。母
親は、目を見開いて驚き喜んだ。だが B さんにはハードルが高いように
も思えたので、じっくり考えや思いを聞き、意志の強さを確認してみた。
結果、PSW は全面的に支援することを約束した。

　母親は、積極的に協力の意思を示した。この頃から、B さんと PSW の
話に不器用ではあるが積極的に加わり、訪問内容を真剣にメモする母親の
姿が見られるようになった。訪問回数が増えるにつれて、B さんと PSW
のコミュニケーションのとり方を学習していた（**モデリング**）かのように、
母親の素直な感想や、B さんへの対応への質問が聞かれるようになった。

モデリング
modeling
観察学習のことで、モデ
ルを観察することで、新
たな行動が学習された
り、既存の行動が修正さ
れること。

　その数日後、入学手続きの完了の報告を受けた。PSW は「何より彼女
がやりたいことを自分で決定したことが重要です」と B さんと母親に伝え、
B さんの成長と新たなステップへの飛翔を讃えた。B さんの中に生まれた
幾ばくかの自信と、母親の率直さは、コミュニケーションにおいて相互に
影響し合い、B さんが安心して**自己決定**をできる基礎となったといえる。

［2］ ひきこもりのパターン

　しかし、長年のひきこもりからの飛翔は簡単ではなかった。

　医師からは回復していると言われていた、バセドウ病様の症状が再度出
現してきた。よく話を聞いてみると、今までも、「何か」に緊張すると症
状が出ることが多かった。そのため不安を抑えようとアニメの世界にひき
こもるようになった。すると家族から疎外され、さらに家族関係に緊張が
高まった。そして自信を喪失し、またひきこもるパターンの繰り返しだっ

たと話してくれた。では彼女の緊張を引き起こす「何か」とは何か。さらに話を聞くと、対人関係とコミュニケーションへの不安であることがわかった。ここまで、徐々にではあるが母親とのコミュニケーションのあり方は改善してきた。しかし、アニメの専門学校への進学は、新たなコミュニケーションへの**予期不安**を生じさせていたのである。

　このような場合、今までであれば症状が出現し、ひきこもって回避してきた。しかし今までとの違いは支援者の存在であった。

[3] 系統的脱感作法による支援──今をともに乗り越える

　Bさんは、大好きなアニメの学校へ行きたかった。しかし、予期不安をなんとか乗り越えなければならなかった。解決に導けるのは言葉ではなく実践であることは明白であった。悩んだBさんとPSWは、①外出訓練同行、②体験入学同行、③入学後の支援計画、④ゴールデンウィークと夏休みまでの目標などを図表にして具体的に話し合った。図表はPSWとの共同作業表であり、Bさんが安心できることを意図していた。「このときはこうすればいいんですね」とBさんは何度も確認し、目標を達成していった。

　作業表をもとに実践する中で、Bさんが何を感じ、何が起こったのか、どうすべきだったのかなどを、Bさんの**エンパワメント**の向上を意図して、ともに振り返った。外出訓練として、アニメ好きの利用者Yさんを紹介したときは、喫茶店やアニメ店でPSWもともに時間を過ごし「同じ趣味をもっている人と話ができて嬉しい」と人との会話を楽しむことができた。専門学校への入学後も、夏休みまでの通学をクリアし、必死に提出した課題が、先生に評価され生き生きする姿などは圧巻であった。

[4] 援助関係の展開──逆転移への気づき

　しかし、その一方で、母親のフラストレーションは溜まって行った。夏休みを過ぎたころから、Bさんの口からは学校の悩みが消え、代わりに、母親を過去の出来事に絡めて激しく責めるようになった。PSWは、ただ、Bさんの通学ができなくなることを恐れ、Bさんの話をとことん聞き続けた。

　母親への訪問の都合がつかずにいたが、年末近くにやっと母親に訪問する機会がもてた。母親は、「もう限界です」「何でも普通に話せる家族関係がほしい」「娘が学校に行けるようになったが、話が全くなくなった」と悩んでいた。Bさんから聞く酷い母親のイメージとは逆であった。PSWはこの間、信頼関係とコミュニケーションの再構築を目指して支援してきたつもりが、知らないうちにBさんと一緒になって、母親を責める気持

予期不安
強いストレスなどに、過去に経験した動悸、めまい、発汗などの発作が、また起きるのではないかという不安。

系統的脱感作法
不安を引き起こす刺激の種類やその程度を調べ、その刺激にふれる頻度や度合いを段階的に増やすことで、不安に対処できるよう訓練する方法。

エンパワメント
empowerment
心理・社会的に抑圧され無力化した当事者が、自分らしく生活できる力を培う援助方法、またはその過程をいう。当事者の潜在能力を引き出すことで、自ら問題解決の主体となることができる。

ちになっていたことに気づかされた。

　その後、PSW は、構えることなく母親の言葉が聞けるようになり、気持ちが軽くなっていった。母親も、以前に比べ、率直に話してくれるようになった。母親の変化に比例するかのように、B さんの母親への信頼感が「お母さん、○○してくれる？」という素直な依頼の言葉となって表現されるようになった。無事 1 年間はアニメ学校に通い切り、退学するにも、新たに手に職をつけるパソコンを本格的に学びたいとするのも、すべて母親に相談できるまでにコミュニケーションが回復していった。そして今では、PSW の仲介がなくても当人同士、話し合いで決めることができるようになってきている。

C. 事後評価―関係性のあり方とワーカーの自己覚知

[1] ひきこもりの問題とワーカーの自己覚知

　B さんのひきこもりの問題は、まさに家族関係の問題であった。お互いにお互いを信頼しきれず、お互いが自己中心的な思い込みの中で相手を判断していた。そこでは、問題の解決はすべて個人の力に委ねられていた。要するに、バラバラの機能不全家族といえる。B さんは、このような家族の問題を一身に背負っていたということができる。

　しかし、家族関係はその数だけ存在し同じケースはない。コミュニケーションも同様に多様である。その中に信頼感やコミュニケーションを回復するには、PSW 自身の生育歴、家族観、価値観、人生観、道徳観や生命観を知り、自身の転移や逆転移、情緒面の揺れなどに気づき、検討する力が不可欠となる。

[2] ひきこもり脱却の突破口としての援助関係

　この事例のように、対象者の多くは長年にわたる家族関係の問題のために傷つき、孤立し、自信を失っていることが多い。

　精神保健福祉士がこのようなケースに介入しようとすると、彼らの自己肯定感の低さとともに、自分を認めてほしいという強い感情と認めてもらえないことに対する強い怒りに直面する。無力感や怒りなどの**逆転移**により援助関係が終わってしまうこともある。これは、まさに彼らの家族関係の問題を援助関係に再現してしまったからに他ならない。

　たとえ、問題が生じても、一貫した関係性を示し続けることで、家族関係の改善に寄与することが可能である。一貫した援助・支援関係こそが、ひきこもり脱却の突破口となるのである。

▌理解を深めるための参考文献

● 遊佐安一郎『家族療法入門―システムズ・アプローチの理論と実際』星和書店, 1984.

　家族を一つのシステムと捉え、相談者個人の問題をその家族全体との関係性との問題と捉える家族療法は、ソーシャルワークと極めて親和性がある。本書のシステム論、二重拘束などのわかりやすい解説はソーシャルワークの強い一助となる。

● 滝川一廣『「こころ」はどこで壊れるか』洋泉社, 2001.

　精神科医みずからが、精神科医はこころの専門家なのか？　という視点から「こころ」とは何かに始まり、発病、診断、治療、思春期問題など、対談を通して家族関係と現代社会の生きづらさに迫る。

● 黒川昭登『臨床ケースワークの基礎理論』誠信書房, 1985.

　常に唯一、一回という場面やケースに創造的に対処することが要請されるケースワークにあって、スーパービジョン的にケースワークの基本を教えてくれる手引き書。姉妹編に『臨床ケースワークの診断と治療』がある。

6. 産業メンタルヘルス

EAP の実践から
――企業での休職復職のサポート

A. 労働者を守る法律

労働者を守るための基本的な法律には、「**労働基準法**」、「**労働組合法**」、「**労働関係調整法**」（労働三法）がある。労働基準法における「労働者」の定義は、使用者に使用され、賃金を支払われる人を指す。この「労働者」と「使用者」の関係は、本来は対等な契約関係であるはずだが、労働者に不利な契約内容や、劣悪な環境で働かされる、女性への不平等な扱いが行われるなど、労働関係の問題は続いてきた。そのため、「**労働契約法**」、「**労働安全衛生法**」、「**職業安定法**」、「**男女雇用機会均等法**」など、さまざまな法律がつくられてきている。

男女雇用機会均等法
正式名称は「雇用の分野における男女の均等な機会及び待遇の確保等に関する法律」。

ソーシャルワーカーが、まずは理解しておくべき法律として、「労働安全衛生法」がある。労働安全衛生法は、「職場における労働者の安全と健康を確保」するとともに、「快適な職場環境を形成する」という目的で制定された法律である。事業者は、法律で定められた労働災害の防止に関する具体的な基準を守る義務がある。たとえば、工場などで、危険な作業や薬剤への暴露によって、労働者が身体的なケガや病気になった場合には、労働災害（以下、労災）となる。そのため、「労働安全衛生法」では、事業者は、労働環境を安全にするために、「労働災害の防止のための危害防止基準の確立」、「責任体制の明確化」などに取り組むよう求められている。

1991（平成 3）年には、長時間労働によってうつ病になり自殺した社員が、過労自殺として労災に認められてから、ストレスが大きい労働環境は、精神的な障害を引き起こすことが明らかになった。そのため、事業者は、職場での心的負荷にも対策していくことが求められるようになった。どのような仕事のストレスが労災となりえるのかを示したものが、「業務による心理的負荷評価表」である。特に、負荷の強さが「強」に当たるものをみると、「1 ヵ月に 100 時間以上の時間外労働を行った」という過労の基準と、「上司からのパワーハラスメント」、「同僚からの暴行や嫌がらせ」という精神的ストレスが挙げられている。このようなストレスで精神障害

となった労働者数は、「精神障害の労災補償状況」にあるように、毎年申請数が増え続けている[1]。

2015（平成27）年に、再び同じ企業で、長時間労働とハラスメントにより過労自殺した社員が労災認定されたことを受けて、メンタルヘルス不調を未然に防ぐことと、職場環境改善を推進していくために、職場に**ストレスチェック**制度が導入されることになった。事業者は、ストレスチェックを1年に1回、全労働者に実施することが義務づけられている。このストレスチェックの実施は、個人情報保護と、結果の不利益な扱いを防止するため、医師、保健師、厚生労働大臣の定める研修を修了した歯科医師、看護師、精神保健福祉士、公認心理師が担うこととなっており、結果は、個人と実施者のみが見られることになっている。高ストレス者のうち希望者には、医師の面談を実施し、就業上の措置の必要があれば、事業所は対応していかなければならないとされている。

さらに、こうした過労自殺の背景には、パワーハラスメントや職場のいじめが大きく影響していることから、職場における「いじめ・嫌がらせ」を防止するための「**パワハラ防止法**」が2020（令和2）年6月に施行された。職場におけるパワーハラスメントの定義は、職場において行われる①優越的な関係を背景とした言動であって、②業務上必要かつ相当な範囲を超えたものにより、③労働者の就業環境が害されるものであり、①から③までの3つの要素をすべて満たすものであるとされている。このようなハラスメントを防止するために、事業主が雇用管理上講ずべき措置として、①事業主の方針の明確化およびその周知・啓発、②相談（苦情を含む）に応じ、適切に対応するために必要な体制の整備、③職場におけるパワーハラスメントへの事後の迅速かつ適切な対応、が義務づけられている。

パワハラ防止法
正式名称は「改正労働施策総合推進法」。

B. 事業場内の健康管理体制と事業場外資源

職場の健康管理を担う者は、衛生面を管理するための資格をもった**衛生管理者**（50人未満の事業場は**衛生推進者**）、産業医（1,000人以上の事業場は専属、50人以上は嘱託）、**産業看護職**（法令上の選任の規定はないが、産業医と連携して対応する保健師がいる場合が多い）、**人事労務管理**スタッフがいる。労働者の数が多くなるほど、健康管理を担当するスタッフが常駐し、予防的な取組みや、職場環境の改善、メンタルヘルス問題に対処している。

厚生労働省の「労働者の心の健康の保持増進のための指針」では、衛生委員会で、メンタルヘルスケアに関する事業場の現状とその問題点を明確

にし、具体的な実施事項について心の健康づくり計画を策定・実施するこ
と、さらに、ストレスチェック制度を活用して職場環境改善に取り組むこ
とが定められている。この中で、専門的な相談先である事業場外資源とし
て普及してきているのが、EAP である。**EAP** とは、Employee Assis-
tance Program の頭文字をとったもので、日本語にすると「**従業員支援プ
ログラム**」というサービスである。EAP の発祥は、アメリカのアルコー
ル依存症の自助グループである **AA** が、アルコール問題を抱えている労働
者のために企業に導入される形で始まった。

　EAP が提供するサービスでは、電話・メール・面談によるカウンセリ
ングのほか、社員がストレス対処能力を高めるためのセルフケア研修、管
理職が部下の相談対応や環境調整ができるようにするラインケア研修、ス
トレスチェックの集団分析結果をもとにした職場環境改善のための研修、
などを実施している。

　労働者がメンタル不調になっていく要因は、職場、家族、個人のパーソ
ナリティ・能力、疾病などが複雑に絡み合っている[2]。さまざまな相談が
EAP に寄せられる中で特に職場のストレス状況が現れているものを、個
人が特定されないようにデータ化したうえで、人事や健康管理スタッフと
情報共有し、職場でどのようなストレス対策が必要か、提案することを行
っている。さらに、EAP の業務の中でも重要なのは、管理職や人事から
の相談である。管理職や人事が、心配な社員の状況を理解し適切にかかわ
れるようにサポートすることで、社内のソーシャルネットワークが構築さ
れれば、社員にとって働く場への安心感が大きくなる。このように、
EAP は、利害関係がある職場での安心して相談できる窓口として機能す
ることで、健康的に働ける職場づくりの組織的なサポートの役割を担って
いる。以下は、筆者（精神保健福祉士）が所属する EAP 機関で、EAP カ
ウンセラーがかかわるよくある事例として作成したものである。個人が特
定できないよう、趣旨を損なわない範囲で事例には変更を加えてある。

C. 社員の休職〜復職までの事例

[1] IT 企業勤務、A さん、30 歳の概要

　今までは、職場でチームの一員として仕事をしてきたが、今回、新しい
チームのリーダーを任された。メンバーは 5 名。残業は月 80 時間とかな
り多く、帰宅は 22 時頃、休日出勤もある状況が続いていた。

　夏休み明けくらいから、欠勤が増え、顧客との会議にも出られない事態
が生じた。心配した上司が声をかけて、健康管理スタッフにつないだ。面

接した保健師は、メンタルヘルス不調と判断、産業医の予約が先の日程になるため、まずは派遣相談で来ている EAP カウンセラーとの面接を勧めた。A さんも了承し、数日後、EAP カウンセラーと面接することになった。

[2] 面接で見えてきた不調の背景

EAP カウンセラーが、A さんから欠勤したときの様子を聞くと、「このところ睡眠が 4 時間程度しか取れておらず、朝起きると身体が重い状態が続いていた。日中は、時々頭痛があり、市販薬で対処しているが、飲む回数が増えている。食欲は低下していて、朝食・昼食は食べていない。顧客との会議の日の前日は、夜中に何度も目が覚めて、朝から頭痛があり、身体を起こせないので、仕方なく休んでいる。欠勤している日は、たいてい夕方まで寝ている状態」とのことだった。

不調が現れた経過を聞くと、「契約先の企業の担当者とのコミュニケーションがうまくいかず、作業のやり直しが続いた。スケジュール通りに進んでいないため、リーダーとしての焦りがあった。7 月頃に顧客担当者からの叱責があり、かなり落ち込んだ。頭痛は疲れから来ているのだろうと思い、夏休みで改善するかと思っていたが、症状は変わらなかった。プライベートでは、子どもが生まれたばかりで、妻のサポートもしなければならず、自宅で休んでいても、気持ちが休まらなかった。夏休み明けに出勤しようとしたが、身体が起こせない状態だった」と述べた。

EAP カウンセラーは、不眠、頭痛という身体症状は、過重なストレスによるものかもしれないので、精神科受診を提案した。しかし、A さんは、「今、仕事を抜けられない。自分でなんとかしたい」と受診には抵抗を示した。そこで、EAP カウンセラーは、2 週間様子を見ることにし、次の約束を設定した。面接内容については、A さんと情報共有していい範囲を確認し、上司・保健師に伝えた。

[3] 医療につなぐ

次の面接前に、上司から EAP カウンセラーに、「A さんが週 3 日の勤務になってしまっていて心配」と連絡が入った。そこで、上司にも面接に同席してもらうことを提案した。面接では、A さんから、「自分でなんとかしたいと思っている。今は抜けられない」と前回と同じ言葉が聞かれたが、上司から「月曜日と会議の日が出勤できない状態になっている、A さんが、なんとかしようと思っているのはわかるが、このまま勤務ができないことが続くのは A さんも不本意だろうし、上司として心配である」ことを伝えてもらった。そのうえで、EAP カウンセラーが「睡眠が取れ

ないと、疲れが取れず、Aさんの能力が十分に発揮できないのではないかと思う、今の体調を早くに改善していくために、専門医に対処方法を相談してみるのはどうか」と提案した。Aさんも、ようやく受診に前向きになったので、連携が取れる医療機関を紹介し、予約を取ることになった。

　その後、受診の結果を聞くと、「主治医からはうつ病との診断があり、1ヵ月の休職を勧められた」ということだった。休むことについてAさんの気持ちを聞くと、「主治医の話を聞いて、今の状態であれば仕方ないと思う、休んで調子を整えて、早く戻りたい」と納得している様子だった。「妻に伝えたか？　どのような反応だったか？」と確認すると、「妻も、最近の様子がおかしかったので、心配していた。休んでゆっくりしたほうがいい、と言ってくれた」とのことで、家族の理解とサポートは得られる状況がわかった。「小さい子どもがいるが、休める環境か？」とたずねると、「妻と子どもの部屋とは別にして、自分一人で眠れるようにする」と、自宅を休む場所として調整することはできそうだった。EAPカウンセラーからは、まずは睡眠時間を確保できるように、23時を目標に就寝することにし、服薬時間、夕食時間の目安を設定した。休職中の上司への連絡は、「メールだとやりやすい」ということだったので、通院後に主治医の指示と現在の状態をメールで伝えることになった。EAPカウンセラーとの面接は、月1回、30分で行っていくことにした。

［4］休職中の様子

　休職して1ヵ月間は、日中はほとんど寝て過ごしており、「仕事のことが気になって休めている感じがしない」という状態だったため、休職を延長することになった。2ヵ月目に入ると、仕事のことは考えないようにして、体調を整えることに集中ができるようになった。徐々に頭痛は改善して、昼には起きて、短時間の買い物に行けるようになっていった。3ヵ月目には、朝起きて、散歩に行ったり、家事もできるようになってきた。そして、そろそろ仕事に戻りたい、という気持ちになり主治医に「復職したい」という希望を伝えた。主治医からは、復職可能の診断書が出され、続いて職場の産業医面談となった。産業医は、「通勤練習をしての体調確認や、今後のストレス対策について考えたうえで、職場復帰支援プランの作成をしましょう」と提案[3]。EAPカウンセラーと、復職に向けての準備と、ストレスについての振り返りを行うことになった。

［5］復職準備のためのセルフモニタリング

Ａさんは、EAP カウンセラーとともに、復職に向けて、2 週間の出勤練習のスケジュールと、今回の休職に至るまでの経過を整理していった。出勤訓練としては、生活リズム表をつけて、活動内容・睡眠・食事・運動・気分・疲労の状態をセルフモニターしていった。通勤も体力を使うので、出勤と同じ時刻に電車に乗ってみて、週 5 日続けて行けるか様子を見ることにした。その後、図書館での読書や PC 作業を行い、散歩を 1 時間して定時に帰宅する、というスケジュールをこなすことが課題となった。

1 週間目は、「月曜日の出勤が辛かった」ということで、土日の過ごし方を確認すると、「土日は昼まで寝ている」とのことだった。平日との起床時間差を少なくしないと月曜日のギャップが大きく、戻すのが大変になるので、土日も 9 時には起床することにした。その後、徐々に通勤には慣れてきて、図書館でも集中して作業ができるようなってきた。睡眠が取れているので、疲労も翌日にもち越すことなく解消できた。生活記録をつけることで、自分のパターンの見直しと、実行できていることが見えて、自信も回復してきているようだった。

さらに、復職後は元の職場に戻るので、どのようにストレスを乗り越えていくか、対策を一緒に考えていった。

［6］職場のストレス状況と不調のサイン

職場のストレス状況は、①初めてリーダーとなった、②チームをまとめて、予定通りに仕事を進めなければというプレッシャーを自らかけていた、③顧客とのコミュニケーションがうまくいかなった、④そのため、チームメンバーにうまく顧客ニーズを伝えられず、チームメンバーからも作業のしづらさを非難されていた、⑤仕事の振り分けができず、自分で抱え込んでしまった、⑥上司に相談するのは、自分の評価が下がる心配があり、言えなかった、⑦プライベートでも、子どもが生まれたばかりで、家事育児をしなければならなかった、⑧忙しくて、よく飲みに行って話をしていた同僚とも疎遠になっていたなどである。

次に不調のサインとして、①身体的サインとしては食欲低下、頭痛、不眠など、②心理的なサインとしては不安、焦り、自責の念など、③行動的なサインとしては残業の増加、休日は寝たきり、欠勤などが出現した。

また、Ａさんの認知的・対人的特徴として、①考え方の特徴：責任感が強い、完璧主義、承認欲求が強い、②コミュニケーションの特徴：情緒的なやりとりをせず結論を急ぐ、頼む、相談することが苦手などを確認した。

［7］具体的なストレス対策

　職場復帰に当たっては、①顧客対応は、当面、上司にも同席してもらい、上司のモデルを見て学習していく、②チームメンバーとは、普段から雑談する時間をとる、③どのように依頼すると作業がしやすいか、チームメンバーからヒアリングし、依頼しやすい仕組みをつくる、④残業が増えてきたら、上司に優先順位のチェックやサポートをお願いする、⑤いきなり完璧を目指すのではなく、70％のところですりあわせをしていく、⑥自宅ではしばらく一人で寝て睡眠を取れるようにする、⑦土日は、一日中寝て過ごすのではなく、散歩には行くようにする、⑧気心知れた同僚と、定期的にランチをする時間を取ってリフレッシュするなどの対策を立案した。

［8］職場復帰支援プランとその後のＡさん

　EAP カウンセラーとのストレス対策と、2 週間の生活リズム表の記録をもとに、再度、産業医面談を実施。職場復帰は可能という判断になり、職場復帰した。支援プランは、以下のような内容となった。それらは、①［就業制限］3 ヵ月は残業禁止、②［管理監督者による就業上の配慮］定時で帰れるように業務量を調整・顧客対応は、上司とともに行う・上司と週 1 回 30 分面談し、業務状況の確認をする、③［フォローアップ］3 ヵ月間は、1 ヵ月に 1 回、EAP カウンセラーとの面接を実施・3 ヵ月後に、再度、産業医面談を実施し、就労状況を確認するなどである。

　Ａさんは、復職して最初の 2 週間は、かなり疲れを感じ、頭痛も生じていた。2 週目の月曜日に EAP カウンセラーに連絡が入り、「頭痛がひどく休んでしまった」と述べた。状況を聞くと、「以前と同じように仕事をしなければ、と焦りが強くなっており、自宅でも仕事のことを考えてしまっている」、「寝つきが悪く睡眠時間が 1 時頃になっている」という状態が語られた。EAP カウンセラーからは、まずは、リーダーとしての役割は置いて、目の前の業務を確実にこなすことから始めていくこと、自宅でリラックスできるように入浴したり好きな本を読んでみること、それでも寝つきが悪いようなら、主治医に相談し睡眠薬の調整をすること、などを対処法として提案した。

　その後、1 ヵ月後の面接では、「今は一メンバーとしての仕事から慣れていこうと思えた。ON と OFF の切り替えを意識して、家でリラックスするようにした」と話され、建て直せた様子だった。上司とも、週 1 回の面談で相談ができるようになり、安心感が高まっているようだった。

　3 ヵ月後の産業医面談では、順調に復帰できているということで、残業禁止の就業制限は解除になった。上司から、「Ａさんはできるだろうとリ

ーダーを任せたが、フォローが足りなかった。これからも、定期的に話を
聞く機会をつくっていきたい」とサポート体制について前向きな話があっ
た。Aさんは、「今回の休職で、自分の悪循環のパターンを理解できた。
リーダーとしての役割は、気負いすぎず、上司を観察して学習しながら、
顧客とのコミュニケーションも取れるようになっていきたい」と語った。
何かあったときには、上司、健康管理スタッフ、EAPがサポートするの
で、早めに相談することを確認し、職場復帰支援のフォローは終了となっ
た。

D. 産業精神保健でのソーシャルワーカーの役割

　産業保健でのソーシャルワーク支援は、**マクロ**として社会情勢と法制度
の動きを押さえながら、**メゾ**として事業所の状況、**ミクロ**の相談者対応、
というように、全体を俯瞰しながら、目の前で起きている問題を、この人
の病気は何かという疾病性の観点から見るのでなく、職場や生活場面で何
が問題なのかという事例性で見ていくことが大切になる。

　最近では、**健康経営**という言葉が広まり、予防的な取組みが進められて
きているが、健康に働ける環境の重要な要素は、職場での人間関係である。
職場全体としての環境改善に取り組みながら、労働者のメンタルヘルス不
調の相談対応では、本人の周りに安心できるソーシャルネットワークを再
構築することが、職場のストレスを低減していくためにも重要な視点にな
る。毎日8時間以上過ごす場所で、孤立していることは、それだけで心身
に堪える。職場の人間関係は、評価にもかかわってくるので、どこまで相
手を信用していいのかわからなくなり、ストレスが高まるほどに相談がで
きなくなっていくという悪循環が起きる。まずは、何かあったときに、産
業保健スタッフやEAPのような職場に知られずに安心して相談できる場
所があることを、研修やさまざまな機会に周知しておくことが必要である。

　相談の中でEAPカウンセラーは、上司、家族、プライベートでの人的
資源を確認しながら、安心できる関係づくりができるようにコミュニケー
ションの場を設け、その人のコミュニケーションの取り方や認知の特徴を
理解し、一緒に工夫を考えるなどの介入を行う。会社は、目的のために協
働作業を行う組織体であり、一人で責任を負うのではなく、困ったときに
は仲間に「助けて」と言えるようにサポートしていくことがパフォーマン
スの向上や、メンタルヘルス不調の大きな予防になる。さらに、人生は、
仕事だけではない。自分にとって幸せとは何かを見直し、プライベートも
大切にしていくことで、仕事への意欲も高まっていくものである。相談者

の仕事面だけでなく、プライベートの充実もサポートしながら、その人らしい生き方を後押ししていくことが、働く人の健康度を高めることにつながっていくのである。

注)

　　　　　ネット検索によるデータ取得日は 2022 年 6 月 17 日.

(1)　厚生労働省ウェブサイト「令和 2 年度『過労死等の労災補償状況』を公表します」.

(2)　厚生労働省ウェブサイト「こころの健康気づきのヒント集」p.5.

(3)　厚生労働省の職場復帰支援の手引きに基づいている（厚生労働省ウェブサイト　独立行政法人労働者健康福祉機構「改訂　心の健康問題により休業した労働者の職場復帰支援の手引き」）.

┃理解を深めるための参考文献

●川上憲人『ここからはじめる働く人のポジティブメンタルヘルス』大修館書店, 2019.

　　従業員のポジティブな心理状態を高める職場での取組みについて、事例に基づいてわかりやすく解説されている。

●大阪商工会議所編『メンタルヘルス・マネジメント検定試験公式テキスト　Ⅲ種セルフケアコース（第 5 版）』中央経済社, 2021.

　　従業員自らが行うメンタルヘルス対策について、ストレスの理解と対処方法が学べる。

7. 地域包括支援センター

地域における高齢者支援と 精神保健ソーシャルワークの視点

事例 22

A. 筆者の所属する地域包括支援センター

　筆者（内藤）は現在、**地域包括支援センター**（以下、包括センター）の ソーシャルワーカー（SW）として、高齢者の総合相談や権利擁護業務に 従事している。包括センターは、職名として社会福祉士の配置が義務づけ られている数少ない機関である。同時に、管理者として行政や関係機関、 所属法人内との連携調整、業務全般の進捗管理などを行っている。

　本節では、高齢者支援の最前線とされる包括センターの業務と SW と しての視点、とりわけ精神保健福祉領域でキャリアを重ねてきた筆者自身 の経験を通して、地域における高齢者支援と精神保健福祉士の活動につい て述べる。

　センターの属する市は人口 14 万人弱の地方都市である。南側の沿岸部 には工業地帯が立地しており、北側には中国山地が連なっている。石油化 学コンビナート、幹線道路や駅、商業施設などが立地する市街地と中山間 地域とで人口や世帯構成、産業など、まちの様相はかなり異なる。2003 （平成 15）年の 2 市 2 町の合併により現在の市域となった。

　市内には、いずれも委託型で 5 ヵ所の包括センターが設置されている。 筆者の所属するセンターは市の中心部、主要駅周辺を管轄している。商業 施設や医療機関が多くあり、生活上の利便性はよい。高齢者人口は約 8,500 人、高齢化率は 29.7％と、日本の高齢化率とほぼ同様である（2022 〔令和 4〕年 3 月現在）。

地域包括支援センター
介護保険法に定められた 高齢者に関する総合的な 相談機関。「地域住民の 心身の健康の保持及び生 活の安定のために必要な 援助を行うことにより、 その保健医療の向上及び 福祉の増進を包括的に支 援することを目的とする 施設」（介護保険法 115 条の 46）。

B. 精神保健福祉士としての経験

　一般の 4 年制大学卒業後、筆者は精神科病院 SW として一歩を踏み出 した。福祉の専門教育を受けぬまま精神科医療の現場に入った。入職時、 SW としての知識・技術は全くなく、すべてを現場で学んだ。実務を経て 精神保健福祉士資格を取得し、現場経験を積みながら介護支援専門員、社

会福祉士を取得した。日常は意識していないが、ふり返ると支援対象に応じて自分自身を変化させ、求められる役割をこなしながら適応してきた。対人援助の現場で過ごした時間は、不安定な足場でもしっかり立てるように、SWとしての自分を確立する過程でもあった。筆者の実践の軸や芯は、精神保健福祉領域の経験で形づくられた。

勤務先の病院は、地域に先駆けて社会復帰施設や地域支援の資源を創設していた。病院内だけでなく地域に出向き、住居の開拓から、退院後の健康管理や家事支援、金銭管理の助言、職業相談など生活に密着した活動を行っていた。認知症疾患治療病棟と併設の介護老人保健施設により、認知症治療や高齢者介護の受け皿にもなっていた。

筆者は、福祉の現場より精神科医療の現場で働くことを希望していた。当時は**アディクション**や**機能不全家族**、**パーソナリティ障害**などが社会で注目され始めており、筆者の精神科医療への関心を強めた。そのとき感じていた自分自身の生きづらさと、他者との関係を通して確立する自己、その苦しみや葛藤の現れとしての「心の病」というテーマがどこかでつながっていた。筆者は、不確かな自分自身と社会との接点を探求したいという利己的な動機に悩み、福祉に情熱を傾ける先輩SWや他職種スタッフには後ろめたさすら感じた。知識のなさや経験の拙さも相まって「自分はSWだ」と自信をもっていえないことが一番苦しかった。

SWとして、社会人として未熟な筆者を、先輩を始めとした病院職員は、根気強く見守ってくれた。特に先輩SWは「自分の病院だけだと視野が狭くなるから」と、嫌がる筆者を職能団体の活動に連れ出した。こういった職場内外の方々から教わったこと、体験したこと、かけてもらった言葉の一つひとつが、筆者をSWに育ててくれたと体感している。どんな状況であれ、人の存在や生きる価値を否定しない自分でありたい。そんな思いが原点にある。

C. 精神科領域の経験で生じた変化と成長

筆者は入職後すぐ急性期病棟と慢性期病棟を担当した。受診相談や入院時の**インテーク**では、激しい症状で緊迫した場面もたびたびあった。長期入院の方に対しては、病院内の行事やグループミーティングへの参加、疎遠となった家族への連絡対応、身体疾患を併発した方の転院対応などを行った。また精神科デイケアでのプログラム参加、家族会運営、外来患者さんの就労相談、地域に暮らす患者さん宅への訪問看護など、急性期から慢性期、地域生活支援と、ひととおりの支援過程にかかわれたことは幸運だ

アディクション
addiction
依存症、嗜癖のことを指す。薬物やアルコールに代表される「悪い習慣」にのめり込み、やめられなくなる状態のこと。物質への依存だけでなく、ギャンブルや買い物、仕事など特定の事柄・行為に執着し、習慣化してしまうことを意味する。家族や周囲の人を巻き込み、往々にして社会生活の破綻を招くことが問題となる。

機能不全家族
親の依存症や、支配的な夫婦・親子関係などによって家庭内の安全性を欠き、次世代の育成や教育、精神的な安定の源といった機能が不十分な家族のあり方を示す。

パーソナリティ障害
その人特有の物事の捉え方や考え方、行動パターンが極端に偏り、安定した対人関係が築けず社会生活に支障を来たす際に診断される。

インテーク
intake
初回面接・受理面接のこと。クライエントとの信頼関係を構築しながら主訴を把握する。そのうえで、所属機関での支援をクライエントと合意する場面。緊急を要する場合は即刻介入したり、他機関への連絡・紹介を行うこともある。

った。このときの経験から、精神症状の特徴と生活への影響、家族の悩み、地域の精神科医療に対する見方、行政との連携方法などを体感して、身につけた。

　精神科病院では「目の前の人の苦しさや困難さを、どうやったら理解・共感できるだろうか」という問いが常にあった。実際には病気の人の苦しみがわかることはあり得ない。しかし、相手の痛みを自分ごとのように受けとめること、そこから援助関係は始まると考えていた。自分のことのように相手を理解しようと努めると、時には距離が近くなり過ぎて適切な援助関係が結べなくなることがある。相手と所属組織の間で板挟みとなり、適切な役割を担えなくなる危険もある。頭で理解するだけでなく五感で相手に向き合いたいと願う自分の信念は、この頃に培われた。

　その後、認知症疾患治療病棟の担当を経て介護支援専門員資格を取得、併設の居宅介護支援事業所でケアマネジャー業務に従事した。高齢者や介護者が支援対象となったことで、同じ対人援助職でありながら、筆者の感覚には変化があった。相手の問題を専門的な視点から把握して解決に導くといった、専門性を背景にした上下関係を強く感じることが多くなった。また実務を明確に表現するうえで、**アセスメント**といった専門用語を多用するようになった。仕事の役割や範囲が明確になった分、利用者との関係性に悩むことは減り、感情面では楽になった。一方で、相談者の困りごとや問題解決を図るための介護サービス調整が主になり、どこか目の前の人や、その人の生活が見えていない感覚を抱いた。客観的情報を重視して頭の中で相手を理解する面が大きくなっていた。「頭での理解（客観性・論理）と気持ちでの共感（感覚）の統合」という筆者の対人援助職としてもち続けているテーマは、この時期に育まれたものである。

　筆者は精神保健福祉領域での経験から、相手の主観、相手から見える景色と、客観的な状況（心身の健康状態、生活環境、家族や対人関係など）をいかに融合させて、目の前の人の理解を深めるか、そのことを通じて、その人の生き方や人生がより良いものになるように支援できるかを考え続けている。人の生活や生き方といった答えのない課題にかかわるSWとして、簡単に決めつけないこと、判断（審判）しないこと、期が熟すのを待つ、答えを急がず耐えることが重要である。時には巻き込まれて利用者と一緒にもがくことも、SWとして必要だと考えている。

アセスメント
援助に当たって関連する情報収集を行い、問題の起こる背景や要因を分析する過程。相手との信頼関係の構築や情報を引き出すための面接技法など、対人援助技術が求められる。

D.「連携」とは

　包括センターにはさまざまな相談がもち込まれる。どこまでがセンター

で対応する範疇なのか、頭を悩ませる課題も多い。解決が難しい相談を抱えることの重圧や、適切な機関につなぐ包括センターの役割から、受けとめるよりつなぐことに力点を置くことになる。つなぐためには、問題とニーズを的確に見きわめられることが前提にある。これを職員みなで行えるか否かでセンターの力量は決まる。

　包括センターに限らず援助職は「つなぐ」や「連携」という言葉を頻繁に使う。ただ、それらは働きかけの手段であり、目的ではない。「何のための連携なのか」「誰のための支援なのか」という問いを自分なりに消化することは、支援の軸をぶれさせないための重要なポイントである。

総合的かつ包括的な支援
地域を基盤として、広範なニーズに対応するための多面的なかかわりや働きかけをいう。属性や課題に応じた従来の制度・法律でカバーできない問題や、複合的な生活課題にも積極的にアプローチし、地域住民を含めた多様な主体と複数の援助機関がネットワークを形成し、連携・協働しながら課題解決を図る。今日のソーシャルワークのあり方とされている。

　近年主流である「**総合的かつ包括的な支援**」では、利用者にさまざまな専門職が支援目標を共有してチームとして働きかける。しかし筆者は実践経験から、目標の共有は簡単ではないと実感している。かかわる人が多くなるほど支援システムは厚みを増すが、利用者と援助職をつなぐ言葉（回路）が届きにくくなる困難さを感じることがある。つまり、人対人ではなく、人対システムのかかわりになってしまうのである。

　SWである筆者は、利用者の語る言葉を身近に感じ、言葉が語られる背景や今に至るまでの時間を想像することを大切にしたい。その人の生きる場所から将来を考えていける存在でありたい。そこから見えてきたものを、他の援助職に伝えることも大事な役割だと思っている。これらは、精神保健福祉士としての現場経験があったからこそ得られたSWとしての軸である。

E. 事例の概要と展開

　包括センターは、生活上の困難を抱える高齢者本人や家族だけでなく、地域住民や関係機関が高齢者に関して対応に困った際の窓口でもある。「包括センターに相談すれば何とかなる」という期待を背負っているが、決して何でも解決できる場所ではない。相談者自身が困りごとを表現し、公的制度や民間サービスで対処できる問題は、比較的解決に結びつきやすい。一方で本人の抱える問題と周囲が捉える問題にギャップがあるケースでは、相反する要望に対して正答はなく、包括センターとして何かをしなければという意識も働き、その重圧に「息苦しさ」を感じることさえある。

　確かに、関係者からの役割期待に応える側面は否定できない。他方、包括センターの存在意義は目先の問題解決のみではない。当事者それぞれが地域で暮らす視点から本人と本人を取り巻く環境を理解すること、問題解決を図るうえで必要なネットワークの網を細かに、ていねいに作り上げて

いくことが問われる。高齢者本人の生活課題に軸足をおいて関与すると同時に、地域に暮らす一生活者の視点で見たときには別の景色が見えてくることもある。

　次に紹介するのは、何が問題なのか捉えにくく、解決の道筋も簡単に示せないという意味で、包括センターらしい事例である。適切な介入と社会資源の活用で鮮やかに展開する事例ではない。選択理由は、本人と周囲との関係をどう捉えるか、援助対象は誰なのか、地域で暮らすことはどういうことなのかを考えさせられる事例だからである。なお、事例はプライバシーに配慮して大幅に変更を加えている。

[1] 民生委員からの相談

　ある高齢者（吉田さん〔仮名〕：女性、75歳）の地区担当民生委員（村上さん〔仮名〕）が市役所に来庁した。村上さんからは以下の話があった。「近所の住民（田口さん〔仮名〕）から吉田さんについて相談を受けた。『（吉田さんの）庭に田口さんからゴミを捨てられるとか、田口さんが飼っている鳥が敷地内にフンをした、変な臭いが自分の家に流れてくるとか、ありもしないことを訴える。民生委員として何とかしてもらいたい』と苦情があったがどうしたものか」という内容である。市役所で対応した職員は、村上さんに包括センターへ相談することを勧めた。「村上さんには包括センターを紹介したので連絡があるかもしれない」とセンターに連絡が入った。

　センターでは、事前に対応を検討した。過去に吉田さんに関する相談を受けたことはなかった。これはセンターで対応することなのか、市役所の市民相談を紹介したらどうか、吉田さんの家族に対応してもらってはどうか、などの意見が職員から出た。結局意見はまとまらなかったが、吉田さんに健康上の問題もあるかもしれないので、自宅訪問することとした。センターから吉田さんに連絡すると訪問は快諾されたが、開口一番「ごみを捨てられたり鳥の羽が落ちてきて困っている」と話し始めた。

[2] 自宅訪問

　筆者を含めた職員2名（社会福祉士・主任介護支援専門員）で吉田さん宅を訪問した。センターでは見立てが難しい事例は職員1人が抱え込まないように、訪問は2名で行っている。

　幹線道路から少し離れた静かな場所、田畑と低い山並みが目に入った。所どころで新しい住宅地が造成されていた。吉田さん宅は1970年代に建てられた2階建て。通されたのは玄関でなく勝手口からすぐの台所だった。

台所の食卓にはさまざまな調味料、領収書や郵便物の束、薬袋などがぎっしりと置かれていた。無造作に放置されているわけではなく、個別に分けて整理されていた。大型冷蔵庫、来客用の食器がたくさん入った食器棚、石油ストーブの上には湯気を吹き出すヤカンなど、使い込まれた台所の様子が見てとれた。受診の日に〇をつけたカレンダーが目に入った。カレンダーの横には「無料法律相談」の予定を切り取った市広報が貼ってあった。

　吉田さんは一見すると普通の主婦という趣であった。だが、初対面にもかかわらず、とりとめなく田口さんに関する話を始めた。

　「自分は昔からアレルギー体質。近所の人には自分は体が弱いことを伝えているのにあの人（田口さん）は鳥に餌をやったりする。庭にフンを落とされたり、この前は生ごみを捨てられたりした。知り合いにベランダの柵を作ってもらった。皮膚の湿疹がひどくなったのは鳥のせいで間違いない」、「弟からは『警察に相談するように』言われている。弁護士にも相談しようかと考えている」、「主人はとっくに亡くなって一人暮らし。家のことは自分でします。食事は一人だから適当なもので済ます。息子が大都市にいるが、なかなか休みもとれず帰ってこられない。電話で鳥のことを話すと『気にしすぎ』と言われて取り合わない」、「自分は夫の親や自分の兄弟まで看病して苦労してきた。病気の苦しさは人一倍わかる」と。

　吉田さんは田口さんへの不満から始まり、家族のことや自身の苦労話を1時間以上、息継ぐ間もなく話し続けた。表現がドラマチックなうえ、登場人物や時系列が複雑で、吉田さんの話を理解するのは困難を極めた。最後に庭や客間に案内され、実際に鳥がフンを落としたという場所や、吉田さんの親の写真、親から譲り受けた箪笥などを見せてくれた。健康面では甲状腺機能障害で内科に受診中である。湿疹については皮膚科で「治らない」と言われているという。

　とりあえず、筆者らは吉田さんの訴えを聞いてセンターに戻った。吉田さんのとりとめのない内容に疲労感が残った。持病があるが、ADL やIADL に支障はないと思われた。吉田さんの訴えは異様ではあるものの、生活の破綻を来たしているわけでもなかった。遠方の息子さんの連絡先を聞き取れたことが、初回訪問の収穫だった。

［3］田口さんの来訪と職員の困惑

　吉田さんへの訪問の数日後、民生委員の村上さんからセンターに連絡が入った。「先日吉田さん宅へ訪問されたと聞きました。市役所にも吉田さんのことを相談したが、包括センターにつないでいると言われた。どんな様子だったかお聞きしたい」という内容だった。民生委員とはいえ、何で

ADL
日常生活活動作（activities of daily living）
日常生活を送るうえで最低限必要な基本的な活動のこと。起居動作、移乗、移動、食事摂取、更衣、排泄、入浴、整容の各動作のことを指す。

IADL
手段的日常生活活動作（instrumental activities of daily living）
ADL より複雑な日常生活動作のこと。掃除、調理、買い物、洗濯などの家事動作、交通機関の利用、コミュニケーション、服薬や金銭管理などを指す。

も情報を共有するわけにはいかない。村上さんが来所するまでの数日間、センター内で対応を話し合ったが、明確な結論が出ずに当日を迎えた。

村上さんは、吉田さんの矛先になっている田口さんを伴って来訪した。田口さんは硬く険しい表情を浮かべ、吉田さんの言動に疲弊している様子が見て取れた。センター職員が挨拶し、ご足労いただいたことにお礼を言っても表情に変化がなかった。

吉田さんとのやり取りはセンターとして守秘義務があるので、まずは田口さんの話を聞いたうえで対応を考えたいと説明した。田口さんは、吉田さんが何を語ったか教えてもらえないことに落胆した表情を見せた。不満を伴って来訪する人への対応は、常に緊張感が漂う。

田口さんは、次のように述べた。「吉田さんが私たちのせいで具合が悪くなったとか近所中に言いふらしているが、全くそのようなことはありません。以前からインコは飼っていますが、籠から出すことは一切ありません。ゴミ出しのマナーが悪い人がいてカラスも多いので、鳥のフンもカラスのものだと思います」、「とにかく言っていることがおかしいし、病気か何かではありませんか。家族や病院と連絡を取るなり対処してもらわないと」、「吉田さんは『警察に言う』とか『裁判に訴える』といった脅しめいたことも言ってきます。本当かどうかわかりませんが、言われたほうはいい気持ちはしません。むしろこちらが吉田さんを訴えたいくらいです」、「この前は、私の夫が吉田さんの庭にゴミを落としたとか言いがかりをつけに来ました。日頃から吉田さんには気を遣っているので、絶対にそんなことはありません」、「今はできるだけ吉田さんと顔を合わせないように、息をひそめるように生活しています。こういう気持ちで生活している人の気持ちをわかっていただきたい」と。

センター職員は、田口さんの訴えを受けとめながらも困惑した。目の前にいる田口さんも相談者ではあるが、包括センターは高齢者の健康や生活を支援する立場である。田口さんにはセンターの立場を説明しつつ、田口さんの困っている状況を踏まえて吉田さんにかかわっていくこと、妄想様の発言への対応方法、吉田さんの言動から危険を感じる際は警察へ対応を求めることを助言した。また息子さんの連絡先を控えているので、緊急対応が必要な際はセンターへ連絡するように伝えた。田口さんの帰りの表情は、来所時より多少緩んだように見受けられた。

［4］吉田さんと地域とのつながり

村上さんは民生委員という立場上、一方的に吉田さんを責めることはせず、高齢者特有の寂しさや健康不安への共感も見られた。村上さんの願い

は、「吉田さんが穏やかに暮らしてくれること」だった。村上さんはこの地域に長く住んでいることから、吉田さんが以前から「少し変わった人」と地域住民から見られていたこと、夫が亡くなってから地区の清掃活動に関するトラブルがあり現在は自治会に所属していないことなど、吉田さんが地域でどんな存在なのかを話してくれた。今後は包括センターと協力して吉田さんを見守ってくれることになった。村上さんは、田口さんの精神状態が不安定になることも心配していた。筆者は村上さんに、吉田さんが抱えているかもしれない不安や生活上の課題に働きかけるため、センターが継続してかかわると伝えた。そのことで田口さんに向く言動が和らぐことを期待している意図もあると話した。

[5] 警察への通報

初回訪問後、吉田さんからはセンターへ時々電話があり、同様の訴え（鳥の被害）をされることが続いた。

田口さん来訪から1ヵ月程経ったある日、民生委員の村上さんから連絡が入った。「吉田さんが田口さん宅の玄関をドンドン叩いている。『ゴミを捨てないで！』などと言っている。田口さんは警察を呼んだようです」との内容だった。筆者は村上さんとともに吉田さん宅へ向かった。吉田さん宅に行くことが何のためになるかわからなかったが、とにかく現場をこの目で見ておきたかった。

吉田さん宅に到着すると、勝手口に2人の警察官が立っていた。警察官は、台所の椅子に座る吉田さんに話しかけていた。筆者は、吉田さんに断って台所にお邪魔した。生活空間に制服姿の警官がいるというだけで威圧感があるが、吉田さんはひるまず持論を展開していた。吉田さんの言い分は以前と同様であり、「また鳥にフンをされました。アレルギー症状が出ている。自分は田口さんに『気をつけてほしい』と注意しに行っただけです」、「相手が悪いのになぜ警察が呼ばれたのですか」と訴えていた。警察官は「どんな言い分であれ、相手が恐怖を感じれば通報されることもある。（田口さん宅に）行くのはやめなさい。相手の人（田口さん）は、あなたと違うことを言っていますよ。当事者同士で解決できないなら、弁護士に相談するように」と諭すものの、吉田さんは納得がいかない様子であった。筆者は、警察官退出後もしばらく吉田さんの訴え（田口さんに謝って欲しい）を聞いてセンターに戻った。

その後も吉田さんからセンターに時折電話がきた。ただ、自身の健康や日々の暮らしぶりについての話題が主になり、田口さんへの苦情は少なくなった。口調も以前より穏やかになっていた。

F. 高齢者が地域で暮らすことを支えるには

[1] 高齢者支援とメンタルヘルスの視点

　事例を通して、包括センターに多様な相談が「駆け込み寺」のようにもち込まれる実態と対応の実際を紹介した。地域生活の継続を意図した支援の過程で、高齢期のメンタルヘルス上の課題や地域における孤立、対人関係の課題などが見え隠れする事例は多く見られる。

　高齢期の精神疾患というと、認知症がまず浮かぶ。しかし、地域で暮らす高齢者には、うつ状態や閉じこもり、アルコール依存、妄想性障害、同居家族や介護者の精神疾患など、多様な疾患や状態像が存在する。また、地域で高齢者が事例化する際には、生活経験や居住地域の状況などの要因によって、多彩な表現がある。精神科医療との関係についても、未受診から治療中断、受診が有効に働いていない場合など、さまざまである。精神保健福祉分野との連携が必要な事例は少なくない。

　他方で、精神疾患の診断を特定したり精神科医療に結びつけたりする事例は一部であることも指摘しておきたい。高齢期に対する精神科医療の効果は若年層以上に限定的であり、精神科受診が生活の改善に結びつきにくいことが理由の一つである。身体疾患や生活環境が精神機能に与えている影響を慎重に検討しながら、本人に精神科の受診を提案したり、関係者の助言を受けたりすることもある。この際に、筆者の精神保健福祉士としての経験は有効だと感じる。

　一般に高齢者領域の援助職は精神科医療への期待が高く、専門医による診療で事態は改善すると安易に思われる傾向がある。しかし、本人が必要性を感じていない状況で精神科を受診しても、大抵は事態が好転しない。個別にタイミングを見極めたり、本人の生活を中心に精神科受診を勧めたりすることは、精神保健福祉士としての経験が活かされる場面である。本人への働きかけ、専門機関との連携のいずれにおいても、包括センターのSWがメンタルヘルスの知識や経験をもつ意義は大きい。

[2] 地域生活支援の実践と包括センター

　地域での暮らしには、地域の人間関係やそれぞれの歴史が影を色濃く落としている。特に、何世代にもわたって居住する住民が多い地域においては、個人の歴史、家族の歴史、地域の歴史が絡まり合って、現在の近隣関係やコミュニケーションの表現形態に影響を及ぼしていると推測されることもある。

　包括センターは、もち込まれる問題やトラブルを「解決する」機関では

ない。「何とかしてくれ」という期待に拙速に答えようとすると、問題とされた住民を排除することになりかねない。事例では、筆者らセンター職員は当初困惑を感じた。そして、吉田さんや吉田さんの暮らす地域で何が起きているのかを、困惑を抱えながらも理解しようとし続けることに意味があると考えた。地域で暮らす人同士の関係や歴史は、簡単には理解できない。しかし、かかわり続けることで見えてくることがある。可能なところから問題を整理して、地域のネットワークを用いて解決の糸口を探る作業を続けることで、何らかの出口が見いだせることがある。

　同時に、現場に出向いて実際を見聞きして、自ら感じることの意義を強調したい。吉田さんの話を繰り返し聞くうちに、近隣住民との不仲とは対照的に、少し離れた隣接地区の住民とは親しくしており、交流もあることがわかってきた。このことにどんな意味があるか、確実なことはいえない。だが、親や祖父母の代から続く地域の人間関係や背景が、吉田さんの言動や生活に影響を与えている可能性を想像することはできる。問題にとらわれていると、吉田さんの問題点ばかりが目につき、解決の糸口となり得る「例外」や吉田さんの健康な側面を見逃してしまう。現場に足を運び、得られた情報や自分の感覚、感情の動きから多様な物語を推測することも、相談者や関係者の理解を深めることになると筆者は考える。

　包括センターでの相談の多くは、介護保険を始めとしたサービス調整によって生活課題の解決を図る。介護や医療、生活支援の具体的な課題は一見捉えやすく、支援の方向を定めやすい。他方、事例のように捉えどころのない相談、当事者によって問題の見え方が異なる相談も寄せられる。包括センターでは、機関の機能や法制度上の位置づけを踏まえ、地域や在宅での暮らしを大切にする発想で、相談を受けとめている。

　相談を「引き受ける」と「受けとめる」の違いは何だろうか。「引き受ける」には相手が解決すべきこと、相手が向き合うべきことを肩代わりする含意がある。これは本当の意味で相手の生きる力を支えることにはならない。法律や制度、所属機関の枠組みで、SWはサービスのつなぎ役、関係者とのコーディネート役、情報提供などさまざまな役割を期待されている。しかしながら、SWとして引き受ける役割や責任の根っこには、相手が自分自身の課題や困難、生々しい現実を、乗り越えたり折り合いをつけたりしながら生きる過程を支えることがある。

　「受けとめる」にはボールを跳ね返すような弾力感よりも、包み込むような柔らかさがある。包括センターでの相談対応は、利用者の置かれている状況に応じて幅広い。コーディネート役や見守りといった裏方としての働きから、時には前面に出て他機関では対応できない直接援助を行うこと

もある。確かに、自分達の役割の範囲が不明確になりがちな側面は否定できない。しかし、状況に合わせて対応を変化させる柔軟さや、役割に限定されず制度と人、人と人との隙間を埋めることができるのが、包括センターのもつ強みであり、可能性である。

筆者のこのような発想やSWとしての軸は、精神保健福祉士としての経験によるものが大きい。目前の問題解決やサービス利用に加えて、地域住民の暮らしや相互作用、ライフサイクル、世代間連鎖といった幅広い視野をもって現場でかかわり続ける。これらソーシャルワークの視点は、精神保健福祉領域の地域生活支援の実践から多くを学ぶことができる。拙速な問題解決にとらわれずに、地域で暮らすことを支える視点は、精神保健福祉分野と高齢者支援に共通する。この視点を実践するためには、高度な専門性と軸のあるかかわりが必要である。

現在、国の政策として「精神障害にも対応した地域包括ケア」が強調されている。他方、高齢者分野でも地方自治体によって包括センターに精神保健福祉士を配置する動きがある。精神保健福祉士や社会福祉士といった資格制度にとらわれず、「個」を出発点にした支援を地域で着実に展開することが、ソーシャルワークの専門性であると筆者は考える。

■ 理解を深めるための参考文献

● 渡部律子『高齢者援助における相談面接の理論と実際（第2版）』医歯薬出版，2011.
日本の高齢者福祉の現場と北米のソーシャルワーク理論の深い理解をもとに、対象の特性を踏まえた相談援助の展開が具体的に述べられている。面接技術の実際、援助職自身が置かれた状況のアセスメントなど、実践に活かせるポイントが多く記されている。

精神障害にも対応した地域包括ケア
2017（平成29）年2月に厚生労働省「これからの精神保健医療福祉のあり方に関する検討会」報告書において、新たな地域精神保健医療体制のあり方の一つとして構築を提案された。精神障害の有無や程度にかかわらず、誰もが安心して自分らしく暮らすことができるよう重層的な連携による支援体制を構築することが適当とされている。現在、この理念をもとに国の政策が展開されている。

精神保健福祉士の個人開業

家族相談室ドラセナ　主宰　板倉康広

2019年の春、アディクション専門の「家族相談室ドラセナ」を開業した。ドラセナは別名「幸せの木」。ここに訪れた人たち一人ひとりが自分の中で「幸せの木」を育てていけるようになってほしいという想いと、以前私にドラセナの木を贈ってくれたある先輩ワーカーの想いを引き継ぎ育てたいという個人的な想いが込められている。

開業のきっかけは、当時勤めていたNPO内で担当していた依存症家族グループにある。現職（専門学校）への転職のために、そのグループを終結させなくてはいけなくなったが、利用者から「家族が安心して悩みを話し、気持ちを分かち合うだけでなく、一緒に考えて行くことができるこの家族教室を残してほしい」と強く希望された。正直なところ、いろいろ迷った。しかし家族メンバーたちからは何度も想いが伝えられた。同時に、以前勤めていた依存症専門病院で、「週末に家族グループができたらいいね」と前述の先輩ワーカーたちと話し合っていたことが思い出された。「このグループのために、小さな相談室を開業する方法もあるかもしれない」。そう考えて、週末だけの会場を探してみたところ、都合よく時間貸しでスペースを借りられることになった。そんな想いや偶然が重なり、「それならば週末開業の相談室をやってみよう」と決心した。「やってみて無理だったら、相談室を閉じればいい」そんないい加減な見通しで始まったことは、今だから言えることでもある。

開業してみて意外だったのは、思いのほか現場でのつながり、職能団体の仲間たちや先輩からの支持や応援があったことだ。これまでの活動で培ってきた信頼は、大きな支えとなっている。

開業したと言っても、そこには電話もなく、事務所を構えているわけでもない。かろうじてウェブサイトはあるものの、パンフレットすらない。問い合わせはメールのみで、依頼のほとんどは伝手と口コミである。家族教室のメンバーやこれまでの臨床で出会った方たち、私が家族教室を担当している保健所や精神保健福祉センターなどからポツリポツリと仕事が舞い込み、連携の輪が広がっていった。

現在の主な事業内容は、隔週土曜日の依存症家族教室を中心に、必要に応じ個別面接も行う。また、保健所や精神保健福祉センター等の依存症家族教室等の講師、アディクション関係の事例検討の助言者やスーパービジョン、啓発事業としての執筆や講演、研修事業等への協力、さらには大学等での講師など多様な依頼をいただいている。

貧弱な構造の相談室なので、できることは限られている。それでも個人事務所という自由な立場と小回りの利くかかわりで、それなりに事業は軌道に乗ってきた感がある。

こうした小さな開業もまた、こういう形だからこそできることがある。開業してみてそう感じている。

第6章　地域への働きかけとインフォーマルケア

精神障害のある人が暮らしやすい社会をつくるために、地域や行政に対する働きかけが強く求められている。精神保健福祉士がコミュニティを対象として、人間と人間のつながりを通して実践した事例を提示する。

1. 地域包括ケアに向けた精神保健ソーシャルワークの実践

●地域づくりと精神保健福祉士

　精神保健福祉士の取組みは、直接利用者と対面する支援を中心に実践されることが多かった。しかし、地域生活支援の進展に伴い、関係機関や住民と利用者の生活との関連が、より近く深くなってきた。国も「精神障害にも対応した地域包括ケアシステム」の構築を理念として掲げている。

　現行の障害者総合支援法においても、市町村に対する働きかけの必要が増大している。精神保健福祉士や福祉専門職の配置を進める市町村も、徐々に増えてきた。市町村職員として、また地域の事業所の立場で協議会（自立支援協議会）などを活用しながら、精神障害のある人の生活を地域の課題とすることが、精神保健福祉士には求められている。

　地域づくりを行ううえで、重要なキーワードが「ピア」である。「ピア」とは、ここでは「仲間」「対等な関係」を意味する。精神障害のある人が地域で暮らすときに重要なのは、同じコミュニティに住む仲間として受け入れられることであり、対等な関係を営む地域づくりである。共通の体験がある仲間同士の支え合いから始まったピアサポート活動は、障害や属性の違いにとらわれない地域づくりの実践に、貴重な視点を提供している。

　同様に、地域生活支援を行う際には、町内会や商店街などとのつながりや理解が不可欠である。精神保健福祉士は、これまでも地域で不動産屋と個別の信頼関係を築き、単身アパートでの退院を支援してきた。地域包括ケアの視点から、近年は居住福祉に関心が向けられている。地域づくりは人を介して始まる。組織化されたネットワークも、キーパーソンとの出会い、信頼の積み重ねの過程があって結実する。個別支援の課題を地域課題として取り組み、形づくる精神保健福祉士らしい実践を捉えてみたい。

●精神保健福祉の裾野を広げる

　障害のある人が住みやすい街は、すべての人にとって住みやすい街であると、精神保健福祉士は考える。地域住民の理解を図るために、直接精神障害のある人と接するボランティア講座やイベントなどは、格好の機会といえる。精神保健福祉士は「素人性」を大事にしてきた職種である。長年のボランティア経験から生まれた言葉に、耳を澄ませてほしい。

　地域づくり、街づくりは、精神障害のある人の社会参加と大きく関わっている。私たちの身近な課題として、どんな展開が可能かを考えてみよう。

障害者総合支援法
正式名称は「障害者の日常生活及び社会生活を総合的に支援するための法律」。

2. 市町村行政

行政における精神保健ソーシャルワークの実際と可能性 　事例23

A. 地域共生社会の実現に向けた市町村行政の2つの枠組み（福祉と精神保健）

［1］ 福祉4分野における重層的支援体制整備事業と精神保健事業

　超高齢社会、人口減少社会が急激に進行しつつある日本では、**地域共生社会**の実現に向けて、基礎自治体が主体となり地域包括ケアシステム構築の実践が進められている。これまで、日本の社会福祉分野では、生活保護、児童福祉、高齢者介護、障害福祉など、属性別や対象者のリスク別に制度が発展し、専門的支援が提供されてきた。一方で、個人や世帯が抱える生きづらさやリスク（社会的孤立、ひきこもり、**ダブルケア**・いわゆる**8050世帯**、児童虐待など）は複雑化・多様化し、対象者別の支援の現場では対応しきれなくなっている。また、共同体の脆弱化や人口減少により、さまざまな領域での担い手の減少が社会的な課題となっている。

　これに対して、厚生労働省（地域福祉課）は、**地域共生社会推進検討会**を設置し、2019（令和元）年12月に報告書を公表した。その報告書[1]によると、地域共生社会の理念は、「制度・分野の枠や、『支える側』『支えられる側』という従来の関係を超えて、人と人、人と社会がつながり、一人ひとりが生きがいや役割をもち、助け合いながら暮らしていくことのできる、包摂的なコミュニティ、地域や社会を創る」というものである。福祉政策の新たなアプローチは、具体的な課題解決を目指すアプローチ」と「つながり続けることを目指すアプローチ（伴走型支援）」を両輪とし、専門職による伴走型支援と地域住民同士の支え合いや緩やかな見守りにより、セーフティネットを強化し重層的なものとすることを目指している。

　市町村では、①断らない相談支援、②参加支援、③地域づくりに向けた支援、の3つの枠組みを一体的に取り組む**重層的支援体制整備事業**が開始され、これまでの介護、障害、子ども、生活困窮の4分野縦割りの支援から、分野横断的な取組みが可能となった[1]。市町村ではメンタルヘルスの課題を抱えている住民への支援が増加しているが、**重層的支援体制整備事業**には精神保健相談は含まれていない。その理由は、**精神保健福祉法**47

ダブルケア
晩婚化・晩産化等を背景に，育児期にある者（世帯）が，親の介護も同時に担うこと。また障害者と高齢者の介護を同時に担うこと。

8050世帯
80歳代の親と50歳代の子どもの組み合わせによる世帯の生活課題とその支援。

地域共生社会推進検討会
正式名称は「地域共生社会に向けた包括的支援と多様な参加・協働の推進に関する検討会」。

精神保健福祉法
正式名称は「精神保健及び精神障害者福祉に関する法律」。

など保健所設置市が主体とされているからである。

　近年、行政改革により保健所の統廃合が進められ都道府県による精神保健業務は縮小傾向にあり、また昨今世界的に猛威を振るう新型コロナウイルス感染症の流行拡大により、日本の公衆衛生行政の脆弱性が露呈された。とりわけ精神保健業務の体制では訪問指導など早期対応ができず警察官通報対応など重症化後の事後対応となっている。市町村では、それを補うように保健師や精神保健福祉士が、障害福祉業務のみならず母子保健や高齢・介護、生活困窮や自殺対策事業などの個別支援の中で、「わが町の健康は私たちが衛る」ものとして精神保健相談業務に取り組んでいる。

[2]　地域包括ケアシステムへの規範的統合によるご当地システムづくり

　精神保健施策を所管する厚生労働省（精神・障害保健課）においても、地域共生社会実現に向けて、「精神障害にも対応した地域包括ケアシステムの構築に係る検討会」（以下、「にも包括検討会」）を設置し、精神障害者本人や家族の参画のもと、医療、福祉、居住、自治体従事者などの構成員らによる議論をふまえ、2021（令和3）年3月、報告書[2]を取りまとめた。その内容は、狭義の精神障害者支援からさらに展開し、そのシステムの対象を精神障害の有無や程度にかかわらずすべての住民のメンタルヘルス支援としたものである。

　そして、市町村が主体的に精神保健および精神障害者福祉業務に取り組むとともに、都道府県や医療機関との重層的な地域精神医療保健体制を構築することとした。さらには、福祉分野の地域包括ケアシステムとの統合を図ることにより、精神障害の有無や程度にかかわらず誰もが安心して暮らせる「ご当地システム」づくりに取り組むこととした。

　以下に、市町村において住民の複合的課題に対応した一例を紹介する。傷病世帯として生活保護受給中の婚姻関係のないパートナー間で生じた不適切な介護について、関係機関とともに多職種チームを構成し介入し生活支援を進めた事例である。なお、個人が特定されないよう、事例には変更を加えている。

B. 事例　市町村における多機関多職種連携の実際（『複合課題への即応』）

[1]　介護支援専門員（ケアマネージャー）からの虐待通報

　「飲酒酩酊状態の同居者Aさん（男性50歳）が、筋萎縮性側索硬化症（ALS）が進行し四肢麻痺および嚥下障害により固形物の咀嚼が不能なB

さん（女性54歳）に、『好物である寿司を食べさせたい』と握りずし1貫をのどの奥まで押し込んだ。訪問看護師がAさんの行動を制止し、握り寿司を吸引し咽せこむことなく呼吸も安定し大事に至らなかったと、訪問看護師から電話があったと市の障害福祉課に連絡があった。

［2］障害者虐待防止センターによる通報受理

市障害者福祉課（**障害者虐待防止センター**）の精神保健福祉士は、介護支援専門員からの電話連絡を虐待通報として受理した。Bさんは、特定疾患医療受給者証の交付を受けた医療的ケアが必要な方であり、当時、生活扶助により訪問看護および訪問介護（身体介護）を受けていた。そこに至る経緯は不明だが、酒に酔った状態の同居者AさんがBさんののどの奥に寿司を詰め込んでいるところを訪問した看護師が発見し、介護支援専門員に報告したという状況だった。

障害者虐待防止センター
障害者虐待の防止、障害者の養護者に対する支援等に関する法律（平成24年10月1日施行）32条に基づき、通報・届出の受理、相談、啓発を担うセンター。

［3］コア会議

障害者虐待防止センターの精神保健福祉士は、所属長（障害者福祉課長）に第1報のうえ、取り急ぎ所内職員による「コア会議」を実施し情報共有を図った。また、事実確認調査の実施に向けた手順について協議した。その結果、①介護支援専門員、訪問看護師、ホームヘルパー、生活保護担当者とカンファレンスを実施、②虐待対応協力者（保健センター保健師）の依頼、③事実確認のためすみやかに訪問による事実確認調査を実施することとした。

午前11時の通報着電から2時間後、在宅支援に携わる多機関多職種の支援者が市役所に集合した。支援経過や最近の生活状況、看護師の目撃内容、Bさんの身体状況を確認した。1時間ほど情報共有を行い、虐待対応協力者を交えた2回目の「コア会議」で事実確認調査の実施を決定した。また、事実確認により虐待の事実が認められた場合には、Bさんの安全確保を行うことを想定し調査することとした。

［4］事実確認調査

コア会議の結果に基づき、本人宅を訪問した。AさんおよびBさんそれぞれに事実確認を実施するため、Aさんについては、障害者虐待防止センター担当の精神保健福祉士と生活保護担当ケースワーカーが、Bさんについては、地区担当保健師、訪問看護師、ホームヘルパーが対応した。なお、Bさんは自発語がなく普段はかすかな瞬きで意思伝達が可能であるが、本日、看護師の訪問時は瞬きによる確認ができない状況だった。

［5］Aさんへの聴き取り調査（事実確認調査）

　精神保健福祉士は、若干酒臭が気になるが酒が覚め始めていると判断し、Aさんに訪問の趣旨を説明し事実確認調査への協力を依頼した。Aさんは大人しく「いいですよ」と小声で返答し、部屋の中へ案内してくれた。玄関先にアルコール飲料の空缶をまとめるなど几帳面な一面もあるが、居室内は生活用品や医薬品、おむつなどの介護用品が山積みとなりガサツな面も共存した印象であった。調査の趣旨と守秘義務について再度説明のうえ、本人の協力のもと通報内容について事実確認を行った。

［6］赤ら顔のAさんによる悪意なき不適切な食事介助

　Aさんは、「あ〜、Bさんに大好物のサーモンを食べさせたいと思っただけ。噛んだり飲み込んだりできないから、のどの奥に入れただけですよ」と淡々と話し、通報内容に偽りがないことを認めた。「食事介助でしょ、チューブからの栄養補給だけでは本人が元気にならないから」と、深刻身のない回答であった。

　また、「酒は飲んでないです」と飲酒について否定するも、赤鼻で若干の酒臭があることからもアルコール関連問題が背景にあることを確認した。

［7］Bさんの安全確保

　Aさんからの事実確認を終え、①不適切な介護、②アルコール飲酒の否認、③Bさんは自発的な避難行動が不能であることが確認されたため、上司への状況報告のうえ、即時Bさんの安全確保を行った。Bさんへの対応は、医療的ケアの必要性から、主治医と調整し通院先医療機関での入院を調整した。

［8］Aさんへの生活支援（養護者支援）の開始

障害者虐待防止法
正式名称は「障害者虐待の防止、障害者の養護者に対する支援等に関する法律」。

　精神保健福祉士は、Aさんに対し落ち着いた声で、Aさんが行った不適切な介護が身体的虐待にあたることを説明し、**障害者虐待防止法**に基づく対応について説明した。Aさんは「虐待はしていない」と小声でこぼし、納得しない様子であった。精神保健福祉士は、生活保護ケースワーカーから、「前夫との間に関係不全があり、子を置いて家を出たBさんと職場で出会い付き合い始めたこと」、「付き合い始めて間もなくBさんの筋委縮が始まったこと」、「Bさんとの同棲開始後しばらくして、Aさん自身が業務中に高所から転落し腰椎圧迫骨折を受傷し失業したこと」、「Aさん自身は腰痛（鈍痛）を抱えながらもBさんの介護を続けてきたこと」などの報告を受けた。そして、これまでの2人暮らしの生活状況を推察し、A

さんなりに懸命に介護してきたことをねぎらった。このことにより、A
さんは涙をこぼし、しばらくの間うずくまった。

[9] 継続的な精神保健相談（「保健予防」「生活支援」の取組み）

　同行した地区担当保健師は、Aさんの不適切ながらも献身的な介護生
活について評価するとともに、やせ形で表情が乏しく、納得できないなが
らも怒りの感情表出がないこと、最愛のパートナーとの分離という状況か
ら精神的な危機を予測し、当面の間、本人への精神保健相談が必要ではな
いかと評価した。

　地区担当保健師と精神保健福祉士は、生活保護ケースワーカーとともに
特にアルコール飲酒によるうつ状態悪化のリスク、分離による単身生活
（孤独感）や虐待者とされたことへの自責の念、経済的な困窮があること
を踏まえ、自殺対策の視点からも継続訪問による生活支援を計画した。

　また、酒量の増加、栄養障害、身体機能低下、認知機能低下、気分障害
の併発などのアルコール関連問題について、重症化予防に向けてアルコー
ル治療プログラムを有する精神科医療機関への受診を勧めていくことを支
援方針とした。あわせて、Aさんの「働きたい」というニーズを受けとめ、
まずはBさん不在後の本人の生活状況を把握していくこととした。

C.「にも包括」的事例解説

[1] 福祉分野の重層的支援で顕在化するメンタルヘルス課題

　上記の事例は、複合課題のある生活保護（傷病）世帯であり、障害者虐
待通報を契機とし多職種連携支援を実施した事例である。Bさん（54歳、
筋萎縮性側索硬化症：ALS）への不適切な介護（身体的虐待）を行った虐
待者Aさんにも支援が必要であった。Aさん（50歳、腰椎圧迫骨折治療
歴あり、アルコール酩酊状態、抑うつ状態、身体機能低下、認知機能低下
等）への支援では、虐待介入後にアルコール関連問題および自殺対策とし
て保健師を含めた訪問支援チームを構成し「保健予防」の視点による個別
訪問支援の取組み、また精神科医療導入による「医療保健」の視点と「生
活支援」の視点から重層的に個別支援体制を構築した事例である。

[2] メンタルヘルスの視点による重層的な個別支援チームの協働

　精神保健福祉士は、介護支援専門員からの通報に基づきBさんの主治
医（内科医）および訪問看護、訪問介護（ホームヘルプ）ら高齢者支援機
関との連携により被虐待者の安全確保を契機とした介入から、Bさんの入

院後は、Aさんへの「生活支援」のため、地区担当保健師、生活保護ケースワーカーを中心としたチーム構成とし、精神科医療チーム（医師、訪問看護、精神保健福祉士）とともに地域精神保健医療福祉体制に再構築した。日常生活圏域での個別支援チームでは、孤立する単身生活者の抑うつ反応の観察、身体機能・認知機能低下などアルコール健康障害への対応、生活困窮への支援の軸とし精神科医療との協働により重層的支援を行った。

　生活困窮者、母子保健、児童福祉、高齢者福祉など福祉分野の重層的支援において、アルコール関連問題のある事例は少なくない。精神保健福祉士と保健師が福祉分野の支援チームと協働し、アルコール関連問題の早期支援・重症化予防に取り組むことが重要である。

D. 精神障害にも対応した地域包括ケアシステムの構築と市町村の役割

[1] 市町村で顕在化するメンタルヘルス課題

　上記の事例で見てきたように、福祉分野で対応する生活課題をもつ住民の背景にはメンタルヘルスリスクが顕在化し、伴走支援にあわせて重症化予防のための解決型支援が必要となる場合がある。顕在化したリスクの多くはこれまで予防的な対応（地域精神保健活動による支援）がないまま、地域の中で孤立し複雑化、長期化してきたものであり、公衆衛生行政を担う都道府県保健所等が主体であるがゆえ、日常生活圏域での早期発見早期対応ができないという構造的な矛盾を抱えた結果と考えられる。

[2] 市町村（保健）主体への展開、「即応性」という強み

　一方、市町村では精神保健相談業務に法的根拠がないものの、母子保健、子育て支援、障害、高齢介護、生活困窮、自殺対策など、すでにさまざまな住民のメンタルヘルスリスクに対応している。顕在化したメンタルヘルス支援を必要とする世帯の個別支援は、本人を中心とし多機関多職種連携により実施され、個別課題から地域課題を抽出し、地域精神保健活動を展開していく必要がある。市町村中心の地域保健活動では、主に保健師や精神保健福祉士が、「本人の困りごと」、「家族の困りごと」を把握し、即座に訪問支援を開始することができる。これは、日常生活圏域での「即応性」による重症化予防の取組みであり、広域行政を担う都道府県にはない市町村の強みである。

［3］「にも包括」における重層的な精神保健体制の再構築

　厚生労働省（精神・障害保健課）では、都道府県および政令市、保健所設置市を実施主体として、精神障害にも対応した地域包括ケアシステム構築推進事業を予算事業化し施策推進を図っている。「にも包括検討会報告書」は、2022（令和4）年度に開始された「地域で安心して暮らせる精神保健医療福祉体制の実現に向けた検討会」の議論に引き継がれ、福祉分野の地域包括ケアシステム同様に、市町村が主体となり取り組むことが必要との指摘は、関係者間で合意形成が図られた。これまでの都道府県の役割や相談機能は、市町村主体の重層的支援体制の充実に向けていくこととなり、都道府県型保健所の機能は直接支援業務から市町村支援に展開していく必要がある。

　また、精神障害の有無や程度にかかわらずメンタルヘルスの課題がある方への支援について、精神科医療との連携や、市町村だけでは対応が困難な事例は、保健所等が市町村や精神科医療機関と協働する地域精神保健医療連携体制により、重層的支援体制を構築する必要がある。

E. 市町村行政における精神保健福祉士の役割

［1］個別支援（ミクロ）から「ご当地システムづくり」（メゾ）まで

　市町村の果たすべき役割として、地域共生社会の実現に向けた取組みが急務とされている。したがって、行政で働く精神保健福祉士には、個別支援の技術と同時に「わがまちのご当地システム」づくりを担う技能も要求されている。

　地域共生社会の実現の必要性が叫ばれているが、精神障害のある方の中には、隔離収容政策の歴史が創り上げた偏見により、未だに地域からの排除を経験することがある。また、地域で顕在化する複雑困難な事例にかかわる際には、市町村では保健予防の取組みにより重症化を予防するとともに、生活支援を行うことにより社会参加につなげることが必要である。そして、精神障害のある方と地域住民とが当たり前に交流することができる地域社会を創りこむことが課題である。

　市町村では、都道府県等が主体となり進めてきた精神障害にも対応した地域包括ケアシステムの構築に向けた取組みを、すでに市町村が取り組んでいる地域包括ケアシステムと統合していくために、狭義の精神障害者だけではなく、精神保健（メンタルヘルス）上の課題を抱えた者すべてを対象とした市町村主体の重層的支援システムに展開していく必要がある。その担い手として市町村に精神保健福祉士の確保が必要となる。

［2］市町村で働く精神保健福祉士に必要な技術

　市町村で働く精神保健福祉士は、保健師とともに「精神障害の有無や程度にかかわらず、すべての住民のこころの健康づくり（メンタルヘルス）」に取り組み、個別におけるメンタルヘルスソーシャルワークを起点とし、コミュニティソーシャルワークに発展させる役割を果たすことが求められる。また、医療機関や精神保健福祉センターおよび保健所等との連携を強化し、障害保健福祉圏域等における精神保健医療福祉に関する重層的な支援体制を構築する役割を果たしていくことが重要である。

注）
　　　　ネット検索によるデータ取得日は 2022 年 5 月 30 日.
（1）　厚生労働省ウェブサイト「地域共生社会に向けた包括的支援と多様な参加・協働の推進に関する検討会」（地域共生社会推進検討会）最終とりまとめ（概要）.
（2）　厚生労働省ウェブサイト「精神障害にも対応した地域包括ケアシステムの構築に係る検討会」報告書.

▎理解を深めるための参考文献

●助川征雄『ふたりぼっち―精神科ソーシャルワーカーからの手紙』万葉舎，2002.
神奈川県の保健所で奮闘した精神保健福祉相談員が、その実践を"かかわったケースへの手紙"にしてまとめた一冊。地域での相談支援活動（主に個別支援）がリアルに描写されており、これから精神保健福祉士となる人の必読の書である。
●全国精神保健福祉相談員会編『市町村時代の精神保健福祉業務必携』中央法規出版，2002.
平成 12 年精神保健福祉法改正当時の市町村精神障害者福祉業務を実践的に解説した唯一の書。これからの精神障害にも対応した地域包括ケアシステムの構築に向けて、市町村精神保健福祉業務の基礎を理解するための自治体精神保健福祉士必携の書である。
●全国精神保健福祉相談員会編『精神保健福祉相談ハンドブック』中央法規出版，2006.
精神保健福祉に関する相談内容の多様化と件数が増大する中、自治体現場では対応に苦慮する場面が多く見られるようになった。本書は、全国で活躍する精神保健福祉相談員の実践に基づき、基本的な知識と対応のノウハウがわかりやすく解説されている。
●公益社団法人日本精神保健福祉士協会監修／田村綾子編『精神保健福祉士の実践知に学ぶソーシャルワーク 3 社会資源の活用と創出における思考過程』中央法規出版，2019.
精神保健福祉士の相談業務について、熟達した精神保健福祉士の一連の「思考過程」に焦点を当て事例に基づき実践的に解説した一冊。
●厚生労働省「精神障害にも対応した地域包括ケアシステムの構築に係る検討会」報告書 2021.3.18.
今後の地域共生社会の実現に向けて、日本の精神保健福祉施策の方向性を、当事者団体、家族会等の参画のもと、医療、保健、福祉、居住などの専門家が集い議論し、これまでの精神医療保健福祉政策の転換点を合意形成した重要な報告書。
●厚生労働省「地域で安心して暮らせる精神保健医療福祉体制の実現に向けた検討会」報告書 2022.6.9.
「精神障害にも対応した地域包括ケアシステムの構築に係る検討会報告」を受け、現行の精神保健福祉法の積み残し課題を整理し、精神保健福祉法の改正に向けたエキスパートコンセンサスを得るための検討会報告書。

3. ピアサポート

長期入院患者の地域移行支援における ピアサポートの一事例　事例 24

A. ピアサポートとは

　英語の「peer（ピア）」は、日本語では「仲間」、「対等」、「同僚」など
と訳す。同じ病気や障害、社会的立場など、なんらかの共通点をもつ仲間
同士が互いに支え合う（support）ことを**ピアサポート**という。

　ピアサポートは、精神障害のある人ばかりで行われるものではない。同
じ「病気」などを経験した人同士が集まって自分の経験を語ること、同じ
学校に通う学生同士で、学校を休んだ生徒へプリントを届けるという行為
なども、ピアサポートの一つとして捉えることができる。

　精神障害や依存症、その他の障害をもった人びとのケアは、長い間医療
に頼ってきた。しかしそうしたケアだけでは、病院や施設から出て社会で
自立した生活を営むことが難しい人が多かった。そこで、従来の医療によ
るケアを補い、生活を営むうえでの問題を解決していく方法として、1930
年代頃からアメリカ、イギリスなどでセルフヘルプ運動が組織され始めた。

　セルフヘルプグループは、初期にはアルコール依存、精神障害の問題を
抱えたグループが主であったが、次第にドラッグやギャンブルといった依
存症や、エイズ、がんなどの同じ問題を抱えた人びとの分野にも拡がって
いった。そして今では、学生や生徒が相談の聞き役や助言者を互いに務め
るなど、共通点をもった仲間の相互援助としてピアサポートが広がりつつ
ある。

　ピアサポート活動は、同じ問題を抱え悩んでいる仲間が、互いに経験を
分かち合い、学び合い、助け合いながら、問題をともに解決していく活動
である。ピア同士の相互支援によって、社会からの孤立や疎外を防ぎ、社
会の中で自立した生活が営めるように努める。その支援はリカバリー志向
であり、自己決定原則のもと**ストレングス**を活かし、**エンパワメント**を促
進するものである。その際、自身の経験を生かして活動を行う者を**ピアサ
ポーター**と呼ぶ。

ストレングス
Strength

エンパワメント
empowerment

B. 国内外のピアサポートの取組みと福祉政策

　イギリス、アメリカ、カナダ、オーストラリアなどの諸外国においても
リカバリー志向に相まって、ピアサポートへの関心が高まっている[1][2]。

　イギリスでは、当事者を「経験によるエキスパート」として、彼らが政
策や研究に参画する仕組みが整備されてきた。行政圏域ごとに精神保健福
祉サービスを観測する委員会が設置され、その中核に当事者が位置づけら
れている[3][4]。アメリカでは、「認定ピアスペシャリスト」という州政府
認定の各制度がある。ジョージア州では、2001年「認定ピアスペシャリ
スト」によるサービスをメディケイドの対象とする制度ができ、この資
格・制度が全国に広がっていった[1][2]。

　日本では、2014年に「日本ピアスタッフ協会」が設立され、全国の対
人援助を仕事とするピアスタッフやその関係者が一堂に集う「ピアスタッ
フの集い」が毎年開催されている[5]。また、2015年に「一般社団法人日
本メンタルヘルスピアサポート専門員研修機構」が設立され、毎年「精神
障がい者ピアサポート専門員」が養成されている[6]。

　そして、これまでのピアサポート活動の効果が評価され、2021（令和
3）年度の障害福祉サービス等報酬改定において、新たに「ピアサポート
体制加算」と「ピアサポート実施加算」が創設された。「ピアサポート体
制加算」の対象事業は、「自立生活援助」、「計画相談支援」、「障害児相談
支援」、「地域移行支援」、「地域定着支援」であり、「ピアサポート実施加
算」の対象事業は「就労継続支援B型」である[7]。

　どちらの加算においても、都道府県または指定都市が実施する「障害者
ピアサポーター研修」を修了した障害者（ピアサポーター）と事業所の管
理者または職員が、それぞれ常勤換算で0.5人分以上の業務時間を働いて
いる必要がある。また、対象となる障害者（ピアサポーター）と管理者
（職員）が所属していることを公表すること、そして他の従業員に対し障
害者に対する配慮等に関する研修が年1回以上行われていることも条件と
なっている[7]。

　「**障害者ピアサポーター研修**」は、基礎研修と専門研修からなる。基礎
研修では、ピアサポートの歴史や背景、ピアサポートの視点を取り入れた
コミュニケーション技法や経験の共有の方法、障害福祉施策の仕組みと歴
史、ピアサポートの実例や専門性、倫理と守秘義務などについて学ぶ。専
門研修では、障害特性に応じたピアサポートの専門性を活かすための視点、
ピアサポートを活用する技術と仕組み、ピアサポーターを雇用し協働する
うえでの留意点、ピアサポーターが葛藤しやすい状況、セルフマネジメン

トとバウンダリー、所属機関（チーム）におけるピアサポーターの役割と協働における留意点などを学ぶ[8]。

　この新設された加算を契機に、地域で活躍するピアサポーターが増え、当事者との協働意識がつくられていくことを期待する。加えて、ピアサポーターを雇い入れる事業所がピアサポートについての一層の理解を深めていくことも必要であろう。

C. ピアサポートの事例

　地域移行支援および地域定着支援を行っている相談支援事業所に雇用されているピアサポーターの、長期入院患者への活動事例を紹介する。

[1] ピアサポーター導入の経緯

　退院促進には、在宅生活を支援する資源の整備ばかりでなく、自信や意欲を見失っている長期入院患者のエンパワメント、退院への動機づけが重要であった。そこで、病院 PSW から相談支援事業所へ依頼し、数名のピアサポーターを派遣してもらった。

[2] 入院患者との交流活動におけるピアサポート

　ピアサポーターによる退院促進活動は、精神科病院を定期的に訪問し、長期入院患者との交流の場をもつ活動が中心であった。月に 2 ～ 3 回、ピアサポーターが病院を訪問し、院内でのレクリエーションや話し合い、院外活動などに参加して長期入院患者と触れ合った。交流活動の内容は、入院患者、ピアサポーター、病院スタッフによる話し合いで決めた。

　活動が始まった当初は、病院スタッフがミーティングの進行役を務めたが、次第にピアサポーターが主導し、病院スタッフはオブザーバー的に見守るようになった。ピアサポーターの司会進行は、のんびりとして、時として要領を得ないこともあった。しかし、それが患者のペースに合ったのか、患者からの発言や意見がよく出るようになった。

　個々の活動をするうえで、話し合いは大切にされた。たとえば、料理教室という企画では、ピアサポーターと患者でいくつかのグループに分かれ、メニューを何にするか、という話し合いから取りかかった。メインメニューは一緒だが、副菜やデザートを何にするかは班ごとに予算の範囲内で自由に考えた。そして、どんな材料が必要か、どこに買い物に行くか、役割分担はどうするかなどを話し合って決め、実際に買い物をし、調理し、会食をした。退院して地域で生活をするようになれば、今日の食事は何にし

ようか、どこで調達しようかと、自分で考えて動くのが毎日の欠かせない仕事になる。そういうことを、入院している間に仲間と楽しみながら経験できる料理教室は、地域生活を意識し、自信をつけるよい機会になった。ピアサポーター自身も、社会経験が決して豊かではないため、一緒に困ったり、誰かに聞いて調べたりしながら計画・実行していった。順調にいくことばかりではなかったが、それがかえって患者が自由に考えを言ったり、役割を引き受けたりと主体的に行動しやすい雰囲気につながることもあった。

[3] ピアサポーターの役割とバックアップ体制

　ピアサポーターは、「そろそろ退院されてはどうですか」と患者に決して言うことはなかった。それは地域へ出て行く大きな不安を彼らが身をもって知っているからでもあり、退院を急ぐのは自分たちの役割ではない、と考えているからであった。彼らの役割の一つは、現に地域で暮らしている当事者として、具体的な地域生活モデルを自ら示すことである。そして、患者の不安や心の痛みに共感的に寄り添い、関係者の支援を活用しながら、退院・地域生活へのステップを一緒に確かめ、自信の回復を支援することにあった。

　ピアサポーターは、あらかじめ研修を受けていた。しかし、実際の活動場面では困惑したり、悩んだりすることも少なくなかった。ピアサポーターの悩みをしっかり受け止め、背負い込んでしまった荷を下ろせる場を保証するというバックアップ体制を整備することが精神保健福祉士の役割であった。

[4] ピアサポーターによる個別面接

　8年間入院していたAさんであるが、本人と家族の意向によりグループホーム入所を目指していた。施設見学を経て、体験宿泊を行い問題がなければ入所可能ということで、本人は入所の目途が立ったことを喜んでいた。

　しかし、体験宿泊予定日の数日前に、本人より「退院したくない」と精神保健福祉士に話があった。医師と看護師、精神保健福祉士によるケース会議が行われ、退院が目前となり不安が大きくなっていると判断され、ピアサポーターに面接を依頼する方針となった。精神保健福祉士がAさんにピアサポーターの説明を行い、面接を提案したところ、「話をするだけなら」と承諾してくれた。

　面接をお願いしたBさんは、訪問看護を利用しながらピアサポーター

として数年の活動経験があった。Bさんは、Aさんが不安に思っていることを傾聴し、Aさんが将来どのような生活をしたいのか話を聞いてくれた。面接が進むにつれて、表情が硬かったAさんも次第に表情が和らぎ安心した様子を見せていた。Bさんは、自分自身が退院するときも同様の不安にかられたことを伝えたうえで「退院後、何か相談ごとがあったらまた話をしましょう」とAさんに伝え、面接を終えた。翌日、精神保健福祉士との面接において、Aさんから「外泊の調整をお願いします」と発言があった。その後、予定通り体験宿泊を行い、翌月からグループホームに入所した。そして現在は、2週間に1度の外来通院を行いながら就労継続支援B事業所へ通い、グループホームで生活している。

[5] ピアサポートの効果

　活動に関与した病院スタッフの大多数が、ピアサポーターとの交流活動に継続的に参加している患者に、「表情や行動に変化が見られるようになった」、「地域のことに関心をもつようになった」、「外出に積極的になった」、「退院について話すようになった」といった変化があったとし、長期入院患者のエンパワメントへの効果を高く評価した。また、スタッフ自身にも「地域で生活している精神障害者への理解が深まった」、「患者と退院後の話が前よりできるようになった」など、意識や行動に変化があったとする意見が多数あった。ピアサポーターがもち込む地域の風が、病院スタッフの意識、病棟の雰囲気に変化をもたらしていることも、この活動の見逃せない効果の一つに挙げられる。

　今回のピアサポーター活動は長期入院患者のエンパワメントを目的として始まったものであったが、入院患者とのかかわりを通してピアサポーター自身もエンパワメントされるという結果となった。その心境や行動面の変化を、「自分自身の入院経験を振り返り、入院してよかったと思えるようになった」、「頼りにされていると感じ、自分の生活を見直した」、「乗り越える気持ちがついた」、「病気の経験をプラスに考えられるようになった」「生きることに自信がもてるようになり、いろいろなことに興味や関心が湧いて積極的に動けるようになった」と語った。

　また、ピアサポーターは派遣される前に、受容や傾聴、セルフケア等を研修で学んでいた。実際にBさんから「相手の意思を尊重することに心掛けた」との発言があり、精神保健福祉士はその専門性を改めて感じた。

注)

ネット検索によるデータ取得日は 2022 年 5 月 24 日.

(1) Corrigan, P. W. et al., *"Principles and Practice of Psychiatric Rehabilitation: An Empirical Approach.* The Guilford Press, New York, 2008.

(2) 大島巌「『ピアサポート』というチャレンジ—その有効性と課題」『精神科臨床サービス』第 13 巻 01 号, 星和書店, 2013, pp.6-10.

(3) McLaughlin, H. "What's in a Name：'Client' 'Patient' 'Customer' 'Consumer' 'Expert by Experience' 'Service User'—What's Next?". *British Journal of Social Work*, 39, Oxford University Press, 2009, pp.1101-1117.

(4) 平直子「イギリスの精神保険福祉サービスにおけるピアサポート—リーズ市・ブラッドフォード市での実践」『精神科臨床サービス』第 13 巻 01 号, 星和書店, 2013, pp.130-135.

(5) 日本ピアスタッフ協会ウェブサイト.

(6) 一般社団法人日本メンタルヘルスピアサポート専門員研修機構ウェブサイト.

(7) 厚生労働省ウェブサイト「令和 3 年度障害福祉サービス等報酬改定の概要」.

(8) 厚生労働省ウェブサイト「障害者ピアサポート研修事業の実施について」令和 2 年 3 月 6 日.

█理解を深めるための参考文献

●岩崎香編『障害ピアサポート—多様な障害領域の歴史と今後の展望』中央法規出版, 2019.

ピアサポートの歴史、養成の現状、活用の方法が紹介されている。また、専門職とピアサポーターの協働についても考察されている一冊。

●加藤真規子『社会的入院から地域へ—精神障害のある人々のピアサポート活動』現代書館, 2017.

退院して地域で暮らし始めた人たちのライフヒストリーを主軸に、地域で暮らすことをどう支えるか、法制度や意識の壁をどう変えていくのか、制度と実践両面から捉えている本。

4. 地域の基盤整備にかかわる事例

不動産会社社員との協働による居住支援 　事例 25

A. N区における居住支援の取組み

[1] N区、およびN区支援センターの状況

　N区は東京23区の西部に位置する人口約30万の特別区である。都心に近いことから古くから交通網が発達し、その利便性から近年では若者を中心に多くの住民が生活する住宅密集地として知られている。また、区内に精神科病床はなく、十数ヵ所の精神科診療所が存在する。

　筆者（以下、PSW）は、N区にある**地域生活支援センター**の民間委託化に伴い、X年4月に事業を受託したNPO法人の職員として勤務することになった。地域生活支援センターは、精神保健福祉法に規定された社会復帰施設であり、地域で生活する精神障害者の相談やさまざまな生活支援を行う拠点として整備されてきた。2006（平成18）年の障害者自立支援法の施行に伴い、N区地域生活支援センターは法内施設へと移行し、「地域活動支援センターⅠ型事業」と「障害者相談支援事業」をN区より委託された。2013（平成25）年4月の**障害者総合支援法**の施行後においても同様に事業運営を継続している。

　N区地域生活支援センターが民間委託された際、あわせて「**住宅入居等支援事業**」（以下、居住サポート事業）の委託を受けた。居住サポート事業は、障害者総合支援法の地域生活支援事業の一つとして位置づけられ、賃貸契約による一般住宅への入居を希望しているが、さまざまな理由により入居が困難な障害者に対して、物件探しや引っ越し、入居後のサポートなどを通して、その方の地域生活を支援する事業である。PSWは「居住サポート事業」を通して、転居を希望される精神障害者の入居支援や、精神科病院に長期入院されている精神障害者の**地域移行支援**に携わってきた。

[2] 精神障害者の部屋の借りづらさ

　居住サポート事業を通じて支援を行っていく中で浮き彫りになった課題の一つが、精神障害者であると開示することにより発生する「部屋の借りづらさ」であった。支援過程での物件探しにおいて、PSWは不動産会社

障害者総合支援法
正式名称は「障害者の日常生活及び社会生活を総合的に支援するための法律」。

や大家の精神障害者に対する数々の拒否的感情に直面することとなった。入居時に精神障害を表明する必要はなく、当然そのような義務もない。PSWの勤務する地域生活支援センターでも多くの方は精神障害を隠して入居している。一方で、精神障害を隠すことにより不安を感じながら生活している方が多いことも事実である。地域生活支援センターでの相談場面において「病気が大家や近隣住民にばれたら追い出されるのではないか」「働いていると嘘をついて入居しているが、一日中部屋にいるので、不動産会社に怪しまれないか」といった不安を打ち明ける人が多い。

　精神障害を表明するかどうかの選択は本人に委ねられるべき事柄であるが、本人が住みなれた地域で生き生きと生活し続けることを可能にするためには、精神障害に対して理解のある不動産会社や大家を増やすことが大切であるとPSWは考えた。

　以下の事例は、地域生活支援センター職員が不動産会社社員I氏との出会いと協働を通して、N区における精神障害者の部屋の借りづらさを解消するための取組みの、一連の経過を記したものである。PSWとI氏における個人と個人の関係は、組織と組織の代表者間の関係に発展し、精神障害者との交流や協力不動産会社の増加を通して、微々たるものではあったが、N区における居住支援の取組みが促進されていった。

B. 精神保健福祉士と不動産会社社員の協働

[1] 協力不動産会社の開拓を思い立つ

　PSWがN区にある地域生活支援センター（以下、支援センター）に入職して、約半年が経った。入職と同時に始まった「居住サポート事業」の取組みは徐々に軌道に乗り始めていた。一方、精神障害者に理解のある協力不動産会社をもっていないため、物件探しが難航するという課題が見えてきていた。また、入居後の地域生活を支える中で、不動産会社や大家を支援の輪に取り込む必要性も感じていた。

　X年9月、PSWはこれを機に、精神障害者に理解のある不動産会社を開拓しようと思い立ち、近隣の不動産会社に協力依頼を行うことを決意した。仕事の合間を縫いながら、支援センターのパンフレットを片手に近隣の不動産会社を訪問する日々が続いた。

　そこで待っていたのは、厳しい現実であった。十数社の不動産会社を訪問して、支援センターの事業説明を行い、精神障害者のアパート探しにおける協力依頼を行ったが、協力を断られることが続いた。「独りで生活できるのか」、「近隣とトラブルを起こすのではないか」、「自殺されたら困

る」、「家賃を滞納しないか」、「何か問題が生じたら支援センターが責任を取ってくれるのか」など、訪問先の不動産会社からは厳しい質問を浴びせられた。PSW は自分が責められているような被害的感情をもち、精神障害者へ無理解な不動産会社に対して憤りを感じた。

［2］I 氏との出会いと協働

　協力不動産会社の開拓がうまくいかず悩んでいたときに、S 不動産に勤務する I 氏と出会うことになった。I 氏が勤務する S 不動産は、PSW が勤務する支援センターから徒歩数分の距離に 2 店舗を構えている、長年 N 区を拠点に不動産業を営んでいる企業である。

　PSW が S 不動産を訪問した際に応対してくれたのが、I 氏であった。PSW は、また断られるのではないかと諦めの気持ちを抱きつつも、I 氏に対して支援センターの事業説明を行い、精神障害者の物件探しに協力してくれる不動産会社を探していると伝えた。そして、いくつかの不動産会社を訪問したが、精神障害者に対する拒否的感情が強く、協力してくれる不動産会社が見つからないことを正直に伝えた。I 氏は、PSW の話に耳を傾けた後に「では、精神障害者と呼ばれる方々はどうやって部屋を見つけて生活しているのか？」と質問した。PSW は多くは障害を隠して入居していること、障害を隠すことによって不安を抱きながら生活している人もいること、長期入院の方や保証人のいない方など、部屋を借りづらい人びとがいることを I 氏に伝えた。I 氏は「部屋を探している方がいるなら、一緒に店に来てほしい。PSW が入居後も継続して本人にかかわるならば、不動産会社や大家にとっても安心材料になる。本人と会って、本人の希望を聞いたうえで、協力できるかどうか検討したい」と答えてくれた。

　その日からまもなく PSW は、当時退院に向けて部屋を確保する必要があった A さんと一緒に S 不動産を訪れた。A さんは生活保護を受給されている 50 代男性で、約 5 年にわたり精神科病院に入院している方だった。I 氏との面接で、A さんは長い入院生活のエピソードや今までの人生、そして退院後は前職であるタクシー運転手の仕事を再開したいという夢を語った。I 氏は、他の客相手に対応するように、当たり前のように A さんの話に耳を傾け、物件を紹介してくれた。A さんは I 氏の紹介した物件の一つに入居を希望し、入居が決定した。そして退院し、地域生活を開始した。

　A さんの物件探しの過程で、PSW と I 氏は何度も打ち合わせを重ねた。その中で I 氏は不動産業の仕組みや N 区の現状を、PSW は精神障害についての概略や精神障害による「生活のしづらさ」について情報交換を行った。そして、I 氏との打ち合わせでいくつかの事実が明るみになった。

それらは、①不動産会社や大家がPSWに投げかけた言葉には、経験としての実感が根底にあること、②経験の積み重ねが、精神障害者に対する偏見を助長していること、③今まで交渉がうまくいかなかったのは、PSW側にも原因があり、協力を依頼するのであれば、彼らが感じている不安に焦点を当て、それに対してPSWが何を提供できるのか、わかりやすく伝える必要があること、④I氏にとってPSWは、困ったときに相談に応じてくれ、自分が知らない情報を提供してくれる心強い存在であること、⑤他の不動産会社や大家も、精神障害に対する正確な知識はもち合わせていない場合が多いことなどである。したがって、PSWが正確な知識を伝え、日頃から不動産会社や大家の相談に応じることで、彼らとの継続的な協力関係を築くチャンスを構築できると確信することができた。

　I氏との打ち合わせは、PSWが今まで行ってきた取組みを振り返る機会となった。そして、失敗体験を積み重ねてきた中で「心強い存在」と言われたことに対して、PSWは**自己効力感**を得ることとなった。

自己効力感
self-efficacy

［3］関係を広げていく取組み

　Aさんの後、S不動産のI氏を通じてさらに2名の入居支援を行った。PSWは入居後も本人へのかかわりを継続するとともに、I氏に対してもより緊密に連絡を取り合うようになっていった。時には本人の了解を得たうえで、I氏と同行して自宅を訪問することもあった。そして、さまざまなトラブルはありながらも、本人が地域で生活し続けることを目の当たりにした。PSWは福祉サービスである居住サポート事業に対して、I氏はビジネスとしての精神障害者の入居支援に対して、それぞれ自信を深めていった。しかしながらPSWは、理解のある不動産会社をさらに増やす必要性を感じていた。また、I氏も、精神障害者へ紹介する物件の選択肢を広げるためには、所属する職場の同僚や、同業他社の協力を得る必要があった。そして、PSWとI氏の間に成立した個人的関係を、さらに発展させていくことを双方が望むようになっていった。

　翌年の1月、3件の入居支援を足がかりとして今後のN区における入居支援を拡大していくためにPSWとI氏、PSWの職場の同僚と上司である支援センター所長の4人で打ち合わせを行った。そして、①S不動産とPSWが勤める支援センターの関係を強化すること、②S不動産以外の不動産会社に居住サポート事業の取組みを周知すること、③支援センター利用者と不動産会社との交流を促進すること、④一連の取組みを事業報告会の形でN区や関係機関などに報告をすること等を共通の目標として設定した。

(1) S不動産と支援センターの関係強化

個人と個人の関係から始まったPSWとI氏との関係を、意図的に組織と組織の代表者間の関係に発展させる取組みを共同で行った。I氏はS不動産の上司に対して居住サポート事業の取組みを紹介した。そして実績を提示したうえでビジネスとして成立することを伝え、支援センターとの関係強化を進言した。一方PSWはS不動産との懇親会を企画し、双方のスタッフが顔見知りになるよう努めた。これにより、PSWとI氏双方が気軽にそれぞれの職場を行き来することができるようになり、さらにS不動産との関係が強化されていった。

(2) 協力不動産会社の開拓

次にPSWは、S不動産以外の不動産会社との関係づくりに取り組んだ。第1段階は、「不動産巡りツアー」であった。PSW一人で闇雲に不動産会社を訪問するのではなく、I氏が選定した不動産会社に、I氏と一緒に訪問し、事業説明と協力依頼を行った。各々の不動産会社には、特定地域の管理物件を多くもっている、生活保護受給者向け物件を多くもっているなど、個性や得意分野がある。I氏の情報をもとに、効率的な訪問が可能になった。また、訪問先の不動産会社にとっては、同業であるI氏が同行することにより、安心してPSWの説明を聞いてくれる効果があった。

第2段階は、N区を中心に地場で活動している不動産会社の懇親会にPSWが参加したことであった。会社訪問だけでなく、酒席でざっくばらんに**異業種交流**を行うことによって、本音を言い合いながら、お互いの理解を深めることができた。

(3) 支援センター利用者と不動産会社の交流

第3段階は、PSWが勤務する支援センターの利用者と、不動産会社の交流を促進する取組みを行った。I氏が勤務するS不動産とPSWが勤務する地域生活支援センターの距離が近いことを利用し、I氏に支援センターに来てもらい打ち合わせを行うことを心がけた。必要に応じてI氏にも**ケース会議**に参加してもらった。頻繁に支援センターに出入りするI氏の姿は、利用者にとってもなじみ深いものとなり、I氏が支援センターに来所すると当たり前のように利用者とあいさつする光景が見られるようになった。そして、そのような気軽な交流をI氏も楽しんでいるようであった。また、I氏を通して知り合った別の不動産会社の社員数人を支援センターに招き、利用者に対して賃貸契約の流れ、部屋を借りる際の注意点などについて座談会を行った。

(4) 事業報告会の開催

同年7月、PSWが勤務する支援センターが主催で、居住サポート事業

の事業報告会を開催した。会の後半はシンポジウム形式で、「部屋の借り
づらさ」をテーマに、居住サポート事業を利用した本人、支援センター職
員、I氏がパネリストとして発言し、PSWがコーディネーター役を担った。
会の参加者は、支援センター利用者や地域住民、関係機関、N区の職員な
ど多彩な顔ぶれであった。個別支援を行う中で浮かび上がった課題を提示
することにより、関係機関や行政職員が「地域の課題」として共通認識を
もち、ともに考える土壌を作ることが目的であった。

　パネラーを紹介していく際にI氏の番になった。PSWには一連のI氏
との協働の過程が走馬灯のように駆け巡り、胸がいっぱいになり言葉に詰
まった。そして、I氏を通じてつながった人の輪に、PSW自身が支えら
れていることを実感した。

C. 地域で働く精神保健福祉士の役割

[1] 開拓者としての精神保健福祉士

　PSWは不動産会社訪問において、「精神障害者を理解してほしい」、「支
援センターの事業に協力してほしい」とPSWの想いを前面に出しながら
協力を依頼していた。そして、応対してくれた社員が理解してくれないこ
とに憤りを感じ、その憤りを、次の不動産会社を訪問するエネルギーに変
えていた。しかし、思いを強くするほど不動産会社からは敬遠され、協力
関係を構築することができなかった。なぜI氏がPSWに対して協力する
気になったのか尋ねたことがある。「あまりにも憔悴しきった様子だった
ので、何か手助けをしたいと思った」とのことであった。「営業マンとし
ては失格かもしれない」とI氏は述べていたが、結果としてI氏と出会う
ことができたのは幸運であった。

　I氏から教えられた視点は「不動産会社や大家も、地域住民としてのニ
ードをもっている」ことであった。不動産会社を訪問した際にPSWに投
げかけられた言葉は、彼らが不動産業を営む中で、実際に経験してきたこ
とである。「精神障害」という用語が、「家賃を払わない」、「部屋がゴミ屋
敷」、「隣人とトラブルになる」などの入居者（精神障害者に限らない）が
引き起こした過去の体験に重なってしまうのであった。そのことを偏見や
差別として片づけるのではなく、不動産会社や大家が抱えている不安に耳
を傾け、不安を軽減する方法を模索していく姿勢が求められていた。事実、
不動産会社と協力関係を構築していくと、支援センターに不動産会社から
相談が舞い込むようになった。不動産会社が入居者に支援センターの情報
提供を行い、かかわりが始まったケースもある。これは不動産会社が支援

センターを社会資源として認識したからだと考えている。PSW が不動産会社に対して一方的にお願いをするのではなく、お互いの組織の機能を理解したうえで利用し合う「**双方向の関係**」に変化することによって、お互いがお互いを「**社会資源化**」することが可能になったのである。

[2] 個別の課題を地域の課題へ

PSW は居住サポート事業における個別支援を通じて、「精神障害者の部屋の借りづらさ」という課題に直面することとなった。そして、課題解決の方法として、協力不動産会社の開拓、関係強化の取組みを行った。一方 PSW は居住サポート事業における個別支援事例や、不動産会社への取組みを、積極的に N 区や関係機関に対して発信してきた。具体的には、先述した事業報告会以外に、N 区で開催されていた**自立支援協議会**や N 区における精神障害者の地域移行支援を検討する会議などに事例を提出して、課題の共有や解決策の検討を行ってきた。また、2021（令和 3）年度に N 区に設置された**居住支援協議会**においても、同様の取組みを行っている。これは、PSW が感じた課題を PSW や支援センター内だけの課題としてとどめるのではなく、N 区の関係部署や民間関係団体、地域住民と共有し、「**地域課題**」として認識してもらうためである。個別支援と**地域開発**は、連続したプロセスである。

しかしながら、本事例で PSW が行ってきた取組みにより、N 区における精神障害者の「部屋の借りづらさ」は解消されたであろうか。正直なところ効果は微々たるものである。だからこそ、行政や地域住民を含めた多くの関係者の力を結集して、地域の課題に取り組んでいく体制づくりが求められるのである。そして、地域の現場で日々奮闘している精神保健福祉士にこそ、日々の個別支援の中で課題に気づき、それを地域の課題として捉え直す役割を担うことができると考えている。

居住支援協議会
住宅セーフティネット法（正式名称は「住宅確保要配慮者に対する賃貸住宅の供給の促進に関する法律」）に位置づけられた、精神障害者も含む住宅確保要配慮者の円滑な入居の促進等を図るために自治体に設置することとされる協議の場。不動産関係団体や社会福祉関係団体、地方公共団体等が構成員として参加。

▌理解を深めるための参考文献

● 早川和男『**居住福祉**』岩波新書，岩波書店，1997.
「住居は福祉の基礎」であり「人間に値する生き方は、人間にふさわしい住居がなければ不可能である」との考えをもとに本書にて提起された「居住福祉」の概念は、精神障害者の部屋の借りづらさを解消するための取組みに対しても大きな示唆を与えてくれる。

● 山口幹幸・川崎直宏編『**人口減少時代の住宅政策──戦後 70 年の論点から展望する**』鹿島出版会，2015.
福祉政策と住宅政策の融合が求められる昨今において、ソーシャルワーカーにも住宅政策に対する一定の理解が求められる。本書は戦後日本の住宅政策の歴史的変遷やその特徴をわかりやすく記載している良書である。

5. ボランティアの立場からの地域援助

みんなの街で始めよう　　　事例 26
──あなたにもできる心のサポーター

A. 精神保健福祉ボランティアに至るまで

[1] 私の生い立ち

　私は 1942（昭和 17）年 2 月東京都荒川区三河島に生まれた、80 歳の男である。第二次世界大戦（太平洋戦争）の末期、米軍の下町空襲を逃れて、藤沢市鵠沼海岸へ疎開した。多くの悪友の中に一人だけ、敬虔なるクリスチャンがおり、ある日「自分が行っている教会のボーイスカウトの指導者になってくれないか」といわれ、深く考えもせずに引き受けた。4 日間程の講習と訓練の後の試験に珍しくカンニングもせずに合格し、少年隊隊長となった。これが私のボランティア活動の始まりである。当時はボランティアなどという言葉は当然なく「社会奉仕活動」と表現していた。まるで日の丸の鉢巻をキリリとしめて竹槍を抱えて走り出しそうなそんな厳しい名称であった。

　ボーイスカウト活動および教会の青年会の方々と、近隣の町にある重度知的障害者の施設へ慰問に行った際、この世の中にこのような人々が集団生活している姿を見て大きなショックを受けた。

[2] 町の風景であった障害者たち

　約 60 年前、私の住んでいた町にも、いま思えば知的障害者か精神障害者と思われる人たちがいた。当時彼らは町の風景の一部に溶け込んでおり、特別、障害者という見方は全くなかったように思う。彼らのうちの何人かは、私たち家族が昼食を食べているところに突然上り込んできた。そして、食卓を指さして「ウーウー」というと、母親がわれわれのおかずを少しずつ集め、彼らに食事を提供し、一緒に食事をしたものである。彼らは「ごちそうさまでした」でも「ありがとう」でもなく、さよならも言わず家から出て行った。またある者は、おにぎりを持って帰った。これはわが家だけでなく、隣近所の家へも行っていたようである。彼らは、どこの何さんと知られており、彼らの行動は容認され、一緒に生活していた。

［3］中野ボランティアセンターにおいてボランティア登録

　30歳の頃、結婚を機に中野区に転居してきてすぐ、中野区社会福祉協議会中野ボランティアセンターへボランティア登録した。身体障害者、寝たきりの高齢者、知的障害およびダウン症の児童たちと交流を深めていった。ボーイスカウトをやっていたせいか、小さな男の子に慣れ親しんでおり、なかでもダウン症の男子と過ごす時間が好きであった。

［4］精神障害の人たちの生きにくさ、暮しにくさを知る

　そんなとき、中野区社会福祉協議会の方から「近く第一回**精神保健福祉ボランティア講座**があるのでぜひ受講してみませんか」と誘われ、受講することにした。そのときの講師は、ベテランの精神科医で専門的な話が理解しにくく、帰ろうかと思ったとき、講師の方から「精神障害者で特に統合失調症の方は美容師、理容師、看護師にはなれません」という発言があった。たまたま受講者の中に理容師で精神科に通院して服薬していた女性がいた。その女性から、「なぜか。その理由は納得いかない」と強い反発があり、教室内はかなり強い緊張した空気が漂った。結局その女性は泣き泣き退室してしまった。私から見ればほかの障害の人とは異なり、外見は一般の人と全く同じでどう見ても障害者とは思えなかった。このとき、精神障害の人は、生きづらく暮しづらいのだと強く感じた。

［5］デイケア現場で強い感銘を受ける

　講習会が終わって2週間くらい後のある日、当時の名称で中野区北部保健福祉センター（現、北部すこやか福祉センター）から、「精神障害者の**保健所デイケア**のボランティアをやってみないか」とお誘いを受けた。精神障害者のデイケアは毎週金曜日の午前9時半から12時まで行われていた（現在は民間委託となっている。その民間委託を機に10年間の保健所デイケアのボランティア活動は終了した）。デイケアの印象は、私にとり強烈なものであった。

　私は、学生時代から、社会人になってからも登山を趣味としていた。神奈川県、西丹沢にある桧洞丸（ひのきぼらまる）（1,601 m）が好きで、特に秋は、草紅葉（くさもみじ）の湿原の中に白樺（しろぶな）の立ち枯れた木々がまるで恐竜の残骸のように点在していた。群生するバイケイソウもすでに枯れていたが、その木道をたどると小広い頂上に着く。そこは、山々の頂に囲まれており、ほとんど風もなく、何の音もない全くの静寂であった。弁当を済ませ、澄みきった秋のどこまでも透明な空気と、時々吹いてくる少し冷たい風、この感じがたまらなく好きであった。

社会福祉協議会ボランティアセンター
県や市町村の社会福祉協議会に設置されている、ボランティア活動の推進、支援などを目的とした機関。ボランティアコーディネーターがボランティア活動に関する相談に応じている。

精神保健福祉ボランティア講座
医師や精神保健福祉士などの専門職の人が講師となり、ボランティアを志す一般の人を対象に行われる、精神保健に関する講座。

保健所デイケア
保健所により実施されていた精神保健福祉活動。回復途上にある精神障害者の社会復帰の促進を目的としていた。障害者総合支援法施行等により、実施割合は大きく減少している。

この桧洞丸の山頂と全く同じ空気と風と光を、そのデイケアの室内で感じたのである。たいして広くない保健所の2階の部屋に利用者とスタッフが25～30人くらい、各々勝手に話をしたり、音楽を聴いたりしているのであるから静かなわけがないのに、私には桧洞丸頂上の静寂と空気と風を感じたのである。初日の朝一番で、そのデイケアの雰囲気の虜になってしまい、それ以後約10年間会社の出張でもない限り、休みなく参加させていただいた。現在も精神障害、心の病の方々と一緒にいるときは同じような山頂の空気と風を感じるのである。

B. 現在の活動

[1] 精神障害者の住まいと暮らしを支える会（会長）

　1996（平成8）年6月、中野区に精神障害者を対象としたグループホームを作ることを目的に、区内の有志とともにこの支える会を設立した（以下、支える会）。その結果、区内に5名が入居できるグループホームを作ることができ、その運営は他の団体に委託することとなった。現在支える会の会員数は約80名程度で、主に区内の精神保健福祉関係者や一般区民、ボランティアなどさまざまな人が会員として、会を支えている。

　年会費は2,000円である。この他、バザーの売上金および寄付によって支える会は運営されている。支える会の大きな目標は第2のグループホームを作ることであるが、なかなか実現には至らない。当座は当事者のみなさんと年1回のハイキングまたはボーリング大会を行ったり、当事者より希望があれば、ピアカウンセリング講座などの受講料や交通費の援助を行っている。また、福祉施設の職員と密接な連携を取り合い、必要に応じて金銭的な援助やボランティアの斡旋などを行い、絆を深めている。

[2] ボランティア情報交換会とホリデーランチの会

　先述した精神保健福祉ボランティア講座を受講した方や、精神保健福祉ボランティアに興味のある方、将来精神保健福祉の分野で働くことを目指している学生が、2ヵ月に1度程度集まり、ボランティア活動における悩みを共有することや、先輩ボランティアの体験談を聞いたりして、さまざまな情報交換を行っている。特筆すべきは、この会からNPO法人が誕生したことである（後に詳しく述べる）。

　ホリデーランチの会は、当事者の方、ボランティアの方が集まり、近所の地域センターの調理室を借りて「みんなで美味しいランチを食べよう！」を掛け声に一緒に買い物をして、一緒に料理を作り、一緒に食べる

会である。約2ヵ月に1度開催され、会費は一人300円を集め、毎回15人ほどが参加している。

[3] NPO法人カサデオリーバ

　精神障害を主な対象とした障害福祉サービス事業所であり、現在は**障害者総合支援法**により**就労継続支援B型**に移行している。ペットも入店可能な喫茶店を営業している。1995（平成7）年、理事長の村松いづみ氏が自宅を開放して始めた取組みである。1フロア80 m²のビル1階から4階までをすべて使用するまでに拡大している。20人ほどの当事者がおしゃべりを楽しみながら自立を目指し、作業をしている。

　カサデオリーバを訪れるボランティアさんには、当事者である店長から、発病前から現在に至るまでの話を聞いてもらい、精神障害に対する理解を深めてもらっている。

[4] 傾聴ボランティア「きくぞう」

　傾聴ボランティア「きくぞう」は2012年8月に会長酒井兼重氏により設立され、会長以下27名で活動している。NPO法人「PLA」（Partnership and Listening Association）の傾聴ボランティア講座修了者または同等の研修の終了者を正会員とする。その活動は、区内在住の精神障害者からの相談ごとや東日本大震災および大津波の被災者、福島原発事故により住居を追われ、中野区内へ避難している方々を対象に傾聴活動を行ってきた。

活動①　統合失調症50代男性A氏の相談ごと

　「自分は東日本大震災の被災者で今中野へ避難している」、「そこで郷里に残してきた家財等を収納できる3DKくらいのアパートを借りたいがなかなか見つからないのでどうにかしてほしい」との相談であった。「用意できる家賃は6万まで」という。「3DKで6万まででは無理であろう」と説明しても、なかなか納得しなかった。「障害者手帳の取得や生活保護を受給していれば定期収入が得られるようだから、アパートを借りるとき有利な条件になるので申請してみたら」とのアドバイスに対しても、当人の生活理念やプライドもあり「自分は両方とも受けたくない」と言うのであまり強く進められなかった。私たちも不動産屋やトランクルームを何件か見てまわったが予算的に無理で、この相談ごとは1年を過ぎても進展を見なかった。誠に申し訳ない限りである。

活動②　Smileサロン in 上高田

　「Smileサロン in 上高田」は、2013年3月7日に、すまいる会館（社会福祉会館）内の会議室でスタートした。3年目からは避難された方がお住

障害者総合支援法
正式名称は「障害者の日常生活及び社会生活を総合的に支援するための法律」。

就労継続支援B型（非雇用型）
障害者総合支援法に基づいた就労系障害福祉サービスの一つで、障害や重病をもつ人のうち、体力や年齢などの理由により一般企業などで雇用契約を結んで働くことが困難な人が、自分の体調や体力に合わせて働くための場を提供する福祉サービス。雇用契約を結ばずに働くため、時給などの「賃金」ではなく、作業の成果により「工賃」が支払われる。

まいの都営上高田アパートで開催したが、2019年4月、中野区内へ避難されていた方々がそれぞれ独立し、新しい地域での生活を進められたため、利用者の減少により2019年3月7日に終了した。

その他の傾聴の活動としては、沼袋地域センター会議室にて「サロン野方」、中野ZEROホール西館会議室、中野新井地域活動センター等で「話してすっきり」のタイトルの下、活動している。「話してすっきり」の活動は、秘めた思いを誰かに聴いて欲しいという方々の心に寄り添い、「お話を聴くこと」を通して、触れ合うすべての人々と私たちが幸せで平和な楽しい人生を送ることを目的としている。

活動③　認知症グループホームでの傾聴

当会のメンバー4名がグループホームへ月に1回出向き、利用者の個室で約1時間をめどにゆっくり話を聴く活動である。その内容は、終戦直後の苦労話や人生で1番輝いていたころの話などだ。回数を重ねるごとに話し相手も徐々に固定されてくるので、すぐに打ち解けて、気易く和らいだ雰囲気での1時間はすぐに過ぎてしまう。だが家族と離れて個室での毎日はやはり淋しいのか、私たちが帰るときは名残惜しそうである。またご家族の方々の悩みもさまざまで、双方へのメンタルケアの必要性を強く感じている。

その他の活動・特別養護老人ホームへ出張傾聴

C. 活動を続ける中で思うこと

[1] 好きになれない2つの言葉

(1) ボランティア

この言葉からは、「何か特別なことをしている」または「弱者の助けになることをやってあげている」という印象を受けてしまう。そもそもボランティアは、できることを、できるときにきちんと約束を守って責任をもってやるもので、ボランティアを受ける側もやる側も「楽しい」ことが条件であろうと思われる。私は、ボランティアが自分より弱い立場の人たちの先頭に立って引っ張ってあげるとか、後ろから押してあげる、または下から支えてあげるなどと思うのは大変不遜であり、傲慢な考え方だと思う。むしろ、「One For All」（一人はみんなのために）である。また、ボランティアは何も特別な行為ではなく、ごくごく自然体で行うものであろう。ボランティアは肩の力を抜いて、自然体で明るく元気に行えばそれでよいことだと思う。

(2) 障害者／健常者

　私は福祉に携わる人びとと、会合などでご一緒する機会がたびたびある。彼らは、「障害者のためにわれわれ健常者が」とよく発言する。障害者と健常者の間にはっきりした線引きをし、差別をしているのである。彼らは、両者の間を区別していることに気づいていないのだ。しかし、果たして完全な健常者なんて存在するのだろうか？　障害および障害者という言葉が好きになれない理由は、以下による。

　1859年、ダーウィンが著した『種の起源』の中に、「自然淘汰による適者生存の法則で自然の中で適応力のないものは生きて行けない」と書いてあるのをもとに、ヒトラーは1933年「断種法」において、ドイツ国家民族に対してマイナスになる種、障害者の撲滅を計画したのである。その対象となったのは、精神障害者、筋ジストロフィー、盲人、小人症などの人びとであった。それによって、さまざまな障害者約30万人以上の尊い命が霧と消えていったとのことである。この時使用したガス室は後にユダヤ人虐殺の場へと変わっていったのである[1]。

　私は、障害者という言葉を聞くと、ドイツで尊い命を落としていった彼らが思い浮かぶ。区別する考え方は、必然的に差別へと発展するので、どうしても好きになれない。障害をもっている人びとが希望に満ち、力強く生きていく意欲が湧くような「障害者」という言葉に替わる言葉がないものであろうか。

[2] ボランティアを通し彼らと話して思うこと

　彼らの多くは、頭脳明晰で優れた人格の方も多い。そして、自分の過去現在、そして未来までもほぼ的確に判断できてしまう。それだけに自分の未来を考えては悩みも深くなってしまうのであろう。外見は一般の人びとと全く変わらないし、服薬をきちんと守っていれば普通に生活していける。それゆえに、彼らの人生の苦悩は計り知れないものがある。

　障害者総合支援法により、保護的就労や就労移行支援、住居を提供するサービスのシステムが示されているが、それらのサービスは、本当に当事者のニーズに適合しているかが疑問である。彼らを本当の意味で理解し、差別や区別なしに雇用してくれる会社の存在や、彼らを喜んで入居させてくれる家主の存在があってこそ、サービスのシステムは生きてくると思われる。ボランティアの役割は、地域の中に彼らを受け入れる下地作りといってよいと思われる。

注）

(1)　小俣和一郎『精神医学とナチズム—裁かれるユング、ハイデガー』講談社新書，
　　　1997.

▌理解を深めるための参考文献

●石川到覚編『精神保健福祉ボランティア—精神保健と福祉の新たな波』中央法規出
版，2001.
　日本各地のボランティア活動の実践が紹介されている。さまざまな立場や役割で、ボ
ランティアに参加できることを知り、安心してボランティア活動に入ることができ
た。
●小俣和一郎『精神医学とナチズム—裁かれるユング、ハイデガー』講談社現代新書，
講談社，1997.
　ヒトラーにより多くの精神障害者が弾圧を受けた歴史が書かれている。

第7章 スーパービジョン体験

ソーシャルワークを身につけるうえでスーパービジョンは必須である。実習生と現任者、体験を通して学ぶ３つのスーパービジョン事例を提示する。

1. スーパービジョンの実践

● **実習におけるスーパービジョン**

　精神保健福祉を学ぶ学生にとって、実習は人生を左右し得る体験である。実習の目的は、単なる技術獲得ではない。専門職を目指す実習生として現場に身を置き、利用者と出会い、病気や障害をもつこと、生活をすることを、**体験を通して学ぶ**ことに意義がある。では、実際のやりとりの何に焦点を当てるのか、実習を通して表れる自らの感情、価値観、思考や言動などにどう向き合うのか。

　実習スーパービジョンは気づきや自らの理解を明確化して、実習の学びを方向づける。実習では、何をどうしたらよいのかわからず、困惑する場面がある。どのように利用者の方と向き合ったらよいのか、悩む場面も多い。スーパービジョン場面でも、同様に緊張や不安を抱えることもある。実習体験が、利用者の疑似体験となることもある。

　実習スーパービジョンは、**実習指導者**と**教員**によって行われる。ことに前者は、実習生にとって精神保健福祉士のモデルとなる。これは、後に後輩を育成する際の原体験となり、きわめて重要であることを指摘しておきたい。本章では後者を収録しているが、両者の本質に違いはない。

● **現任者のスーパービジョン**

　援助の現場には矛盾や葛藤が渦巻いている。精神保健福祉士は、その矢面に立つことも多い。また、利用者の立場を尊重しようとすると、ともすると葛藤をより強く感じることになる。これらに対処するためにも、現任者には自らスーパービジョンを求める意気込みを期待する。

　現在、日本で比較的多く行われているのは、事例を用いた**グループスーパービジョン**である。扱われる内容は、事例のアセスメントや展開、援助関係、専門職としての知識や技術についてのみならず、スーパーバイジーの感情や価値観、言動の傾向、所属する組織や自らの役割など、多岐にわたる。**個人スーパービジョン**に比べて、参加者間の相互作用や参加者の自主性など、グループの効果を生かすことができる形態である。

　自らの体験を、感情を含めて丁寧に記述した本章を読み解くことで、精神保健福祉士としての成長と、スーパービジョンの意義を実感できるであろう。私たちが自ら言語化して実践に向き合うことは、さまざまな矛盾や葛藤を生きている利用者に、言外に希望を伝えることにもなるのである。

2. 実習におけるスーパービジョン体験

実習体験の面接とその逐語記録を 活用したスーパービジョン

事例 27

　精神保健福祉援助実習（以下、実習）のスーパービジョンは、精神保健福祉援助実習指導（以下、実習指導）や精神保健福祉援助演習（以下、演習）などを通して行われる。実習におけるスーパービジョンとは、実習指導や演習、実習巡回の教員（以下、教員）をはじめ、実習先の実習指導者などのスーパーバイザーから、スーパーバイジーである実習生が、実習前・実習中・実習後に助言指導を受けることである。以下に、筆者らの教育実践で実施した実習生に対するスーパービジョンの一断面をテーマに沿って紹介したい。なお、医療機関における事例であるため、当事者の方を「患者」あるいは「患者様」として表記している。

　スーパービジョンは、教員がスーパーバイザー（SVor）、実習生をスーパーバイジー（SVee）として行った。記録は、逐語記録を用いた。左欄に録音した逐語録を記載し、右欄にはスーパーバイジーが「気づいたこと・思ったこと・考えたこと・学んだこと」を記入した（**表7‒2‒1・表7‒2‒2参照**）。スーパーバイザーは、スーパーバイジーの体験したことをスーパービジョンとしての面接で明確化し言語化するとともに、スーパーバイジーの体験過程の理解が促進するように行った。

スーパービジョン
supervision

スーパーバイザー
supervisor

スーパーバイジー
supervisee

A. よりよいコミュニケーションのためのスーパービジョン

　実習後スーパービジョンは、実習生が実習後指導の中でさまざまな実習体験を整理するとともに、精神保健福祉士としての適性を高め、専門職として自立するうえで仕上げの段階の時期に行われる。養成校によっては実習報告会に向けて、実習体験を明確化し言語化することも必要とされる。また、精神保健福祉士の資格取得後は、専門職としての活躍が求められ、初めての人と話をすること、精神障害者への専門的な支援や問題解決など、専門職としてコミュニケーションの課題は切実である。そのためにも、実習後スーパービジョン体験はこれから専門職になるうえでも重要であるといえよう。

　　　　　(1) スーパービジョン体験の逐語記録

　　スーパービジョンは実習中の患者とのコミュニケーションをテーマに行った。スーパーバイザー（筆者）は、患者との話の内容に焦点を当て、実習生（Aさん、女性）が自己満足している状態から、面接の展開の仕方について具体的にスーパービジョンを行った（**表7-2-1**）。

表7-2-1　よりよいコミュニケーションのための逐語記録

スーパービジョンの逐語記録	スーパーバイジーの気づいたこと・思ったこと・考えたこと・学んだこと
SVor1　その患者様と話せるようになったということについて、患者様に聞いてみましたか？「○○さん、最初お会いしたときより、いろいろ話してくれてすごく嬉しいのですけれど、こんなに色々話してもらえて嬉しいのです。こんなに話をしてくれるようになったことについてよかったら教えてもらえますか？」って。	・患者様と話せるようになり満足していたSVeeに対して、そこから先のことを教示している。
SVee1　いや、話してもらって嬉しかったんですけど、伝えてないです。	・患者様が私にたくさん話してくれるようになったことに、嬉しいと伝えることで、患者様との信頼関係が深まる機会となったかもしれない。
SVor2　嬉しいということも伝えてないし、相手がたくさん話してくれるようになったということも相手に伝えていない？　もったいないね。	・SVorがSVeeの応答を繰り返したことで、SVeeは自分の考えを整理でき、さらに認識を深められた。
SVee2　確かにいまから思うともったいないですね。次から伝えます。	・うれしいと伝えることを逃したと実感したので、「もったいない」と話した。
SVor3　あなたはこのことを大事にしたほうがいいと思いますか？	・SVeeにとって、この質問は、気持ちを伝えることの重要さを再確認させる働きがあった。
SVee3　やっぱり、関係が深まるから……	
SVor4　そうそう。現実的な、健康的なところは確認し強化する作業が大事だよね。そして、よいところは理由を聞いてもよいのよ。その人が最初は話さなかったけれど、話すようになったのはどうしてだろうか？たとえば、その人は、初めての人は警戒するとか、人見知りするとか。では、どういうところからその警戒を解くことができたのだろうか。それは自分にとっても利益になるでしょ。相手にとっても？	・SVorは、SVeeが実習中にできなかった部分の重要さについて述べ、大切さを教えている。
SVee4　利益。	
SVor5　そう、自己理解という利益になるよね。特に精神的な障害を抱えている人は、そういうことが大きいわけでしょ。そして、そこから「日常生活ではこういったことはどうですか」と言って今度は日常生活に話題を広げてゆくのよ。そういうのはなかった？あぁ、そう、なかったのね。	・SVorは、SVeeが実習中に到達できなかった点を明確化して、患者様とのコミュニケーションをどう展開するかを示唆している。
SVee5　うぅん、もったいないですね。	・SVeeは実習中の自分の行動を振り返り、自分の気持ちを相手に話すことの重要さを学んだ。
SVor6　だから、もったいないなぁって言って始めるわけですよ。	

注）SVor：スーパーバイザー、SVee：スーパーバイジー

(2) スーパービジョンを受けて

以下は、スーパービジョン後のAさんの感想である。

私が最も印象深かったのは、ちょっとしたこちらの働きかけによって患者との会話は深まるし、そこから関係も深まるということがわかった。患者と話ができた後に、どう展開するか具体的にわかった。

私は3年次の相談援助実習で社会福祉施設に行ったが、今回の精神科病院の実習は全然違うと感じた。社会福祉施設では、自分からスタッフに「何をすればいいですか」といったように積極的に尋ね、やることを見つけ出せていた。しかし、病院では専門職ごとに職種が明確であり、どのスタッフにでも質問をすればよいというわけではなかった。このことから、精神科病院実習から得たことは、一言で言えば積極的に行動することに加え、引くところは引いて行動することが大切だと思った。たとえば、患者と話す際も、精神的な調子などをしっかり観察し、調子が悪そうだったら無理には話しかけず、同じ空間に邪魔にならない距離でただ一緒に過ごすということが大切だとわかった。そうした経験から、患者の心身の好不調が読み取れるようになった。実習の後半には、実習生である私は安心できる人だと思われ、あまり話さなかった患者とも会話ができるようになった。この経験から、焦らずに、相手の立場や視点に身を置くことが大事であることを学んだ。私は社会福祉士・精神保健福祉士を取得し、卒業後に、医療ソーシャルワーカーや精神科ソーシャルワーカーの仕事での演習や実習指導などでのロールプレイ、スーパービジョンでの体験学習が役立ちました。

B. 拒否されたショックについてのスーパービジョン

精神科病院での実習は、精神疾患だけでなく生活のしづらさを抱えながら入院生活をしている人との出会いである。その中で、精神障害者とのコミュニケーションを含め、さまざまなできごとを体験する。次に、患者から言われたことで落ち込んだ実習生Bさんのスーパービジョンの逐語記録である（**表7–2–2**）。

(1) スーパービジョン体験の逐語記録

精神科病院の実習で初めて陽性症状が顕著である方と接したBさん。話しかけた途端に「あっち行け」と言われるなど、精神疾患のためだからと頭ではわかっていても患者の言動で気持ちが落ち込むこともあったという。

(2) スーパービジョンを受けて

以下は、スーパービジョン後のBさんの感想である。

表7-2-2　拒否されたショックについての逐語記録

スーパービジョンの逐語記録	スーパーバイジーの気づいたこと・思ったこと・考えたこと・学んだこと
SVor1　気持ち的に落ち込むよね。どうしてかな？	• 落ち込んだ理由の答えをSVorはすぐに言わずに、SVee自身に考えさせている。SVee本人に考えさせることで、SVeeにとって、より印象に残るやりとりを形成できるように思われる。
SVee1　やっぱり、ひどいことを言われたから。	
SVor2　ひどいことを言われた。「寄るな」って言われたよね。でも、僕だって「寄るな」って言うよ。でも、なんでその「寄るな」っていうことがあなたにとってショックだったんだろう。	• 新しい視点をもち出し、ここでもSVee自身に問いかけをしている。SVee自身が考えるように。SVeeが自分で考えることによって、SVorの一方的な面接にならず、SVeeも参加している面接となっていると考えられる。
SVee2　「寄るな」の後にも結構、いろいろ言われたんですけど。	
SVor3　嫌なこと？　もし、表現してよかったら、ちょっと教えてもらうといいな。	• SVeeが言いたくないようなことは無理強いして言わせないように注意する。
SVee3　顔のことを悪く言われました。	• 容姿に関する否定的なことを言われた。
SVor4　それは男性？	• 事実の確認。事実の確認をすることは、SVeeの体験した状況を把握することにつながると考えられる。
SVee4　いや、女性です。	
SVor5　年配の人？	• 事実の確認。
SVee5　はい。	
SVor6　その人はあなたから見て、どんな感じだったの？　おきれいな方だった？	• 事実の確認。事実の確認をすることは、SVeeの体験した状況を把握することにつながると考えられる。
SVee6　いや、きれいではないですけど。まぁ、普通に。	
SVor7　面白いね。相手に「寄るな」って言って相手の顔に対して悪いほうに一生懸命言うわけでしょ。それって、「寄るな」って言うときに相手の顔を見てるわけでしょ。あなたの顔見たの？	• SVor7の「あなたの顔を見たの？」という質問がここからの面接の内容で重要なポイントになっていく。
SVee7　はい。	
（中略）	（中略）
SVee10　そしたら、もう「寄るな」って言われました。	• 事実の確認を何点かした後に、ここでも「（患者様がSVeeの）顔を見たかどうか」の質問を繰り返している。
SVor11　そして顔のことを言ったわけね。あなたの顔を見て言った？	
SVee11　はい、多分見ていたと思います。	• そのときの状況を振り返っても確信をもって患者様がSVee（私）の顔を見て発言したとは言えなかった。そこから「多分」という答えになった。
SVor12　多分じゃわからないな。「寄るな」って言葉であなたは自分の世界（内界）に入ったのかなぁ。もう、あなたは相手のことを見ないで。「寄るな」って言われたときはどんな表情で言ったのか見ないと。険しい顔で言っているのか、こっちの行動を窺うような言い方をしているのか？　それで、顔のことを言われたときに、なぜそういう言い方をするのかを考えないとね。なぜでしょう、わざわざ、人に嫌われるようなことを言わなくてもいいじゃない。	• SVorはSVeeがどうして「寄るな」と言われたときの患者様の表情や視線を思い出せなかったのかについて、答えを示している。そこから、どんな状況においても患者様の表情や行動を観察することの重要性を示していると思われる。つまり「寄るな」と言われ、自分のことに視点が向いたが、SVorの示唆により、専門職として患者様を観察し、その状況を理解し、患者様の立場での視点を学んだ。

注）SVor：スーパーバイザー、SVee：スーパーバイジー

私に近寄って欲しくないと本心から思って「寄るな」と患者が言ったと思った。私はすぐにその場を離れた。

「こんにちは」と声をかけた私とその患者が、挨拶後に話を続けるかどうかは、そのときの2人の話題などの状況による。私は、その患者に話しかけたときに、患者が返事を返してくれることを期待した。しかし、期待が外れて、余計に落ち込んだ。患者が「寄るな」と言った理由として、その患者が自分の容姿に対して劣等感をもっていたとしたら、私が近寄ったことで相手の劣等感を刺激したということが考えられる。

スーパービジョンを受けて、スーパーバイザーとの面接で、自分自身で考えるだけでは得られない気づきが得られた。実習中の患者へのかかわりについて振り返るいい機会となったように思う。私もこれから、クライエントが自分自身の力のみでは気づくことが難しい、あるいは見落としてしまいそうな小さな部分に気づきのライトを当てられるような面接ができるように修練していきたいと思う。

実習はさまざまな体験の宝庫である。その実習体験を、面接とその逐語記録を活用したスーパービジョンにより、実習生の資質や能力などの個人の持ち味、さらにはその人の育ちを生かした教育実践例として示した。精神科病院の病棟実習では、患者から「拒否的な言動」がショックな体験となることがある。この「拒否された体験」などが患者の外から見えない心身の状況を理解する手掛かりになる。実習生はスーパービジョンを受けるために、この拒否された体験などを自己開示することで、さまざまな自己覚知を体験できる。さらに「患者の生きづらさ」「患者に寄り添う」「患者との心理的距離」などより患者へのかかわり方や態度などが学べる。このような体験が専門職となったときに心の糧となるであろう。

注）
この論考にあたっては、熊本県立こころの医療センター　田所怜子氏のご協力を得た。

■ 理解を深めるための参考文献

● クリスチャンセン，D. N.，トーダル，J. & バレット，W.C. 著／曽我昌祺・杉本敏夫・得津慎子・袴田俊一監訳『解決志向ケースワーク—臨床実践とケースマネジメント能力向上のために』金剛出版，2002.

解決志向ケースワークのアセスメント、ケースプランニング、ケースマネジメントの問題について詳細に述べており、臨床実践で役立つ内容となっている。

● ディヤング，P. & バーグ，I. K. 著／桐田弘江・住谷祐子・玉真慎子訳『解決のための面接技法—ソリューション・フォーカストアプローチの手引き（第4版）』金剛出版，2016.

解決志向の基礎的な面接技術やその方法について、臨床場面でどのように使用されているか実例を示して説明している。特に問題解決から解決志向の視点で述べており、解決構築の方法が理解しやすくなっている。面接場面の理解を助ける DVD が付いている。

● 龍島秀広・阿部幸弘・相場幸子・解決のための面接研究会『読んでわかるやって身につく解決志向リハーサルブック—面接と対人援助の技術・基礎から上級まで』遠見書房，2017.

解決志向アプローチの「超」入門として，一人でもグループでも「やってみる」ワークも盛りだくさんで，面接のコツがつかめるように工夫してある。

3. スーパービジョンと専門職としての成長

自分自身を見つめなおすための スーパービジョン

事例 28

　現在、日本の福祉制度においてスーパービジョンを受けることができる精神保健福祉士（以下、PSW）は少ない。スーパーバイザーの不足に加えて業務外で行われることが多く、時間を確保するのが難しい等、制約が数多くあるからである。筆者は幸運にも臨床現場に携わりながら、長期に渡ってスーパービジョンを受ける機会に恵まれた。当節では、筆者がスーパービジョンを受けて大きく展開したケースを通してスーパービジョン体験を報告し、その実際についてのイメージを読者にもってもらうことを目指したい。

A. スーパービジョンと出会うまで

［1］学生時代に感じたスーパービジョンのイメージ

　筆者は大学卒業後、すぐに PSW 養成校へ入学した。大学では社会福祉学を専攻していなかったため、授業についていくのが大変であった。また、人生経験の少ない自分に PSW 業務ができるのか、強い不安をもっていた。

　そのような時に PSW の指導方法として、**スーパービジョン**があることを授業で知った。その時のイメージは、**スーパーバイザー**がケースを通して**スーパーバイジー**の援助技術や、時には性格といった私的な部分にまで踏み込む指導という印象であり、自分の弱さや欠点を厳しく批判されそうで怖いなと思った。それでも、自分の経験不足を補うために、機会があれば受けてみたいと考えていた。

スーパービジョン
supervision

［2］現場での戸惑い

　PSW 養成校を卒業後、精神科病院へ就職し、医療相談室に配属された。ベテランの PSW が多く、助言を受ける機会に恵まれていたが、忙しさもあり体系的な指導を受けることは難しい状況であった。

　現場ではスーパービジョンについての認知度も低く「理論的な指導を受けるよりたくさんのケースを担当し、経験を積む方がよい」といった意見

バイステックの7原則
バイステック（Biestek,
F. P.）が提唱。ケースワ
ーカーの行動原理とし
て、①個別化、②意図的
な感情表出、③統制され
た情緒的関与、④受容、
⑤非審判的態度、⑥自己
決定の尊重、⑦秘密保
持、以上7つを挙げてい
る(1)。

グループスーパービジョ
ン
group supervision
1人のスーパーバイザー
に複数のスーパーバイジ
ー（通常10人以下）と
いう構成でスーパービジ
ョンが行われる。複数の
異なる意見の中で事例を
多面的に検討でき、事例
の問題点や治療者の技術
面が中心に検討されるこ
とが多い反面、そのこと
でスーパーバイジーの混
乱を引き起こしやすいと
もいわれている(2)。

心理社会的アプローチ
psychosocial approach
ホリス（Hollis, F.）とハ
ミルトン（Hamilton, G.）
の業績に強く影響を受け
ている。1930年代の伝
統的な診断主義ケースワ
ークの派生。自我に強調
をおいた心理分析的な理
論が主要な基盤。文化、
役割、コミュニケーショ
ン理論、社会システム論
などの社会科学の概念を
用いる。パーソナリティ、
原因論、障害の精神医学
的分類に関心がある(3)。

が多かった。そのような中で、戸惑いながら業務に挑んでいた。入退院支援、医療費の相談、家族関係の相談、行政や福祉施設との調整等それまでの人生経験を超える出来事の連続に、常に不安とプレッシャーを感じていた。

急性期の**統合失調症**のクライエントを担当することが多く、コミュニケーションを取ることが難しいケースも多かった。またクライエントを支える家族も高齢、健康問題、家族間の複雑な葛藤などの課題を抱えており、治療や援助の受け入れを拒否され、苦労することもあった。**バイステックの7原則**などのケースワーク理論は理想論であり、現場では役立たないと思うようにもなった。そして、就職から3年目にちょうど困難なケースを担当することが重なり、PSWとしてどう支援を行っていけばよいのかわからなくなってしまった。

そのような時、養成校時代に教えを受けていた教員（以下、スーパーバイザー）が週1回**グループスーパービジョン**を開催していることを知り、藁にもすがる思いで参加することを決心した。

[3] スーパービジョンの構造

筆者が受けたスーパービジョンは、スーパーバイザー1人とPSWとして臨床経験がある7〜8人のスーパーバイジー（以下、バイジー）によって構成されていた。週1回90分の枠組みで、毎回1人のバイジーがケースを発表し、バイジー同士で意見交換をした後、スーパーバイザーから総括的な助言と指導を受けるというものであった。明確な答えを与えてもらうというより、バイジー自身がクライエントや自己についての気づきを言葉で表現し、主体的にアセスメントや介入を修正できるよう促される内容だった。

スーパービジョンの雰囲気は、時々痛いところを指摘される厳しさはあったものの、温かく受容的で自由に意見を出し合えるものだった。スーパーバイザーの指導は、社会資源とクライエントを単純に結びつけるだけでなく、**心理社会的アプローチ**をベースにクライエントの生活史や対人関係パターンへ介入することを重視しており、理論と現場の乖離に苦しんでいた筆者には、腑に落ちるものであった。

また、バイジーそれぞれが悩みながらも、誠実にケースに取り組む姿勢が発表を通して伝わり、大きな刺激となった。自分が発表をしない時でも、自分の担当するケースについて「こうすればよいのではないか」というひらめきが生まれることもあった。

B. スーパービジョンに大きく影響を受けたケース

[1] スーパービジョンの始まり

　筆者は、スーパービジョンに参加するとすぐに、当時最も苦労していたケースを提出した。筆者が、PSW としての力量を試されたケースである。結果として中断してしまったが、スーパービジョンを通して筆者自身を見つめなおす転機となった。以下にそのケースを報告し、振り返っていきたい。なお、本ケースは古いものであるためクライエントの所在がわからず、発表の了解が得られなかった。そのため事実を大幅に変更し、本人の特定ができないよう加工している。しかし、ケースの主旨は変わっていない。

[2] ケース概要

　クライエントは統合失調症の 20 代男性であった。中学生の頃から**家庭内暴力**が問題となり、家族が大怪我をするなど警察が何度も介入した経過があった。筆者が勤務する病院への入院も、暴行を受けた母親が警察と保健所に相談した結果、調整されたものだった。

　入院時の診察場面でも、病院スタッフに対して威圧的で、隙をみて同席した母親に殴りかかり、止めようとした筆者も一緒に殴られてしまった。他の病院スタッフと一緒に暴れるクライエントを押えながら、クライエントと信頼関係を結び支援することができるのか、大きな不安をもった。

　その後、母親から、クライエントが繰り返してきた家庭内暴力と家族への金銭要求などの反社会的な行動についての情報を得た。筆者は、クライエントに対して不気味さと嫌悪感をもったが、それをどう処理してよいかわからず困惑するばかりであった。

[3] クライエントとの間で起きた葛藤

　数日後、クライエントが「退院後に利用できる制度について教えてほしい」と、筆者との面接を希望した。クライエントから、母親と筆者に対する暴力についての謝罪はなく、なれなれしい態度で接するため、筆者は強い不快感をもった。早くその場から立ち去りたい気持ちになり、制度の概要だけを伝え、面接を切り上げた。

　その日以来、クライエントは毎日面接を希望し、筆者はそれを受け入れた。面接の内容は、母親に対して借金の返済や利用できる手続きの代理申請をするよう説得してほしいという要求であった。筆者はあまりに身勝手すぎると感じながらも、母親と連絡をとった。本人の要求を母親は拒否し、筆者はクライエントとの板ばさみに苦しんだ。

家庭内暴力
DV: Domestic Violence

［4］病院スタッフ・関係機関との間で起きた葛藤

入院から1ヵ月後、主治医から退院に向けて家族、**保健所**との調整を行うよう指示を受けた。筆者は、家族に外出や外泊などの協力を打診するが「暴力が治るまでは協力できない」と強く拒否され、家族の相談を受けた保健所も入院継続が望ましいとの意見であり、主治医と対立した。

筆者は、**ケースカンファレンス**を実施するが、話し合いはもの別れに終わってしまった。病院スタッフの間でも退院支援か、専門病院への転院かで意見が分かれた。そのような状況で、話が進まないことに苛立ったクライエントが、家族に対して嫌がらせの電話をかけ続けるというエピソードも起こり、家族はさらに強固に退院に反対するようになった。筆者は、家族に対する嫌がらせ電話をやめるよう**主張**したが「自分を退院させない家族が悪い」と全く反省しなかった。筆者は、家族とクライエントだけでなく、病院スタッフや主治医、保健所など他機関との間でも板ばさみとなり苦悩した。

［5］第1回目のスーパービジョン

筆者は、スーパービジョンにケースを提出した。ケースを発表し終えると、他のバイジーから「非常に大変なケースを担当しているね」と労いの言葉をもらった。この一言に筆者は「うまくいかない理由は筆者の力量不足だけでなく、クライエントの抱える問題の大きさもある」ということに気がつき、少しほっとした。

続いてスーパーバイザーから「ケース発表をするあなたから強い怒りを感じたが、自分自身で気づいていますか」と指摘を受けた。筆者はクライエントに対して嫌悪感はもっていたが、それを怒りとは気づくことができなかった。スーパーバイザーは続けて「あなたが感じた怒りは、クライエントに対して家族がもつ感情、あるいはクライエントが家族に対してもっている感情を感じ取ったものかもしれません。それを利用して援助を立て直しましょう」と助言を伝えてくれた。クライエントに対して怒りを感じることは倫理上好ましくないと考えていた筆者には、援助の展開として利用していこうという考えには新鮮味を覚えた。

ここで受けた指導をまとめると、①クライエントは暴力によって家族をコントロールする対人関係パターンをもち、PSWもそのパターンに陥っている、②PSWはクライエントの要求通り動かず、できること、できないことを明確にして限界を設定する。その際、反社会的な要求や行動には**直面化**させ安易に応じない、③PSWがもつ怒りを自覚しコントロールする、というものであった。

筆者はスーパービジョン終了後、ある程度落ち着きを取り戻した。

[6] クライエントとの対決

　スーパービジョンから数日後、クライエントから生活保護の申請について相談したいと面接希望を受けた。筆者は生活保護の相談に移る前に「あなたが母親や家族に対して行ってきた暴力や嫌がらせ、筆者を殴ったことなどがわだかまりとなってあなたを信頼できない。そのことについてどう思いますか」と問いかけ、クライエントの暴力行為が原因で援助関係を結ぶのが困難であると直面化を試みた。

　クライエントは「母親から子どもの頃に体罰を受けていたのだからその仕返しをしているだけ。自分は悪くない。（筆者を殴ったのは）母親を狙った時にたまたま巻き込んだだけだ」と罪悪感や反省といった感情は見せなかった。筆者はクライエントの主張を認めれば、暴力行為によって他者をコントロールするというパターンを強化してしまうと考え、続けて「あなたが謝罪や誠意を示さない限り支援はできません」と伝えた。

　クライエントは「仕事なんだから私情を見せるな、自分を支援するのが役割だろう」と筆者に迫った。筆者は激しい怒りを感じ、耐え切れなくなって面接を中止した。

　その後、主治医や病棟スタッフに「筆者は無責任である」とクライエントは訴えた。筆者もクライエントと援助関係を作ることに困難を感じ、主治医に相談した。そして主治医の指示で筆者はクライエントの担当から降りることが決まった。

[7] 第2回目のスーパービジョン

　筆者は、この経過をスーパービジョンで報告した。まずスーパーバイザーから「怒りを自覚することと、クライエントにぶつけてしまうことは異なります」と指摘を受けた。続けて、①クライエントの語った幼少期に受けた体罰について掘り下げて情報を集める、②筆者の怒りを逆転移反応と考え、そこからクライエントの怒りについて、面接で取り上げる等、他に取ることができた方法について指導を受けた。

　筆者は、最初のインテーク面接でクライエントや家族に対して何ができて、何ができないのか、目標はどうするのかといった限界設定をしっかり作らなかったこと、クライエントに怒りを持ってはいけないという思い込みが最終的な援助関係の破綻につながったと振り返り、他のケースに生かしていこうと考えた。

生活保護
livelihood protection

逆転移
counter-transference
クライエントが支援者を過去の重要な人物として経験し、その人物に向けていた感情を経験することを転移というが、同様の経験を支援者がクライエントに対して持つこと。現在はクライエントへの支援者の意識的、かつ自然な全般的情緒反応とする広義の意味で受け入れられている。
かつてはさらに分析が必要な支援者の未解決の問題と否定的に捉えられていたが、現在はクライエントの内的世界について、支援者に多くのことを伝える重要な診断的かつ治療的道具として役立つ、と考えられている[5]。

インテーク面接
intake interview

239

C. スーパービジョンを受けたことによる筆者の変化

[1] スーパービジョンを受けていた当時

(1) 記録やケースレポートをまとめる意義への気づき

　筆者は面接や関係者との調整について記録を日々作成していたので、経過を振り返るベースがあった。それに基づいてケースレポートを作成する過程で、自分が置かれている状況や困難に感じている点を整理し、スーパービジョンによってさらに全体を見渡す客観的な視点を作り上げることができた。スーパービジョンでの学びを深めるためにも記録やケースレポートの作成が重要であることに気づいた。

(2) 仲間から支えられる大切さへの気づき

　筆者はクライエント、家族、病院、保健所との葛藤状況に困惑していたが、スーパーバイザーやバイジー仲間に共感的に傾聴してもらうことにより、崩れかかっていた士気が回復し、スーパービジョンにおける**支持機能**の重要性を体験することができた。結果的に中断してしまったが、最後まで支援をあきらめなかったのもスーパービジョンによる支えがあったからだと考えている。

[2] 現在から振り返って

　執筆に当たり、久しぶりにケースを読み返してみると、当時とはまた異なる考えが筆者に浮かぶようになった。

　まずは、なぜクライエントの暴力行為を掘り下げて聴いていかなかったのだろうかという点である。筆者は、クライエントの暴力行為の激しさに圧倒され共感はできないと思っていたが、暴力行為を行う理由の部分については、もう少し探索できる点があった。特に、幼少期に受けた体罰について、クライエント自身はどのように感じていたかを探求していけば、暴力で相手を支配してしまう対人関係パターンのきっかけがみえてきたかもしれない。

　また、バイステックはケースワークの原則として、ワーカーの持つ感情を吟味する必要性を論じており[1]、筆者が持った怒りのコントロールにも十分応用できたことに気づいた。理解を深めれば理論と臨床は矛盾しないのである。このように、数年経過してからケースを振り返っても、気づくことはたくさんある。

[3] おわりに

　スーパービジョンを受けることに、どのような意味があるのかあらため

支持機能
support function
スーパービジョンの機能の１つ。スーパーバイジーの迷いや自信の低下に対応する。仕事の意義を確認し、士気の維持をはかる機能である[6]。

て考えてみたい。

　臨床の現場では、クライエントや家族の行動をどう理解して良いかわからなくなることがある。法律や制度が変化し、業務内容が大きく変化することもある。所属する組織や関係機関と支援方法をめぐって葛藤することも多い。そのような矛盾と葛藤があふれる中で、クライエントが生きてきた歴史、抱える問題、ニーズ、それに対して、筆者ができる支援方法などを理論的根拠に基づいて展開できる力が鍛えられることがその意味だと筆者は考えている。

　また、スーパービジョングループの適切な助言や受容的な雰囲気が、日々の臨床に向かう活力となることも大きな意味であると思う。難しいケースを抱え、苦しい時でも希望が湧いてくる瞬間がある。その体験が筆者自身の成長と変化を支えてくれていると深く感謝している。

注）

(1)　バイステック, F. P. 著／尾崎新・福田俊子・原田和幸訳『ケースワークの原則—援助関係を形成する技法（新訳改訂版）』誠信書房，2006，p.27，pp.75–105.

(2)　氏原寛・小川捷之・近藤邦夫・鑪幹八郎・東山紘之・村山正治・山中康裕編『カウンセリング辞典』ミネルヴァ書房，1999，pp.169–170，p.429.

(3)　ジョンソン, L. C. ・ヤンカ, S. J. 著／山辺朗子・岩間伸之訳『ジェネラリスト・ソーシャルワーク』ミネルヴァ書房，2004，p.593.

(4)　ホリス, F. 著／本出祐之・黒川昭登・森野郁子訳『ケースワーク—心理社会療法』現代精神分析双書6，岩崎学術出版社，1966，pp.113–114.

(5)　ギャバード, G. O. 著／権成鉉訳『精神力動的精神医学—その臨床実践（DSM- IV 版）①理論編』岩崎学術出版社，1998，pp.13–15.

(6)　坂野憲司・柳澤孝主編『臨床ソーシャルワーク事例集—精神保健福祉援助演習』福祉臨床シリーズ3，弘文堂，2005，p.253.

▌理解を深めるための参考文献

●坂野憲司・柳澤孝主編『臨床ソーシャルワーク事例集—精神保健福祉援助演習』福祉臨床シリーズ3，弘文堂，2005.
　こちらは個人スーパービジョンの過程について論じている。新人PSWの迷いや苦しみ、スーパーバイザーとの関係で変化する経験がリアルに記述されており、本事例を執筆するにあたり参考とした。

●マックウィリアムズ, N. 著／成田善弘監訳・神谷栄治・北村婦美訳『パーソナリティ障害の診断と治療』創元社，2005.
　精神分析理論に基づいて、パーソナリティ障害をどのように診断し、治療していくかをわかりやすく論じている。筆者はクライエントとのかかわりにおいて「第7章　精神病質（反社会性）パーソナリティ」の項を参考とした。

●リース, G. 著／諸富祥彦監訳・田所真生子訳『自己変容から世界変容へ—プロセスワークによる地域変革の試み』コスモス・ライブラリー（星雲社），2005.
　本書の「第4章　2次プロセスに踏み込む—暴力に取り組む—」にて、暴力の背景にある怒りや傷つき、攻撃性を適切な方法で対処するスキルについて具体例をあげて分かりやすく論じている。当時の筆者が知っていればクライエントの暴力や自身の怒りについてより効果的に対処できたかもしれない。

初学者がスーパービジョンを通じて 成長するプロセス

事例 29

管理的・教育的・支持的機能
岩間は、スーパービジョンについて「ワーカーの養成とクライエントへの処遇の向上を目的として、バイザーがワーカーとのスーパービジョン関係の中で管理的・教育的・支持的機能を遂行していく過程」[1] と説明している。

スーパービジョンの二層構造
福山は、スーパービジョンは二層の体制であるとし、職場内でのケース会議やワークショップなどの「機関内スーパービジョン体制」[2]、職場外の個別スーパービジョンや大小さまざまな集団スーパービジョンなどの「機関外スーパービジョン体制」[2] としている。

　スーパービジョンには**管理的・教育的・支持的機能**の３つの機能があり、機関内スーパービジョンと、機関外スーパービジョンの**二層の体制**に分けることができる。福山は、機関内スーパービジョンについて「職場内スーパービジョンは指導や教育を目的としていることが多く、彼らは自主的ではなく、受け身で参加しているために、参加意欲が低迷した状態である。この意味では成果を十分にあげているとは言いがたい」[2] と述べている。

　現場で働くソーシャルワーカーの多くが、正式な機関内スーパービジョンのない職場で働いている。また、時間や場所、また金銭的負担などの理由から機関外スーパービジョンを受けられずにいる。その結果、支持的機能を活用できずに職業的アイデンティティを見失い、取組み意欲が低下し、バーンアウトしてしまう者もいる。

　筆者は、幸いにもソーシャルワーカーとして入職したと同時に、機関外スーパービジョンを受ける機会があった。この経験が、現在も筆者の職業的アイデンティティを支え、臨床実践を続ける原動力になっている。機関外スーパービジョンについて、筆者の経験の振り返りをもとに、臨床現場におけるクライエントのニーズと、組織や機関の要求とのジレンマについて検討する材料にしていただきたい。

A. スーパービジョンへの参加

[1] 学生時代

　筆者は大学で心理学科に所属し精神保健福祉士の資格を取得した。スーパービジョンは心理専門職者が研鑽するうえでも重要であり、心理学の講義内でも学んでいた。ソーシャルワークの分野にもスーパービジョンがあることを学び、対人援助職者として、スーパービジョンは重要であると認識していた。スーパービジョンは、困難ケースをスーパーバイザー（以下、バイザー）に相談し解決に向けた助言をいただくことが主な機能だと考えていた。そのため、スーパービジョンを受けるためにはスーパーバイジー

（以下、バイジー）も専門職者としての経験や技術を身につけていなくてはならないと思っていた。また、一対一のスーパービジョンは経済的・時間的に負担が大きく、仕事や生活に余裕ができてから受けるものであると考えていた。

［2］地域精神保健福祉の現場

筆者は大学卒業後、特定非営利活動法人の運営する**地域活動支援センター**（以下、センター）に就職した。学生の際に行った実習先の小規模作業所で働くソーシャルワーカーは、作業やプログラムを通じて利用者と直接かかわり、生活のしづらさを一緒に考え、**リカバリー**を手助けできる仕事だと思い、地域の施設に魅力を感じたからである。

入職したセンターは、常勤1名、非常勤2名という職員構成で常勤として採用された。業務内容は、相談援助のみならず、調理実習や外出・外泊訓練の準備、地域交流の企画など運営に関する業務や、決算・予算資料の作成、会計など、直接支援以外の業務にも多くの時間を割かれ、日々多忙であった。

利用者は統合失調症や双極性障害、てんかん、人格障害などさまざまだが、共通して筆者より年上で、社会人経験や人生経験の豊富な方々であった。これまで学んできた理論を臨床現場で活用する方法が見つからず、利用者とかかわる際の不安材料となっていた。さまざまなことが重なり、自信がもてなくなっていた折、大学で指導して下さった教員から「研究会に参加しないか」とお誘いをいただき、参加することになった。

B. 研究会への参加

［1］ グループスーパービジョンの構造

筆者が参加した研究会の構造は、いわゆるグループスーパービジョンの形態であった。バイザー1人とソーシャルワーカーとして臨床経験のあるバイジー数名によって構成され、月1回120分の枠組みであった。毎回1人のバイジーがケースを発表し、バイジー同士で意見交換をした後、バイザーから総括的な助言と指導を受けるというものであった。

［2］ グループスーパービジョンへの参加

参加するバイジーは臨床経験が豊富な方々が多く、勤務先は地域施設や精神科病院・診療所などさまざまであった。スーパービジョンの雰囲気は、とても受容的かつ寛容で率直に考えを述べることができた。自分以外のケ

地域活動支援センター
障害者総合支援法（障害者の日常生活及び社会生活を総合的に支援するための法律）における地域生活支援事業の一つ。障害者等を通わせ、創作的活動または生産活動の機会の提供、社会との交流の促進等の便宜を供与する。

リカバリー
ディーガンはリカバリーは過程でもあり結果でもあると捉え「リカバリーは一つの過程、生活の仕方、姿勢、日々の課題への取り組み方である。それは、完全な直線的過程ではない。ときに私たちの進路は気まぐれで、私たちはたじろぎ、後ずさりし、取り直し、そして再出発するのだ。必要なのは障害に立ち向かうことであり、新たな価値ある一貫性の感覚、障害のなかで、あるいはそれを越えた目的を回復させることである。熱望は、意義ある貢献ができる地域で生活し、仕事をし、人を愛することである」としている(3)。

ース発表も、センターの利用者の支援に大変参考になり勉強となった。また、先輩バイジーの悩みながらも、真摯にクライエントに向き合おうとする姿勢がケース発表を通じて伝わり、筆者を鼓舞させてくれた。

バイザーの指導は、**臨床ソーシャルワーク**の実践としてワーカー自身とクライエントの力動にも注目するものであった。クライエントの生活や家族の分析、対人関係パターンなど多視点で検討し、単に社会資源の活用を検討するものではなかった。グループスーパービジョンの参加を通じ、これまで学んできた理論を現場で活用するためには、スーパービジョンが必要であると感じた。

しかし、筆者はしばらくケースを提出することができなかった。先輩バイジーの取組みと、自分が行っている業務を比較し、ソーシャルワーク以外の業務に追われる日々の中で、「どれだけクライエントの支援ができているのだろうか」と考え、発表することが億劫になっていた。

それでも研究会に参加して半年後、ようやくケースを発表することができた。当時最も困難さを感じていたケースである。

なお、本ケースは古いものであり、クライエントに確認をとることができず、紹介の了承が得られなかった。そのため、論旨を失わない範囲で本人を同定できないよう、大幅に改変・加工を行っている。

C. ケース概要

[1] 基本情報

クライエント A は 30 代、女性、**境界性パーソナリティ障害**であった。20 代前半に自宅に引きこもるようになり、当時入会していた宗教団体の仲間から精神科病院を紹介され、4 ～ 5 年間通院した。宗教団体を脱会後、1 年ほど通院したが症状がよくならず、その後、病院を転々としていた。筆者が入職する 2 年ほど前に、役所の福祉課から紹介されセンターへの通所を開始していた。

[2] 筆者とのかかわり

センターでは、毎年地域の公民館祭に参加しており、時期になると職員と利用者で一緒に、公民館祭の準備ミーティングを行っていた。準備ミーティングをしていたあるとき、A は突然「なぜ利用者が辛い思いをしてお祭りの準備なんかしなくてはならないのか」、「職員は利用者のことを何も考えていない」と声を荒げた。A はしばらく言い募った後、「そろそろ夕飯の支度があるので帰ります」と帰宅してしまった。職員も利用者も

Ａに言い返せず、Ａが帰宅してからミーティングが再開された。

それ以降、Ａは不定期に筆者に面談を希望するようになった。面談内容は、職員の支援向上や改善を要求するもので、利用者とのかかわり方に対する注意や、知識不足や経験不足を指摘するものであった。

面談は決まって、Ａが「家事があるので帰ります」と言い、一方的に退席して終了となった。あるとき、筆者が具体的な改善内容を質問したが、「それは、お金を貰っている職員が考えることでしょ。自分で考えなさい」と発言され、筆者はＡに対して一層、嫌悪感を抱いた。

それ以降も週に数日の利用が続いた。Ａにはバツが悪い様子はなく、来所後は、筆者に面談を求めるか、仲のよい利用者に対してセンターや職員を批判し、帰宅するといった利用が続いた。筆者はＡとかかわるのが億劫になっていたが、他の職員の支えもあり、面談やプログラムなどを通じて、Ａとのかかわりを続けた。ある面談でＡは筆者に対し「私もカッとなってしまうとすぐに攻撃的になってしまい、いけないとはわかっている」、「そのことについて治す努力をしている」、「職員の手助けはいらない」と落ち着いて話すことがあった。それからしばらくは、落ち着いて他の利用者とかかわり、プログラムにも積極的に参加する期間が続いた。

［3］問題行動の再燃

数ヵ月後、Ａがセンターの利用者の個人情報をSNSに掲載していることが発覚した。Ａに確認したところ、来所前に削除されており、追及することはできなかった。それ以降、来所しては、気に入らない利用者に対して大声で罵倒し、Ａが怖いということで通所を避ける利用者も現れた。

Ａの対応に苦慮していた折、「SNS上に法人やセンター、職員の実名が書かれた誹謗中傷が書かれている」、「すぐにＡを呼び出して、SNSの掲載内容を消すように命令するように」と法人役員から連絡が入った。筆者はＡへの対応に苦慮していることを伝え、法人内の有識者が集まり、ケース報告をすることになった。

［4］法人内のケース報告

ケース報告では、有識者から境界性パーソナリティ障害の解説と成功ケースの紹介をいただいた。そしてＡのニーズに応じること、ソーシャルワーカーとして責任をもって取り組むようにと指摘があった。「SNSの削除を請求すること。支援方針ついては専門職者として、自分で考えなさい」と指導を受けた。

後日、ケース報告の指導をセンターの職員と共有した。どのようにＡ

を理解してかかわればよいか検討を重ねたが、話はまとまらず、筆者を含めセンターの職員は一層疲弊していった。

D. スーパービジョンへのケース提出

　法人内でのケース報告からしばらくして、研究会のグループスーパービジョンが行われた。ケース発表では、バイザーやバイジーから面談内容の詳細や、発言の意図などについて質問され、補足しながら発表を行った。ケースの発表を終えると、先輩のバイジーから慰労の言葉をいただいた。また、ある先輩バイジーからは、過去の境界性パーソナリティ障害に対するうまくいかなかったケースを聞かせていただいた。

　バイジーからの質問や助言をいただいた後、バイザーから「筆者はこのケースを見返してどう感じるか」と質問があった。筆者はAに対して嫌悪感を抱いていること、かかわりを避けたい気持ちがあることを振り返った。バイザーは筆者の抱いた感情を指摘し、続けて「Aにかかわってきた周りの人たちも、筆者と同じように感じているかもしれない。その結果、孤立し対人関係が形成できなくなっているのでは」と助言をいただいた。このとき、クライエントと向き合うためには、自身の感情を理解し活用することが必要であること、理論と臨床の結びつきが重要であることを改めて実感することができた。

　続けて、センターとしてAを受け入れるための準備として、役割の整理、構造設定について指導、今後想定される問題行動の対応など、支援の方針についても検討してもらった。バイザーの言葉は終始、筆者を肯定的に支えてくれた。

E. 最後の面談

　筆者は、グループスーパービジョンの指導をセンターの職員と法人役員に報告し、Aを受け入れるための準備を進めていった。

　しばらくして、Aと法人役員と筆者の三者で面談を行うことになった。面談では、開口一番に法人役員から「自分が何をしたのかわかっているのか」というAへの叱責から始まり、終始SNSの投稿の削除を求めることに焦点化されていった。

　Aも感情的に声を荒げ、近くにあった物を投げつけて退席してしまった。スーパービジョンでいただいた助言を活用することはできなかった。その後、来所することはなく、しばらくして退所の旨を郵送することになった。

F. 本ケースを振り返って

[1] 利用者ニーズと組織とのジレンマ

　Ａは職員や利用者に対して、誹謗中傷をしながらも通所を続けていた。嫌なら通所しなければよいわけだが、通所を続けたＡにとってセンターは、怒りや葛藤をぶつけることのできる場所として機能していたのではないだろうか。Ａの感情を安全な形で表出できる場面を設定することで、感情のコントロールや対人関係能力を取り戻すことができたかもしれない。Ａには**感情を受け止めてほしいというニーズ**があり、筆者は**統制された情緒的関与**を行う必要があったのである。

　一方で、Ａはセンターの運営を脅かしていた。Ａを避け、通所ができなくなった利用者もいる。運営上のリスクマネジメントとして、法人役員がセンターを維持するためにSNS上の誹謗中傷の削除に焦点化したことも否定することはできない。

　ソーシャルワーカーは組織と利用者のニーズの間で、ジレンマを抱えることが多い職業であると筆者は感じる。組織の中にはソーシャルワーカーでない職員や役員もおり、対象者理解やニーズの把握、**リカバリー志向の精神保健福祉サービス**よりも、リスクマネジメントや経営に主軸を置く者もいるだろう。本ケースのように、利用者に対する見立てと、組織の方針がかみ合わず、不本意なかかわりをせざるを得ない場合もある。筆者は利用者支援と組織の方針にジレンマを感じるようになっていった。

[2] 独立

　こうしたジレンマを抱えながらも利用者とかかわりを続けていく中で、アルバイトを始める利用者や一人暮らしを始める利用者、ピアスタッフを目指す利用者もいた。地域で生活する精神障害者を支援したいという気持ちが変わることはなかった。

　筆者は研究会のグループスーパービジョンに参加し続けた。相変わらず他のバイジーのケース発表と自身の業務を比較し、劣等感を感じることもあった。

　ある発表の折、バイザーから「臨床ソーシャルワークを理解する組織は少ないだろう」という発言があった。今の組織で働き続けながら、ソーシャルワーカーとしての職業アイデンティティを維持することができるのだろうかと考えるようになった。筆者の結論は、当時勤めていた法人から独立することであった。それから理念を共有できる仲間とともに法人を設立し、施設運営を開始した。法人も徐々に大きくなり事業も拡大したが、こ

感情を受け止めてほしいというニーズ
バイステック（Biestek, F. P.）がまとめた、クライエントのもつ7つのニーズの一つ。

統制された情緒的関与 controlled emotional involvement
バイステックがまとめた、ワーカーがクライエントにかかわる際の7つの原則の一つ。

リカバリー志向の精神保健福祉サービス
リカバリーの原則、パートナーシップ、ストレングス視点のアセスメント、ごく一般的な資源を活用するなどストレングスモデルに基づくサービス提供。

のときの仲間は今も私を支えてくれている。

　前職と業務内容が大きく変わったわけではなく、ソーシャルワークでは
ない業務もある。しかし、ソーシャルワークの理論をもとに支援を検討し
合うことのできる職場は、ソーシャルワーカーとしての職業アイデンティ
ティを維持させてくれている。

G. 筆者が体験したスーパービジョンの考察

[1] 機関内スーパービジョン

　筆者が、法人でケース報告した際には、自身が何をしているのか十分に
整理できずにおり、その場凌ぎの努力を続けていた。入職時の「利用者の
リカバリーに役立つ仕事がしたい」という思いも、自身が十分に咀嚼して
いない目標であった。**自己覚知**を十分に行えていない状態で、ケース報告
をし、指導を受けたことが、筆者の疲弊につながった可能性がある。

[2] 機関外グループスーパービジョン

　一方、研究会のグループスーパービジョンには、温かな雰囲気や受け入
れる姿勢があり、**スーパービジョン同盟**が形成されていたのだろう。安全
と感じることのできる環境が筆者の率直な報告を手助けした。スーパービ
ジョンにおいて、必要な要素はバイジーの失敗や不確実性の提示であり、
率直に苦闘を分かち合うことである。グループスーパービジョンにおける
安全感は発表する経験の浅いバイザーの支えになっていた。

　結果として、本事例はスーパービジョンの指導をクライエントの支援に
活用できなかった。しかしスーパービジョンの支持的機能を体験したこと
が、筆者を支え成長を促し、ソーシャルワークを続ける原動力となってい
る。独立後もスーパービジョンを通じ、ケースをまとめ、報告し、指導を
受け、自身の感情の整理や利用者の支援の点検を続けている。

H. おわりに

[1] 執筆に当たり

　執筆に当たり、ケースを読み返したところ、Aが筆者に発した「大学
卒業して、社会経験もない。支援もまともにできない支援者は居ても意味
がない」という発言は、当時筆者が抱いていた無力感を適切に指摘してい
た。そのことを自覚せず、筆者は自身を保つために自分の無力感を否定し、
Aに敵対的関係の責任を押しつけた。それら筆者の様子が、Aに伝わっ

自己覚知
イサチャロフは、「初心
の精神療法家によくある
ことであるが、自分が何
をしているのかが本当は
わかっていないのに、心
理療法家らしく行動すべ
くその場凌ぎの努力をし
ている様を提示すること
になると、急激に自己愛
が傷つくのを感じるもの
である。治療者自身が寄
与する分は見ないことに
して、患者の言動や行動
のみにほぼすべての焦点
を絞ることでこの脆弱性
を扱うものもいるかもし
れない」[5]としている。

スーパービジョン同盟
ロマックスらは、「スー
パービジョン関係でバイ
ジーが呈する脆弱性は、
多くの点で治療関係にお
いて患者が呈する脆弱性
に似ている。したがっ
て、われわれは治療同盟
と大層共通したものとし
てスーパービジョン同盟
について話すことができ
る」としている。続けて
「スーパーバイザーの仕
事には、スーパーバイジ
ーがセッションを報告す
る際に十分率直でいられ
るように安全な環境を作
り出すこともある」[5]と
している。

ていたのかもしれない。ケース記録の作成と読み返す重要性を改めて感じることができた。

[2] まとめ

　スーパービジョンを受ける前の筆者は、スーパービジョンは一定の技術をもち、余裕が生まれてから受けるものであると考えていた。執筆をしている時点においても、業務に余裕があるわけではなく、万全な技術をもって支援をしていると胸を張って言えるわけでもない。日々クライエントとのかかわりに確信がもてず、不安を抱えながらも、かかわり続けている。しかし初心に立ち戻り、スーパービジョンに参加し、先人の築き上げた理論を学ぶことで、クライエントに向き合うことができているのだと実感している。スーパービジョンは余裕が出てから受けるものではなく、余裕をもつために受けるものである。最後に多くの仲間の支えが、クライエントに向き合うためのエネルギーになっていることは確実である。

注）

(1) 大塚達雄他編『ソーシャル・ケースワーク論—社会福祉実践の基礎』ミネルヴァ書房，1994.

(2) 福山和女編『ソーシャルワークのスーパービジョン—人の理解の探究』MINERVA福祉専門職セミナー14，ミネルヴァ書房，2005.

(3) ラップ，C. A. ＆ゴスチャ，R. J. 著／田中英樹監訳『ストレングスモデル—リカバリー志向の精神保健福祉サービス（第3版）』金剛出版，2014.

(4) 坂野憲司・柳澤孝主責任編集／福祉臨床シリーズ編集委員会編『臨床ソーシャルワーク事例集　精神保健福祉援助演習』弘文堂，2005.

(5) ギャバード，G. O. 著／狩野力八郎監訳／池田暁史訳『精神力動的精神療法—基本テキスト』岩崎学術出版社，2012.

▌理解を深めるための参考文献

●バイステック，F. P. 著／尾崎新・福田俊子・原田和幸訳『ケースワークの原則—援助関係を形成する技法（新訳改訂版）』誠信書房，2006.
　クライエントのニーズの理解と、クライエントとの関係形成について書かれている。クライエントとのかかわりの指針となる一冊。

●ギャバード，G. O. 著／狩野力八郎監訳／池田暁史訳『精神力動的精神療法—基本テキスト』岩崎学術出版社，2012.
　精神力動的精神療法の考え方について書かれた一冊。クライエント理解や介入のみならず、スーパービジョンにおける力動についても記載されている。

●ラップ，C. A. ＆ゴスチャ，R. J. 著／田中英樹監訳『ストレングスモデル—リカバリー志向の精神保健福祉サービス（第3版）』金剛出版，2014.
　リカバリー視点でクライエントとかかわる際に必要なことが網羅されている。生活者であり1人の人間としてクライエントと向き合うための一冊。

255

上田吉紀　（うえだ　よしのり）　就労継続支援Ｂ型事業所　ティ・リーフ　利用者………………第１章４節

上野容子　（うえの　ようこ）　東京家政大学　名誉教授……………………………………第６章３節

浦野由佳　（うらの　ゆか）　ENJOY OUR LIVES 代表………………………第５章４節、第６章３節

岡﨑直人　（おかざき　なおと）　日本福祉教育専門学校精神保健福祉士養成学科　専任講師………第２章２節

小澤良子　（おざわ　よしこ）　社会福祉法人むうぷ　理事／むさしのメンタルクリニック　精神保健福祉士
　　　………第３章３節

小堤　進　（おづつみ　すすむ）　精神保健福祉士…………………………………………………第１章３節

海東宏二　（かいとう　こうじ）　地域活動支援センター草加物産企画　メンバー（代表）…………第１章２節

春日未歩子　（かすが　みほこ）　森とこころの研究所　代表………………………………………第５章６節

岸田好之　（きしだ　よしゆき）　（株）スタッフサービス・ビジネスサポート　サポートセンター統括部　精
　　　　　　　　　　　　　　　　　神保健福祉士……………………………………………………第４章３節

小酒井烈　（こざかい　いさお）　中野区の精神障害者の住まいと暮らしを支える会　会長…………第６章５節

今野久紀　（こんの　ひさのり）　青木病院　精神保健福祉士……………………………………第３章２節

志村敬親　（しむら　よしちか）　東洋大学ライフデザイン学部　助教………………………………第６章４節

瀬谷孝弘　（せや　たかひろ）　文京区教育委員会　スクールソーシャルワーカー………………第５章５節

髙橋透馬　（たかはし　とうま）　日本福祉教育専門学校精神保健福祉士養成科　専任講師／特定非営利活動法
　　　　　　　　　　　　　　　　人リスイッチ　共同代表理事……………………………………第７章４節

築田美抄　（つきだ　みさ）　東京労働局新宿公共職業安定所　精神障害者雇用トータルサポーター
　　　………第４章６節

内藤　誠　（ないとう　まこと）　徳山医師会地域包括支援センター　センター長…………………第５章７節

中西　真　（なかにし　しん）　帝京科学大学医療科学部　助教……………………………………第５章２節

中村玲子　（なかむら　れいこ）　帝京平成大学健康メディカル学部心理学科　准教授………………第５章３節

福村香菜　（ふくむら　かな）　さかの医院診療部　精神保健福祉士…………………………………第３章４節

古屋龍太　（ふるや　りゅうた）　日本社会事業大学大学院福祉マネジメント研究科　教授…………第２章３節

益満孝一　（ますみつ　こういち）　鹿児島純心女子短期大学生活学科　教授………………………第７章２節

本山敦子　（もとやま　あつこ）　長谷川病院地域医療連携室　精神保健福祉士…………………第３章３節

柳澤孝主　（やなぎさわ　たかしゅ）　東京保健医療専門職大学リハビリテーション学部　教授…第１章３節コラム

山本　賢　（やまもと　けん）　飯能市福祉子ども部障害福祉課　主幹…………………………第６章２節

行成裕一郎　（ゆきなり　ゆういちろう）　特定非営利活動法人　エナジー本舗　理事長………第１章１節、第４章２節

256

ソーシャルワーク演習（精神専門）
―臨床ソーシャルワーク事例集
【新・精神保健福祉士シリーズ7】

2022（令和4）年12月30日　初　版1刷発行

編　者　坂野憲司・福冨　律
発行者　鯉渕友南
発行所　株式
　　　　会社　弘文堂　　101-0062　東京都千代田区神田駿河台1の7
　　　　　　　　　　　　TEL 03（3294）4801　　振替 00120-6-53909
　　　　　　　　　　　　https://www.koubundou.co.jp
装　丁　水木喜美男
印　刷　三美印刷
製　本　井上製本所

ISBN978-4-335-61131-5

新・精神保健福祉士シリーズ 全21巻

福祉臨床シリーズ編集委員会/編

2021年度からスタートした新たな教育カリキュラムに対応！

新・精神保健福祉士シリーズ 1 精神医学と精神医療

シリーズの特徴

精神保健福祉士の新カリキュラムに対応した全面改訂版を編むにあたり、①血の通ったテキスト、②実践の哲学を伝えるテキスト、③現状変革・未来志向のテキスト、④現場のリアルを伝えるテキスト、⑤平易で読みやすいテキスト、の5点を基本的な編集方針としました。
精神保健福祉士をめぐる時代状況の変化とともに、本シリーズもまた新陳代謝を図り、新しい価値と哲学を発信していければと願っています。

専門科目 全8巻

共通科目 全13巻　新・社会福祉士シリーズとの共通科目となります。